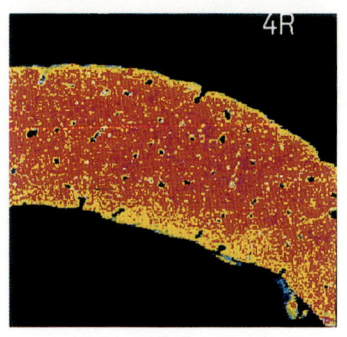

魚油

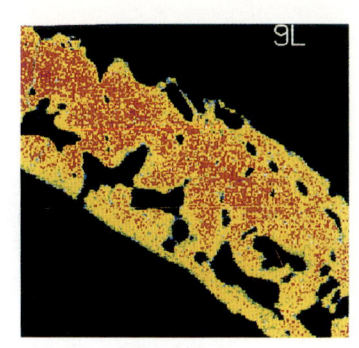

魚油:牛脂　1:1

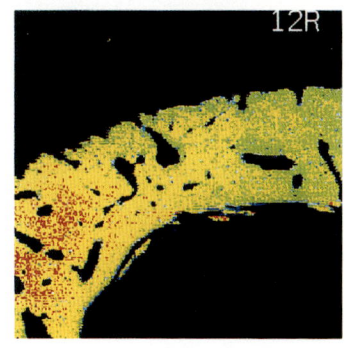

魚油:牛脂　2:7

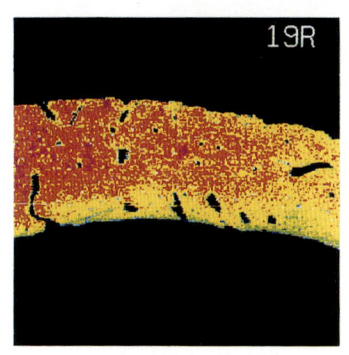

魚油:牛脂　1:17

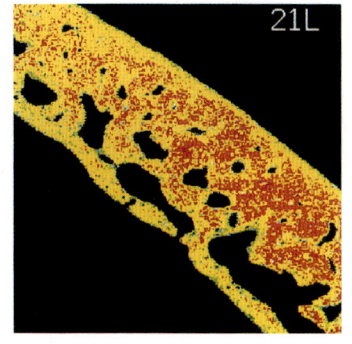

牛脂

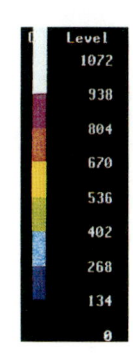

図1-4-18　大腿骨のカルシウム濃度

EXTRUDATE

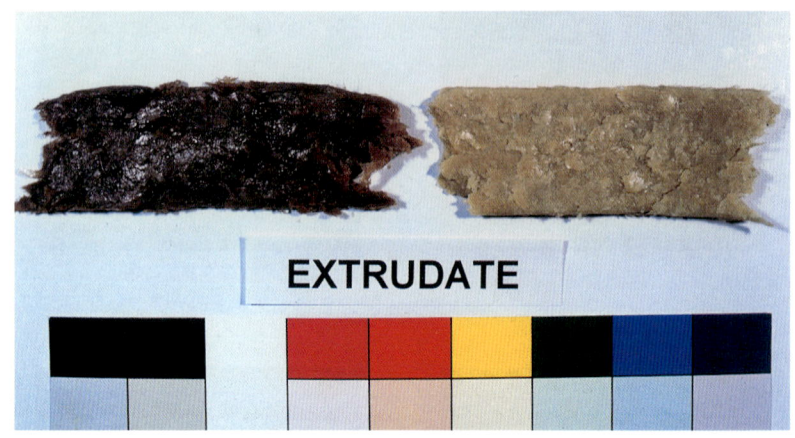

図4-2-6 高温条件から得られた繊維構造をもつスルメイカ組織化物
　　　　右：剥皮した原料からの組織化物
　　　　左：剥皮しない原料からの組織化物

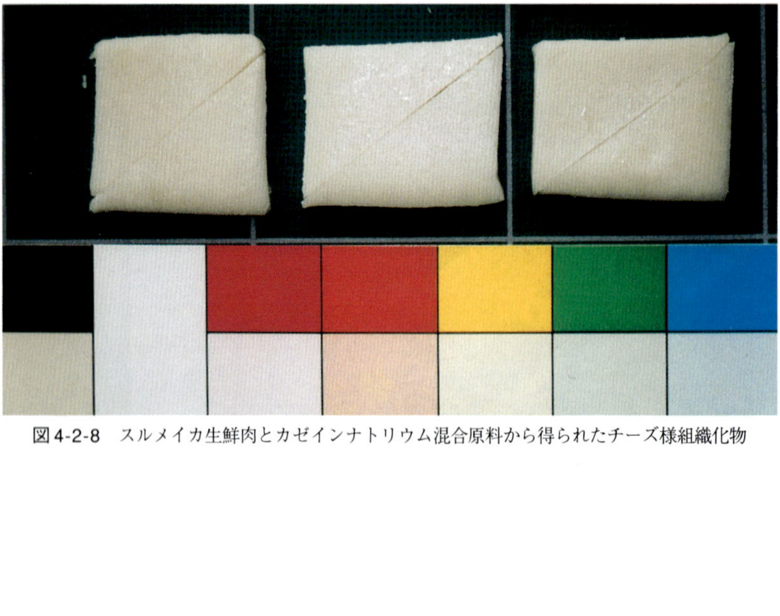

図4-2-8 スルメイカ生鮮肉とカゼインナトリウム混合原料から得られたチーズ様組織化物

水産食品の健康性機能

山澤正勝・関 伸夫・奥田拓道・竹内昌昭・福家眞也 編

恒星社厚生閣

はじめに

　近年，国民の食生活や長寿に対する関心が高まる中，血栓症や糖尿病などの生活習慣病に対して予防，症状の改善，治療効果のある成分が含まれている水産食品が注目されている．この端緒になったのは，1970年代にデンマークで本土に居住する人に比べてグリーンランドイヌイットの人達に虚血性心疾患が少ないことが疫学的に明らかにされ，その食生活の違いから，水産食品中のEPAが脳血栓や脳梗塞の予防に有効であることが明らかにされたことである．それ以来，高度不飽和脂肪酸を初めとして，多くの水産食品成分が人の健康維持増進に深く関わっていることが知られるようになってきた．

　水産庁では1984年より水産分野の大学，国公立及び民間の試験研究機関の連携のもとに，魚介類に含まれる健康機能を有する栄養成分の分析，利用技術の開発のための研究をスタートさせた．その後，本プロジェクトは医学分野，農学分野の研究者の参加を得て，水産物健康性機能成分の研究に総合的に取り組み，高度不飽和脂肪酸（EPA，DHA），ビタミン，ヒスチジン，キチン，キトサン，プロタミン，コンドロイチン硫酸，魚骨カルシウムなど，多種多様な成分の健康性機能を医学的に明らかにしてきた．

　さらに，これらの成分を日常の食生活の中で合理的に摂取できるように「食べ物」としての研究も並行して進めた．すなわち，これらの健康性機能成分には不安定なものがあり，その機能が損なわれるのを防ぐための加工・流通技術の開発に取り組んだ．また，これらの成分を高濃度に含有する新たな食品を開発するための食品素材化技術，美味しく食べるための味，香り，物性などの嗜好性に関わる研究なども精力的に行った．これらの研究は1994年より「水産物機能栄養マニュアル化基礎調査事業」として展開され，研究成果は成果報告集としてまとめられているが，その内容は上述のように膨大なものである．そこで，上記成果を中心に，健康に対する水産生物由来の機能性成分の役割の医

学的解明とその利用，および関連する最近の知見をとりまとめて，平成 11 年度日本水産学会秋季大会でシンポジウム「水産物の健康性機能とその利用」を開催した．

　本書は，上記事業の成果を中心に，日本水産学会シンポジウムの記録をとりまとめたものである．したがって，本書はそれぞれの分野の専門家によって研究方法とその成果が簡潔に記載され，その分野の最新の状況が述べられている．いわゆる一般的な啓蒙書ではないが，内容は非常に広範囲の分野に関わっているので，食品，医薬，水産関連など多くの分野の研究者，技術者及びこれから研究を始めようとする学生諸氏にとっても役立つものとなっている．今後，これらの成果が日常の食生活の中に生かされ，健康社会の実現と水産物の高度利用及び消費拡大に貢献できれば幸いである．

　最後に，上記事業の立ち上げ・推進・とりまとめには，本書の編者以外に，当時の水産庁中央水産研究所柴田宣和，篠原和毅，西岡不二男および中添純一氏，水産庁研究課有薗真琴，三觜　徹および大菅知彦氏，東京水産大学教授小泉千秋氏，また，終始適切なご助言を頂いた北海道大学（酪農学園大学）教授新井健一氏の尽力があったことを記す．

　　2001 年 3 月

　　　　　　　　　　　　　　　　　　　　　　　　　編者代表
　　　　　　　　　　　　　　　　　　　　　　　　　山　澤　正　勝
　　　　　　　　　　　　　　　　　　　　　　　　　関　　伸　夫

編著者一覧（50音順）

潮　秀樹	東京水産大学水産学部食品生産学科助教授．
大島敏明	東京水産大学水産学部食品生産学科助教授．
岡崎恵美子	水産庁中央水産研究所加工流通部品質管理研究室長．
奥田拓道*	愛媛大学医学部医化学第二教室教授．
小田部真紗子	千葉大学医学部第二内科脂質代謝グループ．
笠原賀代子	ノートルダム清心女子大学人間生活学部教授．
加藤秀夫	広島女子大学生活科学部健康科学科教授．
北川雅彦	北海道立中央水産試験場加工利用部品質保全科長．
木村善行	愛媛大学医学部医化学第二教室講師．
Khim Saw Lwin	東京学芸大学教育学部生活科学科．
國重智子	広島女子大学生活科学部健康科学科．
小泉千秋	東京水産大学名誉教授．
今野久仁彦	北海道大学大学院水産科学研究科助教授．
齋藤洋昭	水産庁中央水産研究所利用化学部機能特性研究室長．
齋藤　康	千葉大学医学部第二内科教授．
坂田利家	大分医科大学医学部内科学第一講座教授．
笹本一茂	九州大学大学院歯学研究院口腔常態制御学講座助教授．
関　伸夫*	北海道大学大学院水産科学研究科教授．
滝口明秀	千葉県水産試験場水産加工研究室主任研究員．
竹内昌昭*	東京農業大学客員教授．
中島清人	朝日大学歯学部化学教室助教授．
中島　滋	文教大学女子短期大学部健康栄養学科教授．
二ノ宮裕三	九州大学大学院歯学研究院口腔常態制御学講座教授．
畑江敬子	お茶の水女子大学生活科学部教授．
濵田　稔	前宮崎医科大学医学部衛生学教授，現阿波岐原病院理事．
平岡芳信	愛媛県工業技術センター食品加工室主任研究員．
福家眞也*	東京学芸大学教育学部生活科学科教授．
村田裕子	水産庁中央水産研究所利用化学部素材化学研究室主任研究官．
森崎信尋	柏戸記念財団所長，千葉大学医学部非常勤講師．
山口敏康	東北大学大学院農学研究科水産資源化学分野助手．
山澤正勝*	水産庁日本海区水産研究所企画連絡室長．
山下倫明	水産庁中央水産研究所加工流通部加工技術研究室長．

*編者

目 次

はじめに ………………………………………………………………………………… *iii*

第1編　健康性機能

1-1　肥満と水産物〔奥田拓道〕………………………………………………… *1*
   1-1-1　脂肪代謝 ………………………………………………………………… *1*
   1-1-2　水産物と肥満予防 ……………………………………………………… *6*

1-2　食欲と水産物 — 新規な brain foods としての水産物
　　　　　　〔坂田利家〕………………………………………………………… *15*
   1-2-1　食欲を調節する脳の仕組み …………………………………………… *16*
   1-2-2　Leptin 抵抗性と脳内応答部位 ………………………………………… *22*
   1-2-3　ヒスタミン神経ニューロンの新たなる機能的展開 ………………… *24*
   1-2-4　未来への展望 …………………………………………………………… *26*

1-3　動脈硬化と水産物
　　　　　　〔森崎信尋・小田部真紗子・齋藤　康〕………………………… *28*
   1-3-1　動脈硬化と魚油および EPA …………………………………………… *28*
   1-3-2　脳卒中と魚油および EPA あるいは DHA …………………………… *32*
   1-3-3　脳卒中とイカのリン脂質 ……………………………………………… *33*

1-4　骨粗鬆症と水産物
　　　　　　〔加藤秀夫・國重智子・濱田　稔・中島　滋〕………………… *42*
   1-4-1　成長期におけるカルシウムの適正量 ………………………………… *43*
   1-4-2　鉄の代謝とカルシウム ………………………………………………… *45*
   1-4-3　魚骨による生理効果 …………………………………………………… *47*
   1-4-4　魚油（脂溶性ビタミン）と骨粗鬆症 ………………………………… *48*

1-5　高血圧と水産物〔加藤秀夫〕……………………………………………… *58*
   1-5-1　食塩と高血圧 …………………………………………………………… *58*
   1-5-2　食物繊維による高血圧の予防 ………………………………………… *61*

1-5-3	キトサンの臨床研究	63
1-5-4	減塩の問題点	64
1-5-5	体のリズムと塩分制限	64
1-5-6	肥満と高血圧	65
1-5-7	ケーキバイキング（肥満）とキトサン	65

1-6 ガンと水産物〔木村善行〕 68
   1-6-1 抗腫瘍剤 5-FUの抗腫瘍効果とその副作用に及ぼす
         キチン・キトサンの影響 69
   1-6-2 キチン・キトサンによる 5-FUへの選択的なガン組織への移行
         （ドラッグ・デリバリー・システム（DDS）） 72

第2編　水産食品の嗜好性

2-1 水産脂質の嗜好性
      〔潮　秀樹・大島敏明・小泉千秋〕 77
   2-1-1 トロはなぜうまいか 78
   2-1-2 脂質が味覚に及ぼす影響 80

2-2 水産物の呈味成分と脂質の味覚応答
      〔中島清人・村田裕子・笹本一茂・二ノ宮裕三〕 86
   2-2-1 味覚受容の神経生理学的基礎 86
   2-2-2 水産物呈味有効成分の味の識別性 90
   2-2-3 魚油および脂肪酸の神経応答に及ぼす影響 93
   2-2-4 脂肪酸の行動応答に及ぼす影響 96
   2-2-5 脂肪酸による苦味受容体活性化の阻害 96

2-3 高分子成分の嗜好性〔福家眞也・Khim Saw Lwin〕 99
   2-3-1 マダイエキス中の高分子成分 99
   2-3-2 マダイの高分子成分の味に与える影響 102
   2-3-3 エビ類の高分子成分 103
   2-3-4 かつお節中の高分子成分 104

2-3-5　多糖類 ……………………………………………………………… 104
   2-3-6　オリゴペプチド …………………………………………………… 105
2-4　呈味性と物性に及ぼすプロテアーゼの役割〔山下倫明〕………… 108
   2-4-1　魚肉に分布するプロテアーゼと自己消化における作用 ……… 108
   2-4-2　魚肉の貯蔵中に生じるプロテオリシスの解析 ………………… 112
2-5　嗜好性に対する物性の役割〔畑江敬子〕…………………………… 119
   2-5-1　物性と呈味 …………………………………………………………… 119
   2-5-2　呈味効率 …………………………………………………………… 121
   2-5-3　物性と油っこさ …………………………………………………… 124
   2-5-4　調理加工による物性の調節 ……………………………………… 126
2-6　香りの増強と酸化臭の抑制〔笠原賀代子〕………………………… 128
   2-6-1　干物焼臭成分の特徴 ……………………………………………… 129
   2-6-2　焼臭カルボニル成分の生成とアミノ-カルボニル反応 ……… 132
   2-6-3　焼臭カルボニル成分の生成と脂質酸化 ………………………… 133
   2-6-4　アミノ酸の添加効果 ……………………………………………… 134
   2-6-5　蒸し煮魚臭に対する薬味類の抑臭効果 ………………………… 134

第3編　流通・加工中の機能成分の変化

3-1　脂溶性機能成分の安定性〔齋藤洋昭〕……………………………… 139
   3-1-1　バルクオイル系での酸化 ………………………………………… 140
   3-1-2　エマルジョン系での酸化 ………………………………………… 143
   3-1-3　脂質の酸化評価法 ………………………………………………… 145
   3-1-4　酸化防止 …………………………………………………………… 146
   3-1-5　リン脂質の抗酸化性 ……………………………………………… 148
3-2　流通中の脂溶性機能成分の変化〔山口敏康・竹内昌昭〕………… 156
   3-2-1　水産物の流通 ……………………………………………………… 156
   3-2-2　流通温度と機能成分 ……………………………………………… 156
   3-2-3　酵素活性と機能成分 ……………………………………………… 164
   3-2-4　光条件と機能成分 ………………………………………………… 165
   3-2-5　貯蔵温度，貯蔵期間と機能成分の変化との関係 ……………… 166

3-2-6	貯蔵中の機能成分保持に向けて	*169*
3-3	加工中の機能成分の変化〔滝口明秀〕	*171*
3-3-1	原料貯蔵中の成分変化	*171*
3-3-2	調理中の成分変化	*173*
3-3-3	調味中の成分変化	*175*
3-3-4	乾燥中の成分変化	*177*
3-3-5	乾製品貯蔵中の成分変化	*181*

第4編　機能成分の食品素材化

4-1	中間素材の開発〔岡崎恵美子〕	*185*
4-1-1	エマルジョン化による脂質の安定化	*186*
4-1-2	凍結耐性のある高脂肪含有すり身（乳化すり身）の製造	*187*
4-1-3	乳化すり身の加熱ゲル化特性	*192*
4-1-4	各種機能成分を含む複合型中間素材	*196*
4-2	組織化技術〔北川雅彦〕	*202*
4-2-1	浸漬および注入技術の改良による機能栄養の強化	*202*
4-2-2	エクストルーダを応用する組織化技術	*208*
4-2-3	まとめ	*218*
4-3	水産リン脂質強化すり身の組織化〔今野久仁彦〕	*220*
4-3-1	TGとPL添加肉糊の熱ゲル化	*220*
4-3-2	PL中の坐り阻害に関与する因子の検索	*222*
4-3-3	PLによる坐り阻害機構の解明	*223*
4-3-4	肉糊中のPLの存在様式と坐り阻害	*224*
4-3-5	PLの懸濁による坐り阻害の軽減化	*227*
4-4	魚骨の軟化技術〔平岡芳信〕	*230*
4-4-1	魚骨の脆弱化とその機構	*231*
4-4-2	魚骨の利用	*242*

第1編 健康性機能

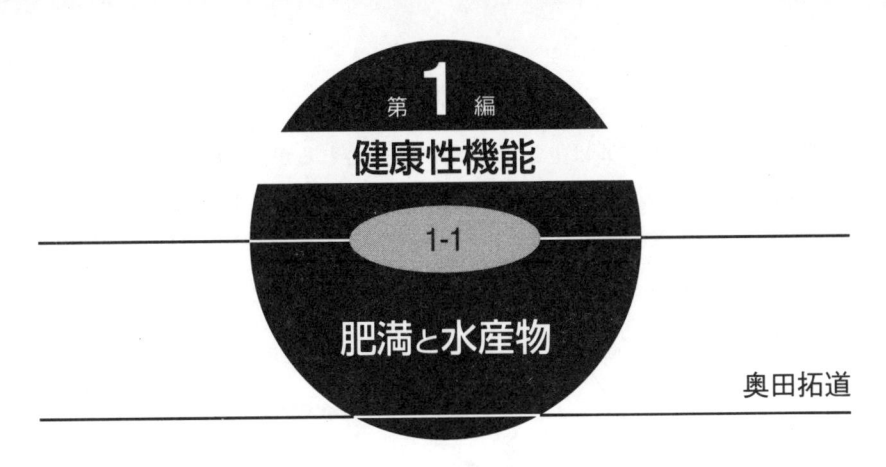

1-1 肥満と水産物

奥田拓道

　肥満とは脂肪組織に異常に多くの脂肪が蓄積した状態である．この脂肪は，脂肪組織の中の脂肪細胞にためられている．脂肪細胞の中で，脂肪塊の表面がレシチンなどのリン脂質やペリリピンなどのタンパク質で覆われた油滴として存在している．油滴中の脂肪はじっとしているわけではない．常に新しく合成された脂肪が加わったり，脂肪の一部が分解されたりしている．脂肪の合成と分解のバランスがくずれることによって異常な脂肪蓄積が起こる．そこで，水産物の中から抗肥満作用をもつ機能物質を発見しようとする際に，まず，脂肪細胞における脂肪の合成と分解について調べることから始めなければならないのである．

1-1-1　脂肪代謝

1）脂肪細胞における脂肪合成

　脂肪の合成には，グルコース経路とリポタンパク質経路の2つがある．グルコース経路とは，血液中のグルコース（血糖）がインスリンの助けで，脂肪細胞内に取り込まれ，解糖系を経て，α-グリセロリン酸とピルビン酸になり，このピルビン酸がミトコンドリアでクエン酸になり，さらに細胞質へ移行してクエン酸→アセチル CoA→アシル CoA を経て，α-グリセロリン酸と結合してトリグリセリド（脂肪）になる経路である（図1-1-1）．リポタンパク質経路とは，脂肪を多く含むリポタンパク質（カイロミクロン，VLDL）が血管壁に固定されたリポタンパクリパーゼの作用で，その脂肪部分が脂肪酸とグリセロールに

分解され，グリセロールは主として肝臓で代謝されるが，脂肪のもつエネルギー（9 kcal / g）の約90％を担う脂肪酸は血管外に出て，脂肪細胞に取り込まれ，アシルCoAになってグルコース由来のα-グリセロリン酸と結合して脂肪に合成される経路である（図1-1-1）．

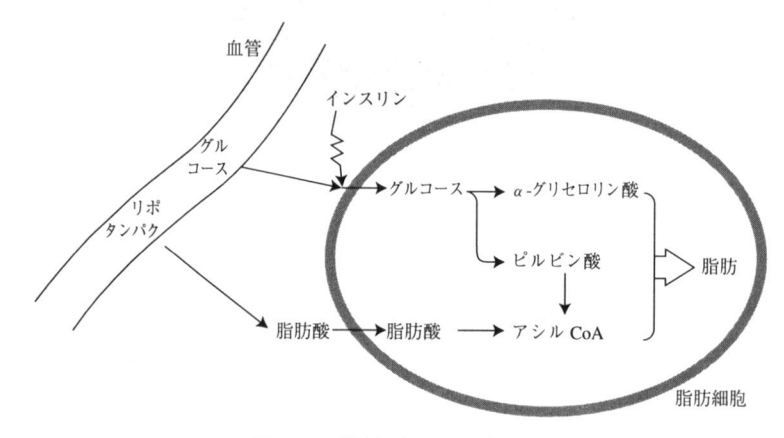

図1-1-1　脂肪細胞における脂肪合成

2）脂肪細胞における脂肪分解

　脂肪細胞で合成された脂肪は，油滴の形で存在している．油滴の中心部には脂肪があるが，その表面にはレシチンなどのリン脂質やペリリピンなどのタンパク質が存在する[1]．丁度リポタンパク質と同じような構造体である．脂肪を分解するリパーゼは油滴周辺の細胞質に存在するが，油滴表面にレシチンの単層膜があるため接触できず，脂肪分解も起こらない．ダイエットや運動時に交感神経末端からノルアドレナリン，副腎髄質からアドレナリン，脳下垂体前葉からACTHなどのホルモンが分泌され，脂肪細胞内の油滴表面の性質が変化することで，リパーゼとの接触が起こり，脂肪分解が始まるのである[2]．

　20世紀は分子細胞生物学の時代といわれて久しいが，アドレナリンなどの脂肪分解ホルモンの作用も，分子を中心に説明されてきた．すなわち，カテコールアミンやACTHは，それぞれの受容体に結合し，Gタンパク質を介してアデニル酸シクラーゼを活性化する．この酵素の作用で，ATPから生じたcyclic

AMPはプロテインキナーゼA（A-キナーゼ）を活性化し，次にホルモン感性リパーゼ（HSL）のセリン残基（ラットではSer563，ヒトではSer551）がリン酸化され，HSLが活性化される．活性型のHSLが脂肪細胞内の油滴に作用して，脂肪を分解し，脂肪酸とグリセロールを遊離するというcyclic AMP説である[3]．

しかし，実際にHSLを測定してみると，脂肪細胞にはもともと高いHSL活性が存在し，ホルモンを作用させ，脂肪分解が促進しても，HSL活性は変動していないのである[4]．

cylic AMP説の間違いは，リパーゼ活性（HSL活性）と脂肪分解活性を同じものと錯覚したことである．リパーゼ活性と脂肪分解活性は明らかに異なっている．リパーゼがいくら活性をもっていても，油滴表面に結合できなければ脂肪分解はゼロである．リパーゼは油滴表面に結合することで脂肪分解を行うという真に単純きわまることに気付かなかったのである．

いずれにしても，ホルモンは油滴に作用して，その表面の性質を変えることで，リパーゼの結合を促し，脂肪分解を促進するのである．

3）肥満時の脂肪の合成と分解

ホルモンの作用機序についてはともかく，肥満時の脂肪の合成と分解はどのようになっているのであろうか．脂肪分解などの酵素反応の場では，必ずしも酵素活性が反応を制御する主役ではないが，ある酵素反応が細胞内で盛んな状態にあるのか，低下した状態なのかを判断する目安にはなりうる．盛んであれば，酵素の合成が高まったり，その失活が抑えられたりして，酵素活性が上昇するからである．

そこで，肥満時の脂肪細胞における脂肪の合成と分解の状況を明らかにする目的で，脂肪合成の最終段階を触媒するDiglyceride acyltransferase（DAT）と脂肪分解を触媒するリパーゼの活性を測定することにしたのである．

7週令の幼若ラット（体重217 ± 0.7 g，副睾丸脂肪組織重量1.3 ± 0.0 g）を対照に，27週令の成熟ラット（体重536 ± 7 g，副睾丸脂肪組織重量10.5 ± 0.7 g）および満腹中枢を破壊した27週令の肥満ラット（体重709 ± 14 g，副睾丸

脂肪組織重量 21.7±1.1 g）を用いた．

図 1-1-2 に示すように，脂肪細胞当たりの DAT 活性は幼若＜成熟＜肥満の順に上昇し，肥満が進むにつれて脂肪合成が高まることを示している．一方，リパーゼも幼若＜成熟＜肥満と上昇している．そこで，DAT とリパーゼの比をとってみると，幼若に比べて肥満では約 2 倍に上昇していることが分かる．つまり，肥満動物の脂肪細胞では，脂肪の合成も分解もともに上昇しているが，分解に比べて合成の方がより高く上昇しているので，結果として脂肪が増加し，肥満になるわけである．このようにみてくると，肥満を予防するためには，まず，脂肪細胞における脂肪合成を抑える必要があることになる．脂肪合成を抑えるといっても，我々にできることは，食事を通じてのコントロールである．どのように食事をコントロールしたらよいかのヒントは，図 1-1-1 に示した脂肪細胞における脂肪合成の仕組みにある．脂肪合成の材料は，血液のグルコースとリポタンパク質である．

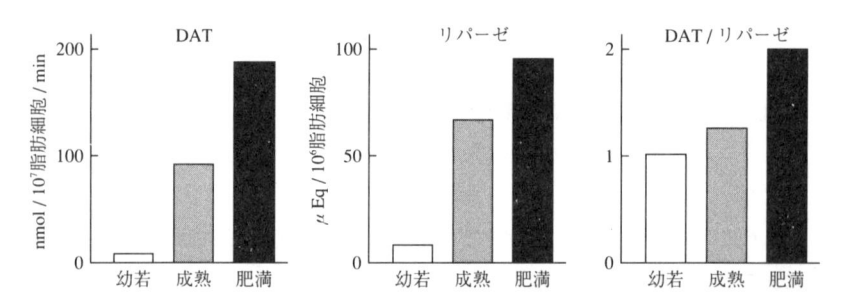

図 1-1-2 幼若，成熟，肥満ラットの副睾丸脂肪組織における脂肪の合成と分解に関与する酵素

まずグルコースについて考えてみよう．

グルコースの問題点は，インスリンの助けがなければ脂肪細胞内に取り込まれず，脂肪合成の材料になり得ないことである．インスリン作用の低下した糖尿病では，血糖が高いにもかかわらず痩せてくることが，このことを端的に示している．一方，糖質を食べてもインスリンが上昇しなければ肥満にはならないことになる．つまり，グルコースについてはインスリンが問題になるのである．インスリンは膵臓の β-細胞から血糖の刺激に応じて分泌されるが，血糖が

100 mg / dl から 200 mg / dl に上昇すると，インスリンの分泌は 10 倍になるといわれている．つまり，同じカロリーの糖質を摂取しても，短時間に吸収され，血糖が急上昇すればインスリンの分泌が多くなり，肥満になるが，長時間にわたってゆっくり吸収されれば，血糖の上昇も少なく，したがって，インスリンの分泌総量も少なくなり，肥満にはなりにくいというわけである．米を粉としてではなく，ご飯の形で食べることで，アミラーゼの作用をうけにくくなり，デン粉の消化が遅れ，腸管吸収にも時間がかかるという状況が肥満予防になるのである．一方，白砂糖の多いケーキなどはシュクラーゼの作用をうけてすぐに吸収されるので，血糖が急上昇し，肥満になりやすいことになる．白砂糖の代わりに黒砂糖を使えば，その黒色部分に含まれるフェニルグルコシドが，グルコースの腸管吸収を阻害するので，血糖の急上昇が回避され，肥満を予防できることになる[5]．

　次にリポタンパク質について考えてみよう．

　脂肪細胞の脂肪合成の材料となるリポタンパク質には，カイロミクロンとVLDL がある．前者は食事由来の脂肪を含み，後者は肝臓で合成された脂肪を含むリポタンパク質である．したがって，食事によってコントロールできるリポタンパク質はカイロミクロンということになる．カイロミクロンは血管内壁の内皮細胞の膜のヘパラン硫酸に結合したリポタンパクリパーゼに接触すると，その表面のリン脂質がリポタンパクリパーゼのもつホスホリラーゼ A 活性によって分解され，その下にある脂肪とリポタンパクリパーゼが結合することで分解が始まる．生じたグリセロールと脂肪酸のうち，グリセロールは主として肝臓で代謝されるが，脂肪酸は脂肪細胞へ取り込まれ，脂肪の材料となる．しかし，カイロミクロン由来の脂肪酸は，脂肪の材料になるだけではない．骨格筋の血管壁で生じた脂肪酸は筋肉細胞に取り込まれ，ベーター酸化を経て，炭酸ガスと水に分解され，前者は呼気として，後者は尿として体外に排出される．つまり，食事中の脂肪が骨格筋で代謝されると体外に出ていくのである．しかし，骨格筋での脂肪酸の代謝には個人差がある．日頃運動しているヒトは盛んに代謝するが，運動不足の場合は，それほどでもない．そこで，肥満予防のた

めには，できるだけ骨格筋でカイロミクロンを代謝させた方がよいことになる．カイロミクロンを骨格筋で主として代謝させ，脂肪細胞の脂肪の材料になるべくならないようにするためには，カイロミクロンを血液中で急激に上昇させないようにする必要がある．つまり，食事中の脂肪をゆっくり吸収させることである．この点，グルコースの場合とよく似ているが，脂肪細胞への取り込みに関し，グルコースの場合は，インスリンの助けを借りる必要があるのに対し，カイロミクロン由来の脂肪酸の場合には，インスリンなどのホルモンの助けを必要としない．つまり，肥満予防にとっては血液中のグルコースより，脂肪酸に注目する必要があることになる．50年前，日本人の食事に占める脂肪の割合が5％であったのに対し，現在は25％になっている．この脂肪の増加に比例して，肥満が増えたという事実も，食事に含まれる脂肪由来のカイロミクロンが肥満の原因になっていることを示すものである．

　肥満予防のためには，食事中の脂肪を減らすとともに，その吸収を抑えて，カイロミクロンの急激な上昇を阻止することが必要なのである．

1-1-2　水産物と肥満予防

1）脂肪の腸管吸収阻害

　食事に含まれる脂肪は，そのままの形では腸管から吸収されない．膵臓から十二指腸に分泌される膵リパーゼによって脂肪酸とベーターモノグリセリドに分解された後に吸収されるのである（図1-1-3）．

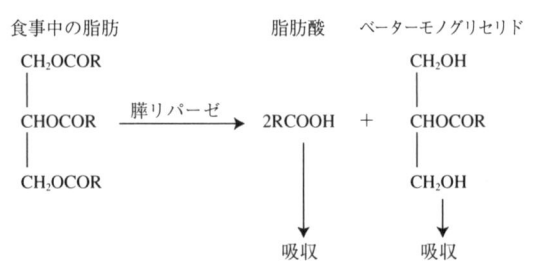

$$
\begin{array}{c}
\text{食事中の脂肪} \\
\text{CH}_2\text{OCOR} \\
| \\
\text{CHOCOR} \\
| \\
\text{CH}_2\text{OCOR}
\end{array}
\xrightarrow{\text{膵リパーゼ}}
\begin{array}{c}
\text{脂肪酸} \\
2\text{RCOOH} \\
\downarrow \\
\text{吸収}
\end{array}
+
\begin{array}{c}
\text{ベーターモノグリセリド} \\
\text{CH}_2\text{OH} \\
| \\
\text{CHOCOR} \\
| \\
\text{CH}_2\text{OH} \\
\downarrow \\
\text{吸収}
\end{array}
$$

図1-1-3　食事中の脂肪の分解と吸収

このような脂肪の分解と吸収の過程のどこかを阻害すれば，カイロミクロンが低下し，肥満が予防できることになる．カニ甲羅に含まれるキチンをアルカリ処理して得られるキチン・キトサンとサケの頭部軟骨から脱脂，アルカリ処理，プロナーゼ消化などの過程を経て調製されたコンドロイチン硫酸が脂肪吸収を阻害することが明らかになったのである[6]．キチン・キトサンは，キチン部分14％，キトサン部分86％からなる分子量約100万の多糖体である．また，コンドロイチン硫酸は，釧路水産試験場の武田，錦織らによって，サケ頭部から調製されたものである．膵リパーゼの阻害をみるにあたって，2種類の基質を調製した．1つはレシチンでトリオレインを小脂肪滴にしたものであり，他は，トリオレインをアラビアゴムで処理した基質である（図1-1-4）．油滴界面での膵リパーゼの失活を防ぐ胆汁酸は，両基質に存在している．レシチンで小

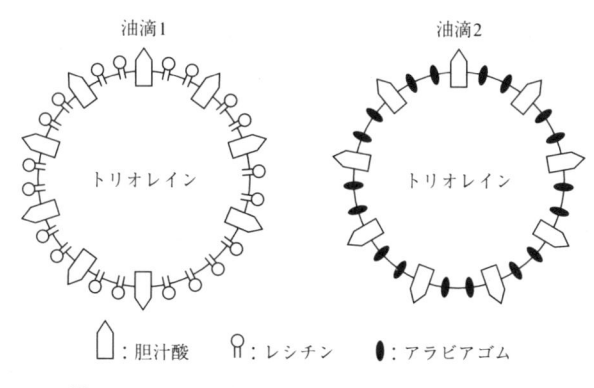

図1-1-4 レシチンとアラビアイゴムを用いた2種類の油滴

脂肪滴にした基質は小腸内に存在する生理的基質に相当する．図1-1-5にみられるように，キチン・キトサンはレシチンの存在する生理的基質に対しては阻害作用を示すが，アラビアゴムを用いた人工的基質に対しては抑制作用を示さない．もし，キチン・キトサンが膵リパーゼに作用しているならば，両基質に対して阻害作用を示すはずである．したがって，図1-1-5の成績はキチン・キトサンは膵リパーゼではなく，基質である小脂肪滴に作用をして阻害していることを示すものである．おそらく，キチン・キトサンのキトサン部分のグルコ

サミンのアミノ基とレシチンのリン酸部分とのイオン結合で，小脂肪滴表面をキチン・キトサンがおおい，膵リパーゼの接近を阻止することによって，阻害作用を示しているものと思われる．一方，サケ由来のコンドロイチン硫酸の場合には，事情は異なる．レシチンでトリオレインを小脂肪滴にした基質に対する膵リパーゼの作用をサケ由来コンドロイチン硫酸は阻害するが，アラビアゴムを用いてトリオレインを小脂肪滴にした基質に対する膵リパーゼの作用も弱いながら阻害するのである．これは，コンドロイチン硫酸の阻害作用はキチン・キトサンのそれとは異なっていることを示す成績である．おそらく，コンドロイチン硫酸はリパーゼ側に作用し，リパーゼと基質との結合を邪魔することによって阻害作用を示しているものと思われる．

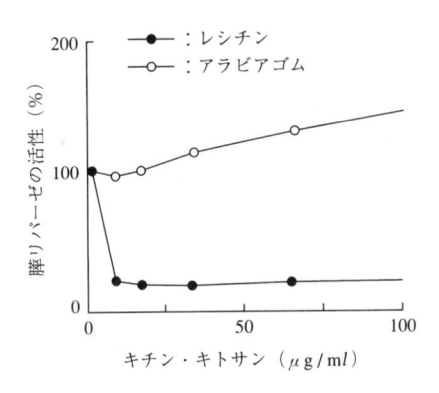

図1-1-5　2種類の油滴を用いた際のキチン・キトサンによるリパーゼの阻害

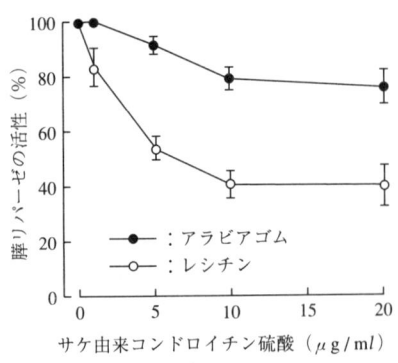

図1-1-6　サケ由来コンドロイチン硫酸による膵リパーゼの阻害

サケ由来コンドロイチン硫酸は，膵リパーゼの作用を阻害するばかりでなく，脂肪分解の結果生じた脂肪酸の腸管吸収も阻害する．腸管吸収については，小腸刷子縁小胞への放射性パルミチン酸の取り込みを調べることによって知ることができる[7]．これは，空腸粘膜にある吸収上皮細胞の細胞膜からなる小胞で，この小胞への物質の取り込みが腸管吸収に相当することが知られている[7]．図1-1-7は，小腸刷子縁小胞へのパルミチン酸の取り込みをコンドロイチン硫酸が阻害することを示した成績である．小胞刷子縁小胞へのベーターモノグリセ

リドの取り込みに対しては，コンドロイチン硫酸は阻害作用を示さない．また，キチン・キトサンは小腸刷子縁小胞への脂肪酸およびベーターモノグリセリドの取り込みを阻害しない．

キチン・キトサンは，膵リパーゼによる食事中の脂肪の分解を阻害することによって，脂肪の腸管吸収を阻害する可能性が示されたが，果たして血液中のカイロミクロンを低下させることができるのだろうか．コーン油 3 ml，胆汁酸 40 mg，コレステリルオリエート 1 g からなる油滴エマルジョン 1 ml と生理食塩水 1 ml をラットに経口投与すると，血清中性脂肪が上昇する．これは，カイロミクロンが上昇したことを示す現象である．つぎに，油滴エマルジョン 1 ml と 125 mg のキチン・キトサンを生理食塩水 1 ml とともに投与すると，血清中性脂肪は有意に低下する（図 1-1-8）．図 1-1-8 の各点では，有意差はないが，上昇した中性脂肪の面積を比較すると有意差が認められる．これは，キチン・キトサンが脂肪吸収の阻害を通じて，カイロミクロンの急激な上昇を阻止したことを示す成績である．

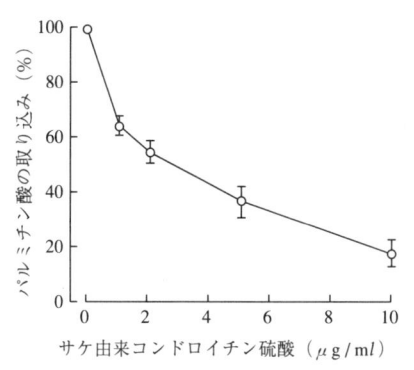

図 1-1-7　小腸刷子縁小胞へのパルモチン酸の取り込みを阻害するサケ由来コンドロイチン硫酸

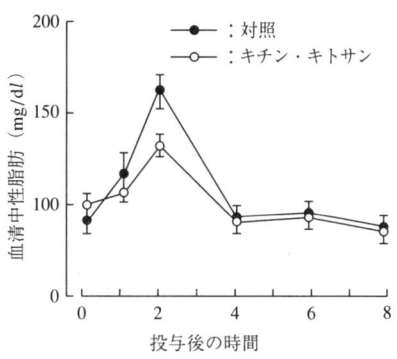

図 1-1-8　コーンオイル投与後血清中性脂肪に及ぼすキチン・キトサンの作用

つぎに，膵リパーゼの作用を阻害し，脂肪酸の吸収を抑えるサケ由来コンドロイチン硫酸の場合について調べたのが図 1-1-9 である．上述の油滴エマルジ

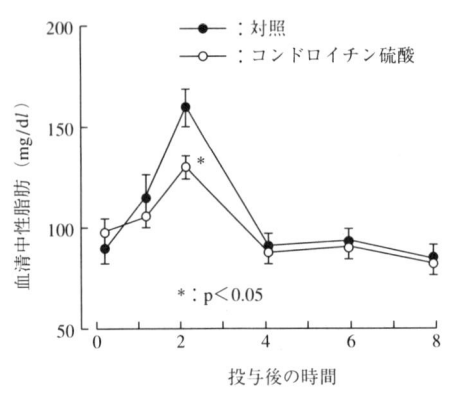

図1-1-9 コーンオイル投与後の血清中性脂肪に及ぼすサケ由来コンドロイチン硫酸の作用

ョン 1 ml に生理食塩水 1 ml をラットに経口投与すると，血清中性脂肪が急激に上昇するが，同量の油滴エマルジョンと 20 mg のサケ由来コンドロイチン硫酸を含む生理食塩水 1 ml を投与すると，血清中性脂肪は有意に低下する．これは，サケ由来コンドロイチン硫酸が膵リパーゼ作用と脂肪酸の吸収阻害を介してカイロミクロンの急激な上昇を阻止したことを示す成績である．

2) 水産物の抗肥満作用

カニの甲羅から調製したキチン・キトサンと，サケの頭部軟骨由来のコンドロイチン硫酸が食事中の脂肪の腸管吸収を抑えて，血液カイロミクロンの急激な上昇を阻止することが明らかになったので，つぎに，高脂肪食投与でマウス（3 週令，ICR 系雌）に誘導される肥満を予防する作用について検討することにした．表 1-1-1 は，飼料の組成を示したものである．飼料 1 kg 中に 400 g の牛脂を含み，キチン・キトサンやコンドロイチン硫酸を添加した場合には，

表 1-1-1 飼料の組成（g / kg 飼料）

	高脂肪食	高脂肪食+キチン・キトサン			高脂肪食+コンドロイチン硫酸		
		3%	7%	15%	3%	7%	13%
牛脂	400	400	400	400	400	400	400
コーンスターチ	100	100	100	100	100	100	100
グルコース	90	90	90	90	90	90	100
AIN-76TMミネラル混合	40	40	40	40	40	40	40
AIN-76TMビタミン混合	10	10	10	10	10	10	10
カゼイン	360	330	290	210	330	290	230
キチン・キトサン	0	30	70	150	0	0	0
コンドロイチン硫酸	0	0	0	0	30	70	130

カゼイン量を減らしている．カゼインをこの程度減らしても，マウスの成長や高脂肪食による肥満誘導には影響しないことは確認している[※]．高脂肪食の対照としては，オリエンタル酵母工業社製標準食を用いた．

高脂肪食を普通食で9週間飼育した後，エーテル麻酔下で採血し，生殖器周囲脂肪組織と肝臓を取り出した．高脂肪食を投与すると，普通食に比べて，生殖器周囲脂肪組織重量が増加し，肥満になる．この高脂肪食にキチン・キトサンを3％，7％，15％添加すると，生殖器周囲脂肪組織は有意に減少し，肥満が予防されていることがわかる（図1-1-10）．一方，肝臓には，高脂肪食で，脂肪が蓄積し，脂肪肝が発症している．キチン・キトサンは肝脂肪量を減らし，脂肪肝を改善している（図1-1-11）．さらに，高脂肪食投与で，血液の脂肪も増加しているが，キチン・キトサンはこの脂肪も低下させる（図1-1-12）つまり，キチン・キトサンは，高脂肪食投与でマウスに発症する肥満，脂肪肝，高脂血症を予防することが明らかになったのである．

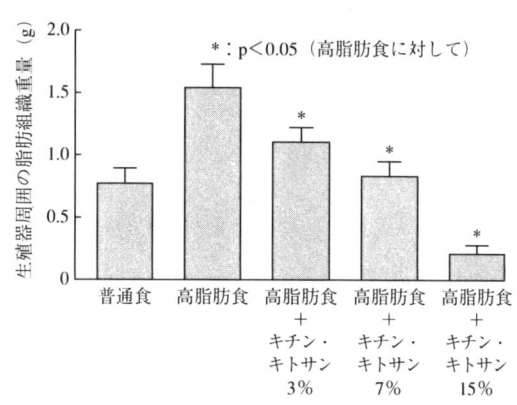

図1-1-10　マウスの生殖器周囲の脂肪組織重量

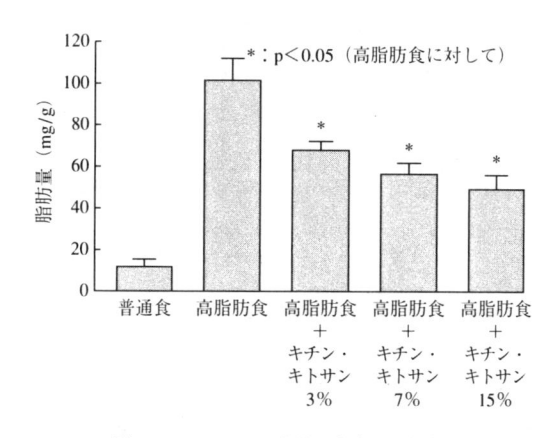

図1-1-11　マウスの肝臓に含まれる脂肪

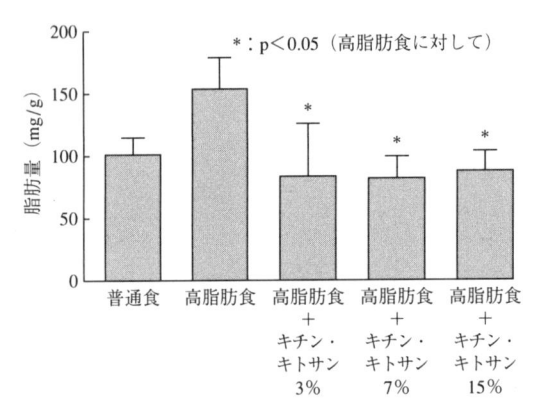

図 1-1-12 マウスの血液中に含まれる脂肪

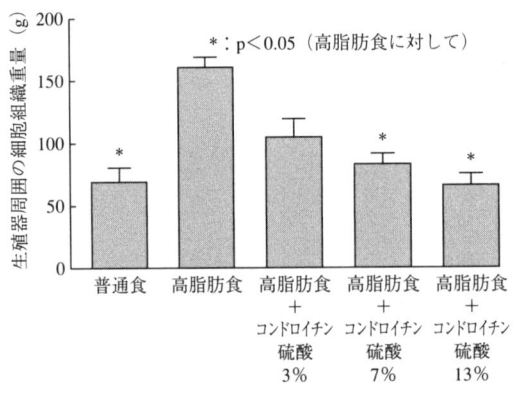

図 1-1-13 マウスの生殖器周囲の脂肪組織重量に及ぼすコンドロイチン硫酸の作用

つぎに,サケ由来のコンドロイチン硫酸について調べてみた.表 1-1-1 に示すような飼料をマウスに 8 週間投与した後,エーテル麻酔下に採血し,生殖器周囲脂肪組織と肝臓を取り出し,キチン・キトサンの場合と同じような測定をしたのである.図 1-1-13 に示すように,高脂肪食で普通食に比べて生殖器周囲脂肪組織重量が 2 倍に増加し,肥満になっていることが分かる.高脂肪食にコンドロイチン硫酸を加えると,脂肪組織重量が低下するが,7％,13％の添加で有意な低下が認められる.これは,サケ由来コンドロイチン硫酸が高脂肪食によって誘導される肥満を予防することを示す成績である.一方,高脂肪食によって誘導される肝臓重量の増加や,脂肪,コレステロールの増加も,コンドロイチン硫酸の添加で防ぐことができる(表 1-1-2).さらに,高脂肪食投与で発現する血清中の脂肪やコレステロールの上昇も,コンドロイチン硫酸は阻止する(表 1-1-3).このような成績は,コンドロイチン硫酸は高脂肪食によって誘導される肥満,脂肪肝,高脂血症を予防することを示すものである.

表 1-1-2 肝臓の重量，脂肪およびコレステロールに及ぼすコンドロイチン硫酸の作用

	肝重量 (g / 100 g 体重)	脂肪 (μmol / g 肝)	コレステロール (μmol / g 肝)
普通食	5.3±0.15	21.2± 2.58	8.4±0.44
高脂肪食	7.6±0.23*	124.5± 7.73*	11.7±0.31*
高脂肪食＋コンドロイチン硫酸　3％	7.1±0.57	94.2±14.64**	8.8±0.41**
高脂肪食＋コンドロイチン硫酸　7％	6.5±0.25**	72.7± 7.19**	8.3±0.31**
高脂肪食＋コンドロイチン硫酸13％	6.4±0.13**	68.7± 6.16**	7.6±0.32**

* 普通食との間に有意差（p＜0.05）　** 高脂肪食との間に有意差（p＜0.05）

表 1-1-3 血清脂質に及ぼすコンドロイチン硫酸の作用

	脂肪 (mM)	コレステロール (mM)	遊離脂肪酸 (m Eq / l)
普通食	1.94±0.13	1.94±0.11	0.66±0.04
高脂肪食	2.74±0.04*	2.76±0.15*	0.98±0.06*
高脂肪食＋コンドロイチン硫酸　3％	1.86±0.08**	2.22±0.12**	0.90±0.05
高脂肪食＋コンドロイチン硫酸　7％	1.91±0.09**	2.17±0.15**	0.86±0.06
高脂肪食＋コンドロイチン硫酸13％	1.69±0.11**	1.94±0.08**	0.82±0.04**

* 普通食との間に有意差（p＜0.05）　** 高脂肪食との間に有意差（p＜0.05）

すなわち，牛脂40％を含む高脂肪食によって発現する肥満，脂肪肝，高脂血症をカニの甲羅由来のキチン・キトサンやサケの頭部軟骨由来のコンドロイチン硫酸が予防するが，その作用機序については，キチン・キトサンが膵リパーゼの脂肪分解を阻害することによって，コンドロイチン硫酸は膵リパーゼの作用と脂肪酸の吸収を阻害することによって，いずれも飼料中の牛脂の腸管吸収を低下させ，血液カイロミクロンの急激な上昇を阻止することによるものと考えられるのである．

文　献

1) H. Okuda ら：*J. Lipid Res.*, **35**, 36-44（1994）.
2) 奥田拓道：日本油化学会誌, **48**, 989-996（1999）.
3) P. Stralfors ら：*Proc. Natl. Acad. Sci. USA*, **81**, 3317-3321（1984）.
4) C. Morimoto ら：*J. Biochem.*, **125**, 976-981（1999）.
5) Y. Kimura ら：*Planta Medica*, **50**, 465-468（1984）.
6) 武田ら：日本栄養・食糧学会誌, **51**, 213-217（1998）.

7) M. Kessler ら：*Biochem. Biophys. Acta*, 506, 136-154 (1978).
8) L-K. Han ら：*Int. J. Obesity*, 23, 174-179 (1999).

1-2 食欲と水産物
――新規な brain foods としての水産物

坂田利家

　ここ数年，エネルギー代謝関連領域では，脂肪細胞に関する新規な知見で活気づいている．その強いインパクトの影響を受け，common disease[*]の病態や治療に対する考え方が，大きく変わろうとしている．これまで脂肪組織の生理的意義といえば，中性脂肪を蓄える単なるエネルギーの貯蔵庫としてしかみなされていなかった．それだけに，脂肪細胞が種々の生理活性物質を合成分泌する活発な機能的細胞だという Spiegelman らの発見[1]，そしてその後に展開される急速な進歩には，目を見張るものがある．なかでもそのビッグトピックには，1994 年に Friedman らによって発見された肥満遺伝子，つまり common disease の根幹をなす肥満の発症を制御する肥満（ob）遺伝子[2]をあげることができる．そのコードタンパク質は leptin（痩せるの意）と命名され，脂肪細胞から分泌される．Leptin は脳に働いて食欲を抑えるとともに，エネルギー消費も亢進させる．生体のエネルギー代謝機能を恒常的に維持するという観点からすると，この leptin の発見は歴史に残る業績といってよい．それだけに，その与えたインパクトは臨床的にも計り知れない意義がある．その後，leptin 受容体の解析が進むにつれ，その作用やシグナル伝達系も明らかになってきた．食調節系の研究にもその衝撃は波及し，食欲をとりまく脳内情報伝達系に関する詳細な仕組みも，急速に明らかにされつつある[3]．しかし，leptin を臨床的にどのように応用するかとなると，残念ながら幾つかの未解決の問題が残されている．その最大の難問は leptin 感受性の低下をどのような手だてで克服するかという課題である．本章では，先ず common disease の病態解析には欠かせない食欲の仕組みについて，最新の知見を混じえて概説し，肥満症患者にみられる leptin 抵抗性について述べる．次いで，食調節におけるヒスタミン神経系

---

[*] 生活習慣病に相当する用語だが，遺伝的負荷の概念も併せもつ．

の新たな役割について解説し，leptin 抵抗性を凌ぐ brain foods* という新規な視点から，水産物を用いた治療的応用といった問題にも触れてみたい．

1-2-1 食欲を調節する脳の仕組み

1) 視床下部の満腹中枢と摂食中枢

我々の食行動は，食物が目の前にあれば誘起されるというものではない．空腹か満腹か，食べる時間かどうか，暑いか寒いかなど，生体の内外における環境変化，これとの調和のなかから生まれてくる．環境変化の情報を収集し，適

表 1-2-1 主要な食調節物質

	摂食抑制因子	摂食促進因子
モノアミン	ヒスタミン ドーパミン セロトニン	ノルエピネフリン
ホルモン・ペプチド	インスリン グルカゴン ボンベシン CRH TRH CCK MSH GLP-1 ニューロテンシン ソマトスタチン カルシトニン エストロゲン テストステロン	NPY グルココルチコイド β-エンドルフィン ガラニン GHRH プロラクチン MCH Agrp
成長因子・サイトカイン	FGF TNF-α インターロイキン-1β インターフェロン レプチン	
代謝産物・アミノ酸	グルコース ケトン体（3-ヒドロキシ酪酸） ヒスチジン	遊離脂肪酸

* 経口摂取された後に中枢へ作用し，脳機能を修飾する働きのある食品群をいう．

切な食行動へと駆動する中枢，これが視床下部である[4]．ここには，満腹中枢の視床下部腹内側核（ventromedial hypothalamus, VMH）と，摂食中枢の視床下部外側野（lateral hypothalamic area, LHA）が存在する．LHA を破壊すると，動物は餌が食べられなくなるだけでなく，飲水もできなくなって死にいたる．VMH を破壊すると，動物は過食し肥満になる．

これらの食欲を調節する中枢には，それぞれ化学感受性ニューロンが存在する．その特徴は，血液や脳脊髄液中に含まれる代謝産物，神経伝達物質，ホルモン，ポリペプチド，サイトカイン，成長因子などに応答し，ニューロン活動が刻々と変化することにある（表 1-2-1）．VMH にはグルコースに応答して活動が増強するグルコース受容ニューロンが存在する[4]．グルコースの微量投与で脱分極し，インスリンを同時投与するとその活動はさらに亢進する．食事に伴う血中グルコースとインスリンの上昇は，VMH グルコース受容ニューロンの活動亢進に対応しており，食事中から食後に増強してくる満腹感の形成に寄与している．VMH ニューロンの約 1/3 は，グルコース応答性を保有するように特殊に分化したニューロン群であり，食欲の調節にはこのような化学感受性ニューロンによって駆動されている．

膵臓や心臓には ATP-感受性 K チャンネルと sulfonylurea（SU）受容体が存在している．グルコースの代謝により，細胞内の ATP 濃度は上昇するので，K チャンネルが閉鎖され，K+は細胞内に増加蓄積してくる．このため細胞膜は脱分極し，voltage-dependent Ca チャンネルが活性化され，細胞内の Ca^{2+} 濃度が上昇する．SU 受容体はこの ATP-感受性 K チャンネルにカップルした受容体で，同じく K チャンネルを閉鎖することにより膜電位を脱分極させる．膵臓や心臓と同じ機序で，VMH ではグルコースの上昇に応じて，当該ニューロンの脱分極が促進され，活動が亢進する．

逆に LHA には，グルコースで活動が抑制されるグルコース感受性ニューロンが同定されている[4]．グルコース感受性ニューロンでは，グルコースによって生じた ATP が Na ポンプを活性化し，Na^+ を細胞外に流出させ，膜電位を過分極させる．つまり，グルコースはこの感受性ニューロンの活動を抑制する．

同ニューロンはグルコース以外の血中食調節物質にも応答することが知られている[4]．このような液性情報に依存する調節系を我々は「食行動の代謝調節系」と呼称している（図1-2-1）[5]．

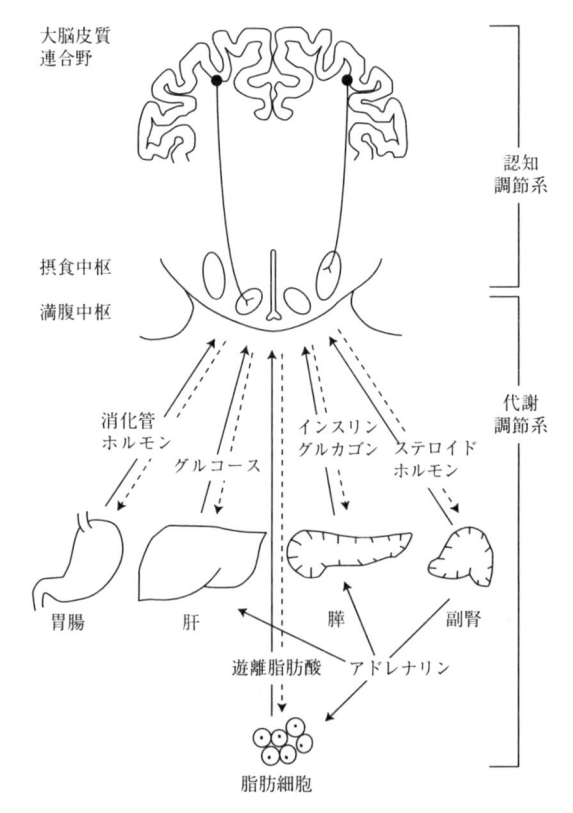

図1-2-1 食欲を制御する代謝調節系と認知調節系．
視床下部の食欲調節に与る中枢核には，化学感受性ニューロンがある．これらの部位では血液脳関門を欠く構造のため，血中や脳脊髄液中の食調節物質は自由に通過でき，これらのニューロン群に受容される．この調節系を食欲の代謝調節系という．自然界ではこの調節系が基本型である．しかし，ヒトでは高次脳が著しく発達したため，概念や情動といった高次脳からの情報が視床下部の諸核に伝達され，その機能を強く制御している．この系を食欲の認知調節系という．ヒトの食調節が狂いやすいのは，この仕組みによっている．

2）視床下部食調節系と食欲を制御する脳の神経回路網

室傍核（hypothalamic paraventricular nucleus, PVN）には, corticotropin releasing hormone（CRH）などの神経内分泌に関与する神経ペプチド含有ニューロンが存在し, 内分泌系の上位中枢として機能している. 一方, 延髄や脊髄の自律神経節前ニューロンへ直接投射しており, 自律神経系の視床下部性調節にも深く関与している[4]. PVN の破壊によって, VMH 破壊に似た過食と肥満が起こってくることから, PVN も満腹中枢の一つとみなされている. PVN には CRH の起始細胞体があり, CRH は摂食抑制性の神経ペプチドとして作動している. PVN は VMH と LHA の両中枢核と相互に繊維連絡をもっており, 食行動と内分泌系, それに自律神経系を連動して機能的に駆動させる役割を担っている[4]. 視床下部背内側核（dorsomedial hypothalamic nucleus, DMH）からも, 直接自律神経系へ投射している. VMH と LHA 間には直接の神経投射がないので, DMH を介して機能的に連結している. DMH を破壊すると LHA 破壊と類似した無食を生じる[4].

弓状核（arcuate nucleus, ARC）を mono sodium glutamate（MSG）で化学的に破壊すると, 動物は肥満してくる. ARC には後述する leptin 受容体が豊富に存在している. 摂食抑制物質である α-melanocyte stimulating hormone（MSH）を産生放出する pre-opiomelanocortin（POMC）含有ニューロン, 強い摂食促進作用のある neuropeptide-Y（NPY）や agouti-related protein（AGRP）の含有ニューロンなどは, ARC にそれぞれの起始細胞が存在する. NPY ニューロンの詳細な脳内投射もわかってきた. 免疫染色法で NPY と AGRP を重複染色すると, AGRP ニューロンの神経終末には NPY が必ず検出され, NPY ニューロンの場合は AGRP が95％近く共存しているので, AGRP をめやすに NPY ニューロンの脳内分布が確認できる. この分布図でみると, NPY ニューロンは終脳から脳幹部, そして脊髄にいたる広範囲に分布しているという. 脳幹部での主な制御核は孤束核（nucleus of the solitary tract, NTS）, 腕傍核（parabrachial nucleus, PBN）, 最後野（area postrema, AP）などが含まれる[6]. Leptin は ARC に存在する leptin 受容体を介して, これらの神経ペ

プチドを調節することが明らかになってきた．このように，食調節系におけるARCの役割が一層重視されるようになり，これまでのVMHとLHAによる「食欲の二重支配説」は最近見直されつつある．

生体現象の概日リズムを司る中枢は，視床下部の視交叉上核（SCN）にあり，VMHやLHAとの間に繊維連絡が認められる[4]．環境温度の変化も食行動に影響する．視索前野（POA）には温度変化に感受性を示すニューロンが存在し，体温の調節を司る中枢である．POAからは温度関連の情報がVMHやLHAに送られてくる[4]．

これら視床下部諸核と末梢臓器の間には，求心性および遠心性の神経回路を介して密な情報交換が行われている．その主役を自律神経系が担っている．なかでも，視床下部諸核を含む食調節の脳内情報は延髄の迷走神経背側運動核（dorsal motor nucleus of the vagal nerve, DMV）と脊髄の中間外側細胞柱（intermedio lateral cell column, IML）を介して，それぞれ遠心性の迷走神経と交感神経によって末梢に伝達される[4]．

視床下部の食欲調節系の中枢には，扁桃体（amygdala, AMG）や大脳皮質連合野などからの情報が入力されてくる[4]．AMGの主な機能は，例えば嫌悪刺激となる食物の摂取時に，その食物の特有の味（外界感覚情報の意味づけ）と食物摂取後の不快感（情動体験）を関連づけて学習する（連合記憶）といった機能である．AMGを破壊すると，有名なクルバービューシー症候群が誘発される．前頭前野背外側部は視覚，聴覚，体性感覚などの外界感覚情報が入力しており，食物報酬を認識するニューロンも存在する．前頭眼窩野は血中グルコースの濃度変化など，内因性情報変化に応答するニューロン群が存在する．これらいずれの中枢も食物の認知とその報酬としての価値を識別することに関与しているので，視床下部との間で情報交換された信号は，空腹感や満腹感の認知を形成し，食行動の遂行に寄与している．詳しくは成書を参照されたい[4]．

3）高次脳の認知調節系で制御される食行動

食行動は重要な本能行動である．その制御系は視床下部を中心に脳全体に張り巡らされた神経回路網により，エネルギー代謝動態と密接に連動して調節さ

れている．このエネルギー調節系と連関して駆動する系を，食欲の代謝調節系と呼ぶことは先に述べた．視床下部にある食欲調節系の中枢には，AMGや大脳皮質連合野などからの情報が入力されてくる．これらの中枢はいずれも食物の認知，さらにはその報酬としての価値，こういった脳機能を識別することに関与している．

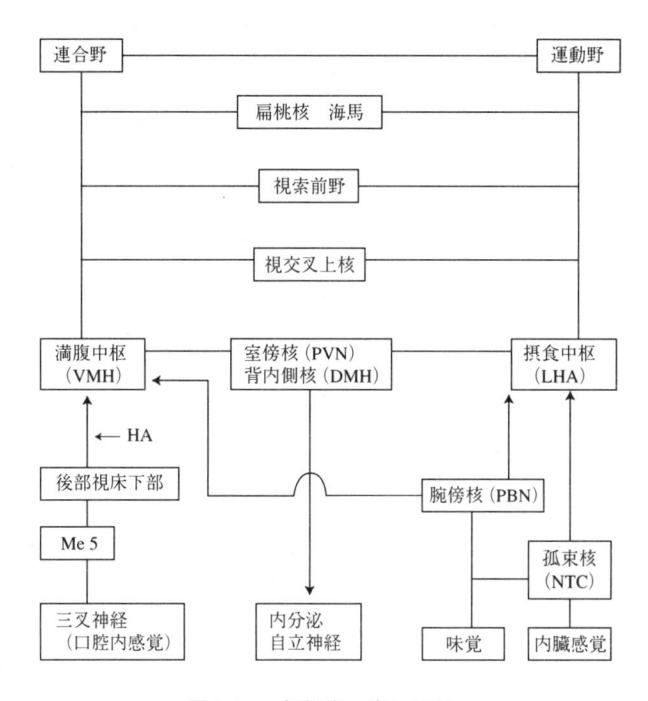

図1-2-2　食欲調節の神経回路網．
満腹中枢の視床下部内側核（VMH）や摂食中枢の視床下部外側野（LHA）へは，末梢からの神経性および液性情報が入力し，高次脳（扁桃核や海馬といった大脳辺縁系，それに運動野や連合野などを含む大脳皮質）で統合される．これらの入力信号はより精巧な情報に統御された後に，再び視床下部の中枢核へと送り返されてくる．咀嚼情報は三叉神経の感覚枝により三叉神経中脳路核（Me 5）を介して，後部視床下部にあるヒスタミン（HA）神経起始核へ投射してくるので，神経ヒスタミンが量産される．この神経情報は満腹中枢のVMHを興奮させ，食欲は抑制される．同時にこのヒスタミン神経情報は室傍核などを経由し，遠心性交感神経活動を亢進させ，特に内臓脂肪を分解する．

「白くて丸い」,「いい匂い」,「口にざらざらした」,「甘くて冷たい」,「美味しい」といった食物関連の情報は集合整理され,過去に学習した記憶との照合過程を経て,確かに食物だという判別段階にまで統合される.そこで食物は「白くて丸い,いい匂いの,口にざらざらした,甘くて冷たい,美味しい梨」と命名されるわけである.認知とはこの感覚受容から命名にいたる脳の情報処理過程をいう.脳のなかでは,大脳皮質連合野がこの機能を司っている.つまり,高次脳機能は食行動をより精巧に,しかも合目的な行動として遂行する上で欠かせない.我々はこの過程を「食行動の認知調節系」と呼んでいる(図1-2-1)[5].以上の食行動調節の脳内神経回路網が図1-2-2である.

1-2-2 Leptin抵抗性と脳内応答部位

Leptinの血漿濃度はヒトでも動物でも,体脂肪の蓄積量に比例して上昇することがわかっている.つまり,生理的には脂肪量の寡多によって,leptin情報の脳内伝達が制御され,体重は恒常的に維持されている.ところが,食事誘導性肥満ラットやヒト肥満では,脂肪蓄積量の増加に伴って血漿leptin濃度も上昇してくるが,肥満は是正されない.このleptin感受性が減弱する仕組みは,遺伝性肥満動物にみられるようなleptin受容体の遺伝子変異によるものではない.その証拠に,leptinを食餌誘導性肥満動物の中枢内に投与すると,肥満は解消されleptin効果が発現する.これらの所見は,肥満の発症に伴って,末梢からのleptin情報が視床下部に届き難くなることを示唆している.事実,肥満患者では血漿中と脳脊髄液中のleptin濃度に大きな解離が認められる.このことから,leptinの脳内輸送には特殊な輸送系が関与していると考えられている[7].これまでに同定されたleptin受容体のアイソフォームのうち,a受容体(OB-Ra)は脳室脈絡膜にあって,leptinの血中→脳脊髄液内輸送に関与し,脳実質のb受容体(OB-Rb)は脳脊髄液→脳内への情報伝達を担っている.

視床下部にはleptinに応答する部位が幾つか知られている.なかでも,b受容体は,VMH,PVN,DMH,ARC,後部視床下部の腹側前乳頭核(ventral premammillary nucleus, PMV)で特に密に認められ,これらより少ないが

PVN, LHAにも存在する。機能的な視点からすると，ARCとDMHに存在するleptin受容体が重要な役割を果たしている[8]（図1-2-3）。

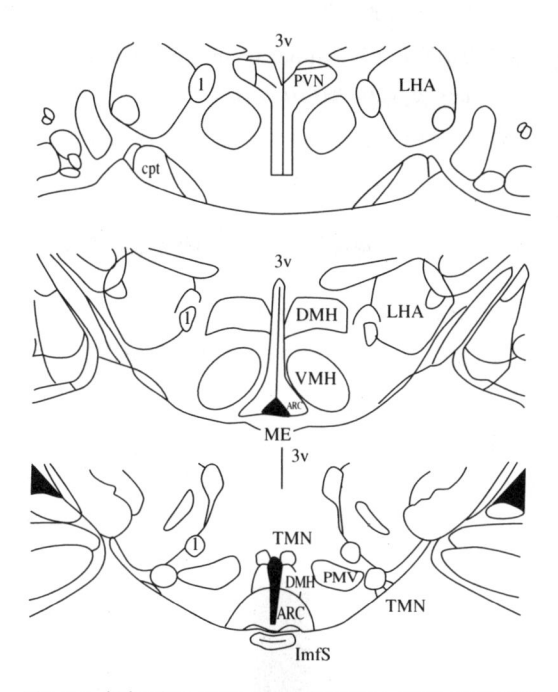

図1-2-3 視床下部における leptin 作用部位と主要な食調節の中枢諸核.

第3脳室（3v）周辺に位置する視床下部（上段：視床下部前部，中段：視床下部中部，下段：視床下部後部）のleptin作用部位とヒスタミン神経起始核の結節乳頭核（TMN）を示す．脳内に取り込まれたleptinは，視床下部における食調節関連核の弓状核（ARC），腹内側核（VMH），背内側核（DMH），室傍核（PVN），外側野（LHA），腹側前乳頭核（PMV）などの受容体に受容され，leptin信号は神経ペプチド系に伝達される．正中隆起（ME）は血液脳関門を欠くので，血中の食調節物質はその直上に位置する弓状核へと流入する．TMNにはPVNやDMHからの神経投射が確認されており，神経組織学的にもPMVを取り巻くように配置され，神経投射も認められる．Leptinとヒスタミン神経系の密な関わりが，これらの神経回路からも理解できる．

これらの中枢核が担っている機能については既に述べた．なかでも，PVNやDMHは直接自律神経系へ神経投射していることから，食欲の調節中枢だけでなく，末梢エネルギー代謝調節系としても機能している．この点は特筆に値する．後部視床下部の結節乳頭核（tuberomammillary nucleus，TMN）には，後述するヒスタミン神経系の起始細胞体が存在する．このTMNへはPVNやDMHから直接の神経投射をうけている．TMNはOB-Rbが分布するPMVを取り囲むように近接して存在し，leptinの視床下部作用に関与している[9]．

1-2-3 ヒスタミン神経ニューロンの新たなる機能的展開

1）Leptinシグナル伝達系としてのヒスタミン神経ニューロン

ヒスタミン神経系は脳内のほぼ全域にその含有神経繊維を投射している．食欲にたいしては，VMHとPVNのH_1受容体を介して抑制性に調節している[10]．ヒスタミン神経は飢餓状態や低血糖[11]，体温上昇[12,13]，三叉神経中脳路核（Me5）を介した咀嚼運動[14]などで賦活され，満腹感の形成に寄与している．

一方，ヒスタミンニューロンは遠心性交感神経を介して末梢脂肪組織の脂肪分解を促進し，同時に脂肪合成を抑制する[15]．このように脳内ヒスタミン神経は末梢エネルギー代謝調節と密接に関係している．脳内のヒスタミン神経ニューロンはleptinで賦活され（図1-2-4）[9]，神経ヒスタミンは肥満遺伝子の発現を抑制する．Leptin受容体に障害のある遺伝性肥満動物では，

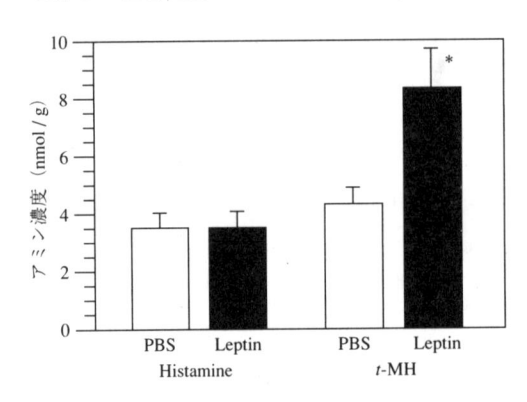

図1-2-4 ラット第3脳室内へのleptin（$1.0\mu g$/rat）投与後にみられる視床下部のhistamineとtele-histamine（t-MH）濃度．（文献9より転載）
Pargiline処理により，leptin投与後では脳内ヒスタミンの主要代謝産物であるt-MH濃度が特異的に上昇するので，histamine代謝回転の上昇していることがわかる．PBS，phosphate buffered saline．

ヒスタミン神経の活性化も低下している[9].

2）食欲調節に有望な brain foods

　脳内の神経ヒスタミンは主として食物中に含まれる L-histidine（ヒスチジン）から合成される．なかでも，水産物，とくにマグロやイワシといった魚類には多量のヒスチジンが含まれるので，摂食行動抑制作用と末梢代謝促進作用を指標に，経口ヒスチジン投与による抗肥満作用について検討した．その主な結果をあげると，（1）ヒスチジンを経口投与すると，神経ヒスタミンの合成を律速するヒスチジン脱炭酸酵素活性が上昇し，視床下部神経ヒスタミンの含有量も増加するとともに，摂食行動は抑制される．（2）ヒスチジンを経口投与すると，脂肪組織に分枝する交感神経の活動が促進し，脂肪分解作用が亢進する．（3）ヒスチジン経口投与により，leptin 不応性の遺伝性肥満マウスでも，体重増加が減弱する（図 1-2-5）．（4）視床下部ヒスタミン神経を賦活すると，ヒスチジン経口投与と同様の摂食抑制作用，脂肪分解作用，交感神経活動亢進作用が認められる[15]．（5）ヒスチジンを経口投与すると，末梢エネルギー消費を促進する脱共役タンパク質の mRNA 発現量が増加してくる[16]．（6）ヒスタミン受容体 H_1

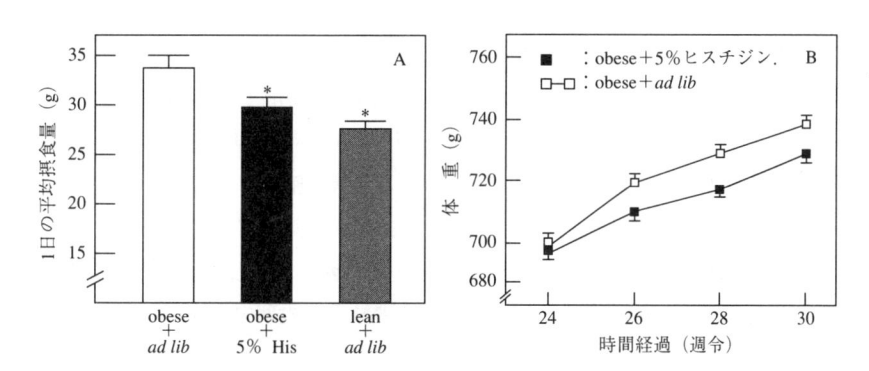

図 1-2-5　ヒスチジン添加食による Zucker 遺伝性肥満ラットの摂食量と体重の減少効果．
ヒスチジンが leptin 不応性の肥満改善に実際に有効であるかどうかを確かめるため，leptin 受容体異常の Zucker 肥満（Zucker obese）ラット（30 週令）を用いて解析した．5％ヒスチジン添加食で 1ヶ月間飼育された肥満（obese＋5％ヒスチジン）ラットの摂食量（図 A）と体重（図 B）は，無添加の対照肥満（obese＋*ad lib*）ラットに比べ，有意な摂食量と体重の減少を示したが（それぞれ $p<0.05$），Zucker 非肥満（lean）の摂取量までにはいたらなかった．

ノックアウトマウスでは，ヒスチジン経口投与の摂食抑制作用が減弱し，leptin やヒスタミンによる摂食抑制作用も同様に減弱する[16]．(7) Leptin 投与やヒスチジン経口負荷で誘発される脱共役タンパク質の発現亢進反応が，ヒスタミン受容体 H_1 ノックアウトマウスでは減弱する[16]．

1-2-4 未来への展望

　肥満症，糖尿病，虚血性心臓病，高血圧症，高脂血症といった common disease の代表的疾患を如何に克服するかは，21 世紀の重要な社会的要請になる．エネルギー代謝異常が関与する上記疾患群の病態改善にとって，水産物由来の生理活性物質には有効な成分が含まれている．我々はこれまでに，水産物に豊富に含まれるキチン・キトサン類には，視床下部を介する食調節機能があり，甲殻類が豊富に含有するグルコサミンやその構造類似物質のアミノ糖類には，強力な食欲調節作用のあることを明らかにしてきた[10]．なかでもわれわれは，魚類に豊富に含まれる半必須アミノ酸のヒスチジンに注目し，その抗肥満作用の生理的な機序について解析してきた[10]．

　Leptin はその発見以来，抗肥満薬としての応用が強く期待されてきた．しかし，肥満に伴う leptin 抵抗性などのために，臨床応用への目途は立っていない．我々の実験結果からすると，ヒスタミン神経系は leptin の下流で作動すると考えられる[9,16]．このため leptin 抵抗性とは関わりなく，視床下部レベルで抗肥満作用を発揮できる利点がある．ヒスタミン神経を賦活するには，現在のところヒスタミンの基質であるヒスチジンの末梢投与が最も有効な手段といえる．どんなに優れた抗肥満作用を発揮しても，それが薬剤として用いられる限り，その投与期間はおのずと限られてくる．その結果，投薬中止後に起こる体重のリバウンド現象は，回避できない．食事として摂取できるヒスチジン，このコンセプトは新規であり，brain foods たるヒスチジンの有用性がここにある．

文　献

1) B. M. Spiegelman ら：*Cell*, 87, 377-389 (1996).

2) Y. Zhang ら：*Nature*, 372, 425-432（1994）.
3) J. K. Elmquist ら：*Neuron*, 22, 221-232（1999）.
4) 大村　裕・坂田利家：脳と食欲, 共立出版, 1993.
5) 坂田利家：医学のあゆみ, 141, 255-258（1987）.
6) C. Broberger ら：*Proc. Natl. Acad. Sci. USA*, 95, 15043-45048（1998）.
7) J. F. Caroら：*Diabetes*, 45, 1455-1462（1996）.
8) J. K. Elmguistら：*J. Comp. Neurol.*, 395, 533-547（1998）.
9) H. Yoshimatsuら：*Diabetes*, 48, 2286-2291（1999）.
10) T. Sakata and H. Yoshimatsu：*Nutrition*, 13, 403-411（1997）.
11) A. Oohara ら：*J. Neurochem.*, 63, 677-682（1994）.
12) K. Fujimoto ら：*Experientia*, 46, 283-285（1990）.
13) M. Kang ら：*Am. J. Physiol.*, 265, R1308-R1313（1995）.
14) T. Fujise ら：*Proc. Soc. Exp. Biol. Med.*, 217, 228-234（1998）.
15) K. Tsuda ら：*Diabetes*, submitted.
16) T. Masaki ら：*Diabetes*, in press.

1-3 動脈硬化と水産物

森崎信尋
小田部真紗子
齋藤　康

　水産物のうち，特に血管障害と密接な関係のあるものは魚油である．魚油には n-3 系の特異な多価不飽和脂肪酸であるイコサペンタエン酸（EPA）{C20：5 (n-3)}*とドコサヘキサエン酸（DHA）{C22：6 (n-3)}が含まれている．魚油の効果は主としてこれらの脂肪酸の特異な作用によるとされてきた．しかし，様々な問題点が残されている．第一の疑問点は，血管障害への作用がそれぞれの脂肪酸の単独の効果か，あるいは両脂肪酸の総合効果か，更には遊離脂肪酸が重要なのか，あるいはトリグリセリドやリン脂質などの複合形態が重要なのか，ということにある．第二の疑問点は，血管障害の種類によって作用が異なるのかということである．血管障害の分類は次のようである．まず動脈硬化は通常のアテローマ性の動脈硬化と経皮的冠動脈形成術（PTCA）後の再狭窄病変のような平滑筋細胞の増殖を主体とする病変に分けられる．更に，動脈硬化は脳外の動脈硬化 {虚血性心疾患，閉塞性動脈硬化症（ASO）} と脳内の動脈硬化（脳梗塞）に分けられる．最後に脳卒中は脳梗塞と脳出血に分けられる．利用できるデータはそれ程完璧ではないが，脳卒中に対する最近の我々の動物実験成績も合わせて，これらの問題点に関して概説したい．

1-3-1 動脈硬化と魚油および EPA

1）アテローマ性動脈硬化疾患と魚油

　アテローマ性動脈硬化症は，動脈内膜にマクロファージの侵入，脂質の沈着，それを取り込んだマクロファージや平滑筋細胞由来の泡沫細胞の集簇を特徴とし，通常の虚血性心疾患や末梢循環障害疾患はこの病像を基盤にして成立する．

---

* 日本水産学会の慣習では化合物名日本語表記としてエイコサペンタエン酸を用いているが，本書では文部省・日本化学会監修文部省学術用語集（増訂2版）に従いイコサペンタエン酸を用いた．

魚油の抗動脈硬化作用が注目された端緒はイヌイットの疫学調査にある．グリーンランドイヌイットに虚血性心疾患が少ないことは1970年代より知られていた[1]．Kromannら[2]は1980年，25年間にわたる調査でイヌイットに心筋梗塞が少ないことを正式に報告している．この原因として初期には，海獣を多く摂取するイヌイットの食事内容がもつ，血清脂質低下作用にあると考えられていた．その後，グリーンランドイヌイットの血漿や血小板中に食事由来のEPAの増加が発見され，EPAによる血小板凝集低下作用が注目されるにいたった．

　これらの報告と前後して，1972年Nelson[3]は16～19年間にわたり心臓病患者の予後調査を行い，魚食を摂取する群では平均生存期間が延長したと報告している．オランダの中年男性を20年間追跡した報告でも，魚の摂取量と虚血性心疾患死とのあいだに逆相関がみられている．更に，表1-3-1aに示すように，魚油を投与することにより虚血性心疾患患者の狭心痛の頻度とニトログリセリン使用量の低下，血管造影の改善がみられている．

表1-3-1a　魚油による動脈硬化症の治療成績

報告書	年度	動脈硬化モデル	例数	効果
Saynor	1984	虚血性心疾患	46	狭心痛とニトログリセリン量低下
Salachas	1994	虚血性心疾患	39	狭心痛とニトログリセリン量低下
Sacks	1995	虚血性心疾患	59	オリーブ油との比較で変化なし
Schacky	1999	虚血性心疾患	223	冠動脈造影改善（二重盲検）

　これらの報告から，魚油にアテローマ性動脈硬化の抑制作用のあることは明らかである．そのメカニズムは，EPAとDHAの血小板凝集抑制作用や内皮細胞における接着因子発現抑制作用と，EPAで知られている血清脂質改善作用，赤血球変形能促進作用，平滑筋細胞遊走増殖抑制作用などである．

2）アテローマ性動脈硬化疾患とEPA

　表1-3-1bにEPAの臨床的成績をまとめた．大部分がわが国の精製EPAを用いた末梢循環障害（ASO，TAO）における成績である．オープン試験ではあるが総じて満足のおける成績である．ただ，病理学的検索を行っていないので，これらの成績からは，病理学的にアテローマ性動脈硬化を改善しているか

表1-3-1b　EPAによる動脈硬化症の治療成績

報告書	年度	動脈硬化モデル	例数	効果
桜井	1985	四肢虚血性潰瘍	26	自他各症状改善
寺野	1985	ASO, 狭心症, DM, TAO		自他各症状改善
Yamaguchi	1987	血管シャウト		血栓形成抑制
阿部	1987	末梢循環障害	24	全般改善度62.5%
桜井	1987	末梢循環障害	41	総合改善度58.5%
岡	1987	ASO	2	潰瘍の縮小, 肉芽形成
安野	1987	TAO	43	軽度改善以上83.7%
奥田	1991	DM, ASO	10	自覚症状, 血行動態改善, 振動覚改善
萩原	1992	ASO, TAO	13	やや改善以上90.9%
Okuda	1992	ASO	12	症状, エコー所見, 血流改善
遠藤	1992	ASO	24	軽度改善以上76%
木谷	1992	ASO	21	皮膚温の上昇
飯島	1993	ASO	12	自覚症状, APIの改善
青木	1993	ASO	24	自覚症状の改善
竹宮	1993	ASO	10	自覚症状, 脈波所見の改善
近藤	1993	ASO	24	自覚症状, APIの改善
大城	1993	ASO	32	軽度改善以上54.5%
新城	1994	ASO	16	自他覚所見, 指尖容積脈波改善
渡辺	1994	ASO	31	自覚症状の改善
根岸	1994	ASO	20	自覚症状, APIの改善
嶺尾	1994	ASO	30	自覚症状の改善
勝村	1995	ASO	56	自他覚所見, APIの改善
紺野	1995	ASO	31	自覚症状の改善
Tsuruta	1996	虚血性心疾患	25	PAI-1活性, t-PA抗原上昇
大槻	1997	ASO	300	自覚症状, APIの改善

注　ASO：閉塞性動脈硬化症, TAO：血栓性動脈閉塞症
　　DM　：糖尿病, API：アンクルプレッシャーインデックス

は不明である．EPAが末梢の循環を改善するとしかいえない．

　末梢循環障害も重要であるが，更に重要なアテローマ性動脈硬化疾患としては虚血性心疾患がある．現在精製EPAを用いた大規模介入試験が進行中であり結果が待たれる．その他DHAにも抗動脈硬化作用があると思われるので別個の試験が要請される．

3）平滑筋細胞主体の動脈硬化と魚油

　平滑筋細胞主体の病変は，中膜平滑筋細胞のフェノタイプの変換，内膜への

遊走とそこでの増殖，内膜での平滑筋細胞による結合織の増生を特徴とする．このタイプの動脈硬化は典型的には PTCA 後の再狭窄病変にみられる．EPA は平滑筋細胞の遊走と増殖の抑制，増殖因子 PDGF の発現抑制，PDGF 受容体の活性抑制などの多面的作用をもつので PTCA 後の再狭窄を予防することが期待される．表 1-3-2a に PTCA 後の再狭窄に及ぼす魚油の効果についてまとめた．14 報のうち有意に有効であったのは 6 報である．症例数の多い，Leaf や Cairns の報告（1994）では魚油の効果は否定的である．これらの成績から，全体的に EPA の単独投与では PTCA 後の再狭窄予防効果は薄いと推測されている．

表1-3-2a　経皮的冠動脈形成術PTCA後の再狭窄と魚油（n-3PUFA）の予防効果

報　告	n (フォローアップ率)	投与開始／投与期間	n-3PUFA／日	再狭窄の定義	再狭窄率（%）治療群	再狭窄率（%）対照群	P値
Slack (1987)	162 (100)	不明／6ヶ月	2.7 g	Clinical	16	33 (SVD)	<0.05
					67	58 (MVD)	NS
Dehmer (1988)	82 (100)	7 日前／6ヶ月	5.4 g	>50%DS	19	49	<0.007
Grigg (1989)	108 (94)	1 日前／3ヶ月	3.0 g	Loss>50%AG	34	33	NS
Reis (1989)	186 (100)	5 日前／6ヶ月	6.0 g	>70%DS	34	23	NS
Milner (1989)	194 (100)	1 日前／6ヶ月	4.5 g	Clinical	19	35	<0.008
	(23)			>50%DS	18	27	NS
Cheng (1990)	50 (86)	14 日前／6ヶ月	6.9 g	>50%DS	34	20	NS
Nye (1990)	108 (93)	PTCS 後／1 年以内	2.2 g (EPA)	Loss>50%AG	11	30 (lesion)	<0.05
一色 (1990)	108 (93)	7 日前／3.8ヶ月	1.6 g (EPA)	Loss>50%AG	15	35 (lesion)	<0.05
Bairati (1992)	119 (100)	3 週前／6ヶ月	4.5 g	>50%DS	31	48	<0.05
Kaul (1992)	107 (100)	4～5 日前／6ヶ月	3.0 g	Clinical	32	27	NS
Bellamy (1992)	120 (94)	1～2 日前／6ヶ月	3.0 g	Loss>50%DS	21	18	NS
Franzen (1993)	200 (65)	PTCA 後／4ヶ月	3.2 g	>50%DS	33	35	NS
Leaf (1994)	551 (81)	14 日前／6ヶ月	8.0 g	>50%DS	52	46	NS
Cairns (1994)	668 (91)	6 日前／4ヶ月	5.4 g	Loss>50%AG	47	45	NS

AG：獲得血管径，DS：血管狭窄度，SVD：一枝病変，Single vessel disease,
MVD：多枝病変，Multivessel disease, NS：有意差なし　　文献14) より引用

4) 平滑筋細胞主体の動脈硬化と EPA

同様に精製 EPA を用いた成績を表 1-3-2b にまとめた．いずれの試験とも EPA の PTCA 後再狭窄予防効果はみられなかった．現在のところ EPA には再

狭窄予防効果はないと結論せざるを得ない．一方，魚油そのものは一部の報告で有効であったことから，DHA の方に PTCA 後の再狭窄予防効果があるのかも知れない．精製 DHA による臨床試験はされていない．

表 1-3-2b　PTCA 後の再搾取と EPA の予防効果

報告	n (フォローアップ率)	投与開始／投与期間	EPA／日	再狭窄の定義	再狭窄率 (%) 治療群	再狭窄率 (%) 対照群	P 値
内藤 (1993)	84 (100)	7 日前／3〜4ヶ月	1.8 g	Loss>50%AG	43	41	NS
滝澤 (1993)	100 (77)	8 週以上前／4〜5ヶ月	1.8 g	Loss>50%AG (>75%DSでは有意差あり)	38	45 (lesion)	NS
曽根 (1996)	118 (100)	14 日前／3〜4ヶ月 (リノール酸制限食併用)	1.8 g	>50%AG (血小板 EPA/AA と再狭窄進展度に負の相関あり)	37	50	NS

AG：獲得血管径，DS：血管狭窄度，NS：有意差なし　　　　　　　　　　文献 14) より引用

1-3-2　脳卒中と魚油および EPA あるいは DHA

1) 脳卒中と魚油

Kromann らの報告では，イヌイットに脳卒中が多いことが明らかにされている．イヌイットの魚油摂取量は極端に多い故に出血傾向を強く促進するので予想された結果である．わが国でも，八杉ら[4]は，東京と漁村である東伊豆での調査から，魚食による脳出血の増加というマイナス面を報告している．これらの調査から，魚油は出血傾向を促進するので，魚油の脳卒中への効果は，脳梗塞ではなく脳出血の増加によると推測される．脳梗塞の魚油による介入試験は行われていない．

2) 脳卒中と EPA

加藤ら[5]は自然発症高血圧ラット（SHRSP）に精製 EPA を投与したところ，脳出血だけでなく，脳梗塞も増加したことを報告している．脳梗塞の増加のメカニズムは不明である．SHRSP は本来は脳出血のモデルとして開発されたが[6]，実際は脳梗塞が多く，出血を伴ってはいてもほとんどの脳卒中例に梗塞の合併がみられる．ともかく高血圧がこれらの病像形成に強く働いていることは間違いない．EPA の脳梗塞に及ぼす影響に関しては更に別なモデルでの検討が望まれる．

3）脳卒中と DHA

魚油の血圧低下作用が古くから知られていたが，その詳細は不明であった．EPA と DHA を SHRSP に投与すると，DHA のみに血圧低下作用がみられている[7]．SHRSP では 10 週齢から高血圧が進展し，18 週齢には 240 mmHg に達し，生涯持続する．多くは 20 週齢から 45 週齢にわたって脳卒中を発症し，死亡する．DHA を SHRSP に 6 週齢ぐらいから投与すると，血圧が対照より低下し，結果的には脳卒中の発症による SHRSP の死亡率を低下させることができた[8～11]．これらの成績より，魚油の成分が，脳卒中という病態と脳外の動脈硬化という病態に対しては異なった作用をもつ可能性が示唆された．即ち，脳内の血管障害には DHA が，脳外の血管障害には EPA が主として作用するという仮説である．

次にこれらとは異なった視点，即ち，複合脂質の意義の視点から見て行った我々の最近の実験成績を述べる．

1-3-3　脳卒中とイカのリン脂質

1）研究の背景

現在，日本人の死因として，悪性腫瘍とともに血管障害が主要な要因としてあげられている．血管障害のうち，わが国で代表的なものは脳血管障害（脳卒中）である．種々の病態，即ち，糖尿病や高血圧などは脳卒中の危険因子であるとされている．糖尿病では中膜平滑筋細胞の減少に伴う血管弾性の低下がみられ，高血圧では脳小細動脈の血管壊死，即ち，中膜平滑筋細胞の壊死が起こる．このような病態による脳卒中を予防するためには，中膜平滑筋細胞を増加させ，中膜の脆弱化を補強する必要がある．

我々はアルゼンチンマツイカ筋肉由来ホスファチジルコリン（M-PC）に特に注目している．表 1-3-3 に示す如く，M-PC は DHA を 42.4％含む特異なレシチンである．その他，EPA を 13.8％含む．本研究では，まず，*in vitro* の実験で，種々のモデル動物の平滑筋細胞に対して，M-PC が増殖促進効果を示すかどうかを検討し，次に，脳卒中モデル動物である SHRSP を用いて，M-

表1-3-3 アルゼンチンマツイカ筋肉由来ホスファ
チジルコリン（M-PC）の脂肪酸組成

C14:0	1.7%
C16:0	25.9%
C16:1	0.7%
C18:0	3.8%
C18:1	4.1%
C18:2	0.3%
C18:3	0.1%
C20:1	4.7%
C20:5	13.8%
C22:6	42.4%
other	2.5%

PC含有食が in vivo で実際脳卒中の発症を抑制するかどうかを検討した．既に述べたように，SHRSPでは自然経過として週齢依存的に血圧が上昇し，15週齢では収縮期血圧が200 mmHgを超え，そのために週齢依存的に脳卒中を起こし，45週齢までに大半が死亡する．M-PCが既に発症している高血圧を低下させるか否か，あるいは，血圧に影響せずに脳卒中発症を予防するかどうかが検討の眼目である．更に，種々の脂肪製剤を用いて，M-PCに特異性があるかどうかも検討した．

2）実験方法

材料：インスリン非依存性糖尿病ラット（OLETF）（18週）は大塚製薬より提供された．in vivo の実験に使用したM-PC（純度70%），魚油（純度100%），卵黄レシチン（純度60%）は備前化成より供与された．その脂肪酸組成を表1-3-4に示す．M-PCはDHA，EPA，パルミチン酸（C16:0）に富み，卵黄レシチンはオレイン酸（C18:1），リノール酸（C18:2），パルミチン酸に富み，魚油はDHAに富んでいた．飼料は基礎食にこれらの脂肪製剤を2%含有させた．高血圧／糖尿病ラットはSHRSPにストレプトゾトシンを静脈注射してインスリン依存性糖尿病を発症させ，静脈注射後4週目のものを使用した．

表1-3-4 種々の脂肪製剤の脂肪酸組成

	M-PC*	egg-PC	fish oil
C14:0	1.08	0.44	1.86
16:0	30.20	30.14	9.50
16:1	0	3.30	3.08
18:0	3.94	10.35	2.45
18:1n9	1.40	35.15	9.63
18:2n6	0	13.92	0
18:3n6	0	0.21	0
20:4n6	3.65	3.37	2.90
20:5n3	14.91	0	7.30
22:4n6	0	0.90	0
20:6n3	39.15	0.71	48.25
others	5.67	1.51	15.08

Date are %

平滑筋細胞の培養：ラットの大動脈よりエクスプラント法で行い，10％牛胎仔血清含有 DME 培地で培養した[12]．平滑筋細胞の増殖は 3H-チミジンの取り込み能によって測定した[13]．

in vivo の実験：

1）実験 1；15 週齢の SHRSP 40 匹を 2 群に分けた．1 群は普通食で飼育した（コントロール群）．もう 1 群は普通食に M-PC を 2％添加した飼料で飼育した（M-PC 群）．なお血圧を更に上昇させるために飲水に 1％の食塩を添加した．

2）実験 2；19 週齢の SHRSP 60 匹を正常食（コントロール群），および M-PC（M-PC 群），卵黄レシチン（egg-PC 群），魚油を 2％含有する飼料 4 種で 30 週齢まで飼育した．25 週齢から 1％食塩を上記のように負荷した．

脂肪酸組成：22 週齢（実験 1），28 週齢（実験 2）の SHRSP の血清を分離し，キャピラリーカラムを用いたガスクロマトグラフィーで分析した．

3）結果と考察

M-PC の平滑筋細胞の増殖能に及ぼす影響：M-PC は $0\sim500\,\mu g/ml$ の濃度で，正常ラット，糖尿病ラット，高血圧ラット，高血圧/糖尿病ラットの中膜由来平滑筋細胞の増殖能を濃度依存的に促進させた．その増殖能は正常ラット，糖尿病ラットでは $200\,\mu g/ml$ でほぼ最大に達し，$500\,\mu g/ml$ までその値が持続していた．一方，高血圧ラットの平滑筋細胞では増殖能は $500\,\mu g/ml$ までその値が持続していた．高血圧／糖尿病ラットの平滑筋細胞でも $100\,\mu g/ml$ まで徐々に増加した．しかし，M-PC の主要な脂肪酸である DHA 単独の添加では増殖能の変化は認められなかった．このことは，DHA はリン脂質の形になっていなければ増殖刺激活性がないことを示している．

平滑筋細胞の増殖に及ぼすレシチン（ホスファチジルコリン）中の脂肪酸特性：M-PC の他に，パルミチン酸（dipalmitoyl PC，DPPC），オレイン酸（dioleyl PC，DOPC），アラキドン酸（Palmito-arachidonyl PC）を含むレシチンの添加効果を検討した．10^{-4}，10^{-3} M の濃度で正常ラット，糖尿病ラット，高血圧ラットの平滑筋細胞で検討すると，M-PC にのみ平滑筋細胞の増殖能が認められた．このことより，平滑筋細胞の増殖にはリン脂質の脂肪酸の種類が

重要であるが，DHA 単独の効果ではないことが明らかとなった．おそらく，脂肪酸の種類の重要性はリン脂質という骨格の中で発揮されると推測される．また，病態動物の平滑筋細胞の如何にかかわらず同様に増殖能を発揮したことより，平滑筋細胞のフェノタイプの種類に関係なく作用を示すことが明らかとなった．以上より，M-PC は中膜平滑筋細胞の増殖を促進することにより，中膜を補強し，脳血管障害を抑制する可能性が示唆された．これは魚油成分の抗動脈硬化作用と矛盾するものではない．確かに，動脈硬化の成立には平滑筋細胞の増殖が重要な要素であるが，動脈硬化の場合で重要なのは内膜の平滑筋細胞の増殖であり，我々の実験では，M-PCは内膜由来平滑筋細胞の増殖は逆に抑制するからである．

SHRSP の脳卒中による死亡に及ぼすM-CP食の影響—実験 1：15 週齢から 22 週齢までは，M-PC 群の体重はコントロール群のそれに比べて有意に低かった．これは M-PC 群では添加した M-PC のために軽度の下痢を呈したことと関連すると推測された．しかし，ラットは次第に順応し，29 週齢ではコントロール群と差がなくなった．

15 週齢で SHRSP の収縮期血圧は既に 200 mmHg を超えていたが，22 週齢，29 週齢では両群ともに平均が 220 mmHg を超えており，両群間では有意な差はなかった．即ち，M-PC 投与は血圧には影響を与えないことが明らかとなった．

22 週齢，即ち M-PC 投与後 7 週目での血清脂肪酸組成を表 1-3-5 に示す．主な変化は以下の如くである．M-PC 群ではコントロール群に比べて，DHA，EPA が増加し，アラキドン酸が激減した．これらは，M-PC の組成から当然予測される変化といえよう．これらの変化から，M-PC が吸収されていることが分かるとともに，M-PC 群では血小板の凝集能が抑制されていることが推測される．何故なら，これらの変化が血小板にも及んでいると考えられ，EPA と DHA は血小板凝集を抑制し，アラキドン酸は促進するからである．その他の変化として，M-PC 群ではコントロール群よりリノール酸の増加がみられるが，この機序は不明である．通常，in vitro でも in vivo でも EPA や DHA の投与ではこの変化はみられない．恐らく，リン脂質の形でこれらの脂肪酸を投与し

表 1-3-5　自然発症高血圧ラット（SHRSP）の血清脂肪酸組成に及ぼす M-PC 食の影響

Fatty acids	control (n=5)	M-PC (n=6)	P<
14：0	0.35±0.05	0.41±0.12	
16：0	20.4±0.8	22.0±0.4	0.01
16：1 (n-7)	1.19±0.61	1.58±0.55	
18：0	9.87±0.66	8.73±0.93	
18：1 (n-9)	9.82±0.75	13.1±1.2	0.01
18：2 (n-6)	23.9±2.7	29.4±3.2	0.01
18：3 (n-6)	0.54±0.24	0.20±0.07	
18：3 (n-3)	0.70±0.15	0.82±0.38	
20：1 (n-9)	0.17±0.03	0.24±0.08	
20：2 (n-6)	0.14±0.07	0.12±0.10	
20：3 (n-9)	0.14±0.07	0.01±0.02	0.01
20：3 (n-6)	0.51±0.17	0.87±0.27	
20：4 (n-6)	24.3±3.1	11.4±2.5	0.01
20：5 (n-3)	1.17±0.22	2.75±0.37	0.01
22：0	0.32±0.06	0.35±0.05	
22：4 (n-6)	0.30±0.07	0	0.01
22：5 (n-3)	0.56±0.18	0.48±0.10	
24：0	0.73±0.09	0.69±0.06	
22：6 (n-3)	4.10±0.36	6.09±1.19	0.01
24：1 (n-9)	0.65±0.16	0.65±0.13	

Values are mean±SD（%）

たことがこのような変化をもたらしたものと思われる．

このような条件下でのSHRSP の脳卒中による死亡を図 1-3-1（生存曲線）に示す．コントロール群では 17 週齢より脳卒中発症による死亡が始まり，23 週齢より高頻度に死亡がみられた．30 週齢では積算死亡率は 70% であった．一方，M-PC 群

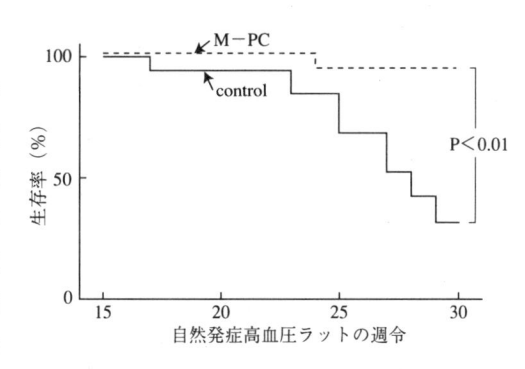

図 1-3-1　自然発症高血圧ラット（SHESP）の生存曲線に及ぼすイカリン脂質（M-PC）食の影響

では 24 週齢で 1 匹死亡したのみで 30 週齢では積算死亡率は 5％であった．以上より，M-PC 投与は明らかに SHRSP の脳卒中発症による死亡を抑制した．

SHRSP の脳卒中による死亡に及ぼす種々脂肪製剤の影響—実験 2： 25 週齢と 27 週齢での体重には 4 群間では有意な差はなかった．血圧は全群ともに収縮期血圧 240 mmHg 前後，拡張期血圧 210 mmHg 前後であり，4 群間には有意な差はなかった．

表 1-3-6 に 28 週齢における血清脂肪酸組成を示す．コントロール群に比較して，M-PC 群では DHA と EPA が上昇し，アラキドン酸が低下していた．

表 1-3-6　自然発症高血圧ラット（SHRSP）の血清脂肪組成に及ぼす種々の脂肪製剤食の影響

	control[a]	M-PC[b]	egg-PC[c]	fish oil[d]
C 12：0	0.04±0.01[†]	0.08±0.05	0.07±0.02[*]	0.04±0.03
14：0	0.30±0.05	0.30±0.03	0.20±0.04[*]	0.17±0.05[*]
14：1n-5	0.0± 0.0	0.0± 0.0	0.0± 0.0	0.0± 0.0
16：0	20.96±1.48	20.44±0.34	20.02±0.31	18.65±0.97[*]
16：1n-7	1.01±0.46	0.78±0.14	0.47±0.15	0.34±0.12[*]
18：0	7.20±1.06	0.80±0.24	9.18±0.87[*]	10.00±1.14[*]
18：1n-9	12.93±1.34	15.09±0.77[*]	13.27±1.18	9.50±3.00
18：2n-6	28.35±1.92	34.04±0.84[*]	28.20±2.35	23.84±2.63[*]
18：3n-6	0.84±0.12	0.31±0.04[*]	0.50±0.05[*]	0.61±0.32
18：3n-3	0.98±0.19	0.87±0.18	0.65±0.19[*]	0.31±0.24[*]
20：0	0.12±0.01	0.13±0.02	0.10±0.02	0.09±0.03
20：1n-9	0.19±0.03	0.23±0.03	0.13±0.04[*]	0.14±0.04
20：2n-6	0.22±0.02	0.29±0.03[*]	0.23±0.07	0.13±0.03[*]
20：3n-9	0.09±0.02	0.0± 0.0[*]	0.03±0.02[*]	0.02±0.02[*]
20：3n-6	0.37±0.06	0.74±0.07[*]	0.38±0.10	0.51±0.11[*]
20：4n-6	17.87±3.75	9.09±0.99[*]	18.75±2.26	18.65±4.85
20：5n-3	1.13±0.30	1.98±0.20[*]	0.86±0.16	1.81±0.31[*]
22：0	0.16±0.02	0.21±0.04	0.21±0.03[*]	0.23±0.09
22：1n-9	0.02±0.02	0.0± 0.0	0.0± 0.0	0.0± 0.0
22：4n-6	0.44±0.13	0.06±0.05[*]	0.30±0.03	0.15±0.03[*]
22：5n-3	0.93±0.25	0.81±0.10	0.76±0.06	0.64±0.14
22：0	0.37±0.05	0.40±0.04	0.48±0.04[*]	0.62±0.28
22：6n-3	5.12±0.71	7.01±0.42[*]	4.87±0.99	12.75±1.09[*]
24：1n-9	0.36±0.14	0.35±0.02	0.33±0.04	0.79±0.45

a：no additonal fat；b：muscle phosphatydilcholine；c：egg-phosphatidylcholine；d：fish oil；[†]：mean±SD（％）；[*]：p＜0.05（vs control）

この変化は，実験 1 と同様であった．egg-PC 群では大きな変動はなかった．魚油群では M-PC 群におけるのと同様に DHA が著増，EPA が上昇したが，アラキドン酸には有意な変動はみられなかった．M-PC と魚油のこの効果（アラキドン酸への影響）の違いは，魚油が腸管のリンパ管に入り，頸静脈角から全身循環に入るのに対し，M-PC は門脈から肝臓に入ってから全身循環をするという吸収機構の違いによると考えられる．なお M-PC 群と egg-PC 群で総コレステロール，リン脂質，トリグリセリドの有意な低下がみられた．リン脂質の分画には 4 群で有意な差はみられなかった．

以上の条件下での SHRSP の脳卒中による死亡を図 1-3-2（生存曲線）に示す．コントロール群では 25～30 週齢で着実に死亡し，30 週齢では積算死亡率

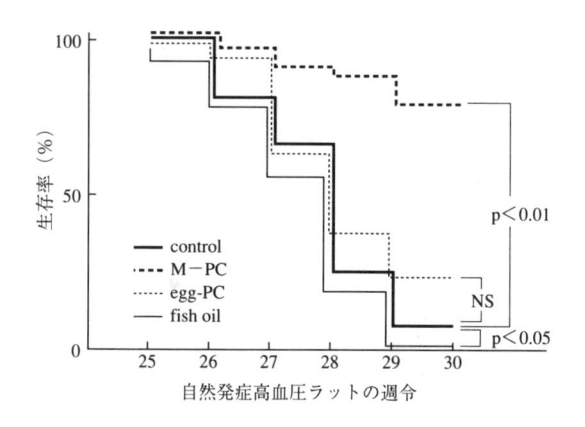

図 1-3-2 自然発症高血圧ラット（SHRSP）の生存曲線に及ぼす種々脂肪製剤の影響

が 90％以上であった．M-PC 群ではこの傾向が強く抑制され，30 週齢における積算死亡率が 20％であった．egg-PC 群ではコントロール群と生存曲線には差がなかった．魚油群ではコントロール群より生存率はわずかに低かった．これから，M-PC の効果が再現されたこと，egg-PC 群が M-PC 群と同様レシチン製剤であることより，レシチン単独では脳卒中予防効果をもたないことが明らかとなった．また，魚油群が DHA と EPA を同様に上昇させたにも関わら

ず脳卒中予防効果がなかったことより，DHA 単独では脳卒中予防効果をもたないことが推測された．さらに血清脂質やリン脂質分画への効果は M-PC 群と egg-PC 群で類似しており，一方，脳卒中予防効果は M-PC 群のみにしかみられなかったので，これらの因子では脳卒中の予防効果は説明できないと考えられた．

M-PCによる脳卒中発症予防の機序：M-PC は血圧に影響を与えなかったので，降圧作用以外の機序で SHRSP の脳卒中発症を抑制したものと考えるべきである．図 1-3-3 に SHRSP の脳卒中発症の機序を示した．SHRSP では何らかの機序で脳最小動脈～小動脈の内皮細胞における透過性が高まり中膜平滑筋細胞の壊死が起こり，それが原因となって微小動脈瘤が形成される．微小動脈瘤はしばしば破裂し，致死的脳出血を起こす．もう一つの変化は血管壊死後血栓を形成し梗塞を起こすことによる脳軟化である．この発症機構を前提とすると，M-PC の作用点は以下の如くである．第一に M-PC が平滑筋細胞の増殖を促進することから，M-PC は血管壊死を予防ないし血管を補強することが予想される．更に，M-PC 投与で血小板が凝集しにくくなるという脂肪酸組成の変化から，血管壊死後の血栓形成も抑制されることが推測される．恐らく，この 2 つの機序を介して M-PC は SHRSP の脳卒中発症を予防したものと考えられる．

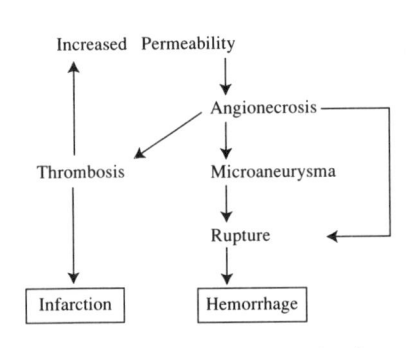

図 1-3-3 自然発症高血圧ラット（SHRSP）の脳卒中発症のメカニズム
Anagionecrosis：血管壊死，Microaneurysma：微小動脈瘤，Rupture：破裂，Hemorrhage：出血，Permeability：透過性，Thrombosis：血栓症，Infarction：梗塞

魚油について以下のことを述べた．1）EPA は脳外の動脈硬化，特にアテローマ性動脈硬化に有効である．2）DHA は脳内の血管障害に有効である．しかし，3）脳卒中の予防には DHA 単独ではなく，リン脂質の形態が必須である

ことを示した.

　今後の臨床的課題として，1）DHA による PTCA 後の再狭窄予防効果．2）EPA による虚血性心疾患予防効果（現在進行中）．3）EPA による脳梗塞予防効果．4）DHA あるいはイカのリン脂質による脳卒中（脳梗塞と脳出血を含む）予防効果，が残っている．

文　献

1) J. Dyerberg ら：*Am. J. Clin. Nutr.*, **28**, 958-966（1975）
2) N. Kromann ら：*Acta Med. Scand.*, **208**, 401-406（1980）
3) A. M. Nelson：*Geriatrics*, **27**, 103-116（1972）
4) 八杉忠男他：動脈硬化, **15**, 379（1987）
5) 加藤　伸他：動脈硬化, **16**, 237-245（1988）
6) Y. Yamori ら：*Jpn. Cir. J.*, **39**, 616-621（1975）
7) P. McLennan ら：*Eur. J. Pharmacol.*, **300**, 83-89（1996）
8) T. Murakami ら：*J. Nutr. Sci. Vitaminol.*, **43**, 211-223（1997）
9) M. Minami ら：*Gener. Pharmacol.*, **29**, 401-407（1997）
10) M. Minami ら：*Pharmacol. Biochem. Behav.*, **58**, 1123-1129（1997）
11) M. Hirafuji ら：*Life Sci.*, **62**, 1689-1693（1998）
12) N. Morisaki ら：*J. Lipid Res.*, **26**, 930-939（1985）
13) N. Morisaki ら：*FEBS Lett.*, **230**, 186-190（1988）
14) 中村典男，浜崎智仁：平滑筋細胞学（森崎信尋編），メディカルセンス社, 1999, pp.174-179.

1-4 骨粗鬆症と水産物

加藤秀夫
國重智子
濵田　稔
中島　滋

近年，わが国は世界のどの国も体験しなかった高齢化社会を迎え，糖尿病，高血圧，動脈硬化などの生活習慣病の中でも骨粗鬆症の増加が問題となってきた．骨粗鬆症は骨ミネラルと骨基質が減少し，骨梁の微細構造が変化し骨折またはその危険性が高くなった状態である．原因としてカルシウムなどのミネラルや，ビタミンD摂取不足，女性では体調不良や閉経によるエストロゲンの分泌低下，運動不足などが考えられる．

骨粗鬆症の予防には，予め最大骨量を高くしておくために，成長期に十分なカルシウムを摂取することである．骨粗鬆症予防対策において，カルシウムの摂取不足が問題にされるとともに，現行の栄養所要量以上に摂取することが推奨され，カルシウム補助食品の開発も進んでいる．

また，カルシウムは，平成9年度国民栄養調査の報告でも唯一所要量を充たしていない栄養素である．カルシウム不足を改善するためには，摂取量を増やすだけでなく，吸収をよくすることと骨への利用を高めることも重要である．カルシウムの吸収と体内利用を促進するものには，クエン酸やリンゴ酸などの有機酸，ビタミンD，乳糖（乳糖不耐症でないこと），カゼインホスホペプチドがある．反対に，吸収を阻害する因子には，シュウ酸（ホウレン草，ココア）フィチン酸（穀類，豆類），動物性タンパク質に含まれる含硫アミノ酸，食物繊維，アルコール，カフェイン，食塩の過剰摂取などがある[1,2,3]．これらのプラスとマイナスの要因を考慮し，カルシウムを最大限に生体内利用できるよう努めなければならない．

しかし，カルシウムだけを大量に摂取すると便秘，腸内浮腫や鉄と亜鉛などの生体内利用も著しく低下させる．1994年にUSA国立衛生局のカルシウム最適摂取量検討会議（NIH-CCC）はすべての高齢者に1日1,500 mgのカルシ

ウム摂取を推奨しているが，1 日 2,000 mg を超える摂取によって，高カルシウム食の悪影響が発生しうることも認めている[4]．また，今回策定された第六次改定日本人の栄養所要量，すなわち「食事摂取基準」で，カルシウムの許容上限摂取量が 2,500 mg / 日に決定されたことは，量よりもバランスを重視するものである．

一方，多量に廃棄されている魚骨をカルシウム源として有効利用することは，廃棄による環境問題を改善する上で大切である．このような社会背景を考えて，筆者らは，実験動物で成長期におけるカルシウムの必要量を，カルシウム剤として使用されているリン酸カルシウムと魚骨カルシウムによる骨の機能，組成への影響を調べ，魚骨がカルシウム源として有効であるかどうかを検討した．

1-4-1 成長期におけるカルシウムの適正量

成長期の雄ラットにリン酸カルシウム，タラ骨粉，ハマチ骨粉の，カルシウム含量を 0～2,000mg / 2,000 kcal の間で変量した食餌を 6 週間与え，体重の変化を調べた．カルシウム無添加食は，他のカルシウム食群に比べ体重増加を抑制し，成長発育に悪影響を及ぼした（図 1-4-1）．カルシウム源の違いによって体重増加への影響はほとんどなかった．

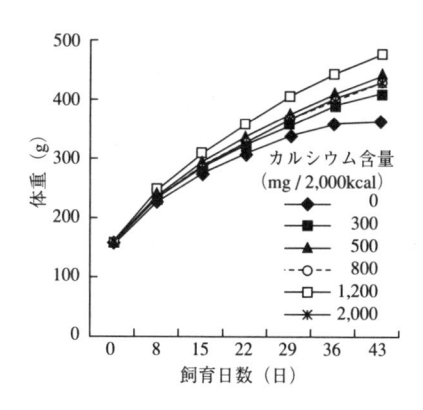

図 1-4-1　カルシウム摂取量の違いによる体重への影響

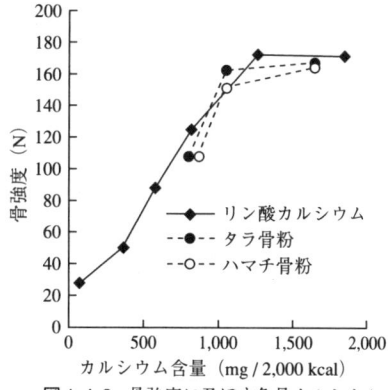

図 1-4-2　骨強度に及ぼす魚骨カルシウムの影響

この結果は，カルシウムが骨形成にかかわっているだけでなく，成長発育におけるカルシウムの重要性を浮き彫りにするものである．カルシウムは99％が骨や歯に存在しているが，残りの1％は筋肉や血液に存在しており，ごく微量に含まれる細胞内のカルシウムは神経伝達，筋の収縮とエネルギー生成，血液凝固，代謝酵素の活性化などの生体調節システムに関与している．

　骨強度は，リン酸カルシウム食群では，2,000 kcal あたり 1,200 mg まではカルシウム含量に比例して増加した．カルシウムを 1,200 mg 以上に増やしても骨強度は増加しなかった．タラとハマチの魚骨カルシウム群はリン酸カルシウム群と類似の結果になった（図 1-4-2）．食材としてこれまで活用しにくい魚骨は，カルシウム源として有効であることが認められた．

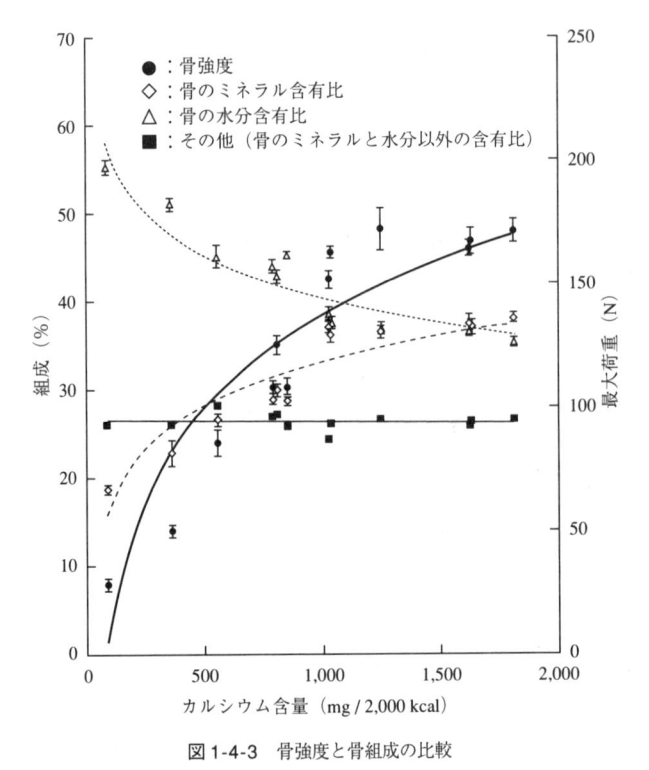

図 1-4-3　骨強度と骨組成の比較

カルシウムの摂取量に比例して，骨強度は増加されるが，骨重量に差がなかった．図 1-4-3 はカルシウム摂取を増量させた時の骨強度と骨組成の結果である．カルシウムの摂取量が少ないと，骨ミネラルの低下によって，代わりに水分量が増加し，骨強度も低下する．骨強度と骨組成との相関を調べてみると 1,000 mg 以下のカルシウム含量で顕著に認められ，1,000 mg 以上では，殆ど変わらなかった．したがって，骨機能を維持する上で，カルシウムの最低必要量は 1,200 mg / 2,000 kcal である．

図 1-4-4 は，カルシウムの腸管吸収を示した結果である．リン酸カルシウムの摂取量が 1,200 mg までは，カルシウム吸収率は 80〜90％と高く，それ以上になると吸収率が低下した．過剰にカルシウムを摂取しても吸収率が低下するので，体内には余分なカルシウムが吸収されない調節システムが働いていると考えられる．吸収面での結果からもカルシウムの必要量は 1,200 mg 程度であることが予測される．リン酸カルシウムと魚骨カルシウムの 1,000 mg 以下では，魚骨カルシウムの吸収率は少し低くなるが，骨強度には差が

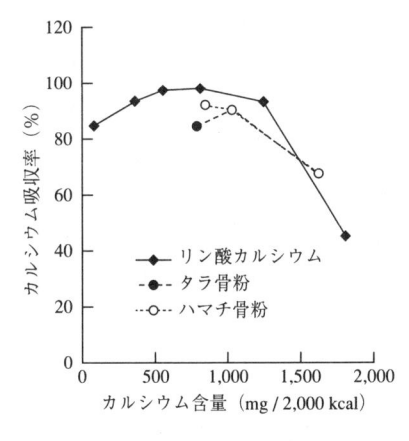

図1-4-4 カルシウムの腸管吸収に及ぼす魚骨の影響

認められなかった．つまり，魚骨カルシウムの吸収率は低いが，骨への利用はよいと考えられる．

1-4-2　鉄の代謝とカルシウム

リン酸カルシウムや炭酸カルシウムの多量摂取は非ヘム鉄の吸収を抑制することが報告されている[5,6]．成人女性にとって骨粗鬆症と同じように鉄欠乏性貧血は大きな問題である．このようなことから，第六次改定日本人の栄養所要量では，過剰摂取による健康障害を考慮し許容上限摂取量が設定された．

筆者らは，カルシウム源の違いによる鉄吸収への影響を魚骨カルシウムとリン酸カルシウムを用いて調べた．

実験動物は，成長期の Wistar 系雄ラットで，カルシウムや鉄などのミネラル代謝に関与する肝臓を 3 分の 2 切除した部分肝切除ラットと，正常ラットで比較した．

肝臓は，カルシウムの吸収に必要なビタミン D の活性化を行う臓器であるが，鉄の貯蔵庫でもある．肝切除によって貯蔵鉄を減少させた鉄欠乏ラットで鉄の生体内利用に及ぼすカルシウム源の違いについて詳細に検討した．

カルシウム源はリン酸カルシウムとハマチ骨粉で，カルシウム含量が必要量の 1,000 mg / 2,000 kcal と過剰量の 3,000 mg / 2,000 kcal の食餌を 3 週間与えた．カルシウム摂取量を 1,000 mg 以上に増量しても，骨は強化されなかった．この結果より骨強度の維持に必要なカルシウム量は 2,000 kcal 当たり 1,000 mg で十分であると考えられる．また，魚骨カルシウムもリン酸カルシウムと同じでカルシウム源の違いによる差は認められなかった．さらに，ビタミン D の活性化に関与している肝の大部分を切除した再生肝ラットでも骨強度は維持された．

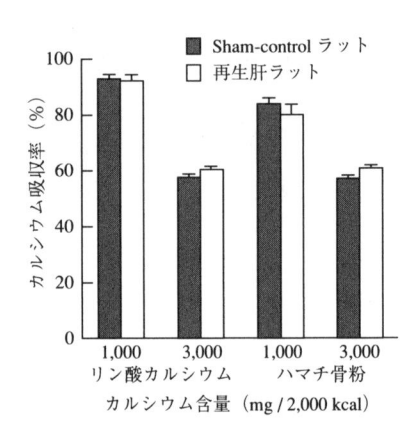

図 1-4-5　カルシウムの腸管吸収に及ぼすカルシウムの種類と量の影響

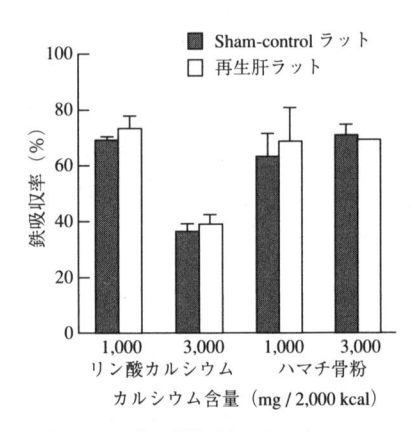

図 1-4-6　鉄の腸管吸収に及ぼすカルシウムの種類と量の影響

カルシウムの摂取を増加させるとむしろカルシウムの吸収率は低下した（図1-4-5）が，カルシウムの種類による差はなかった．再生肝ラットでも，カルシウムの吸収率は変わらなかったことから，肝臓が3分の1残っていれば，カルシウムの吸収に必要なビタミンDの活性化は行われると推定される．

リン酸カルシウムのカルシウム量が増加すると，鉄の腸管での吸収率は2分の1まで低下した．しかし，ハマチ骨粉のカルシウムを多量摂取しても鉄の吸収抑制作用が認められなかった（図1-4-6）．つまり，ハマチ骨粉は鉄吸収に悪影響を及ぼさない優れたカルシウム源と考えられる．

1-4-3 魚骨による生理効果

高齢化による骨粗鬆症の増加は，閉経と関係している．これまでの研究で骨形成に関与するエストロゲンの分泌が低下したり消失したりすると骨量はそのままで，体重増加だけが認められた．次に，成長の止まった成熟した雌ラットの卵巣を摘除して，魚骨カルシウム食とリン酸カルシウム食で長期間飼育し，体重や骨強度への影響を調べた．

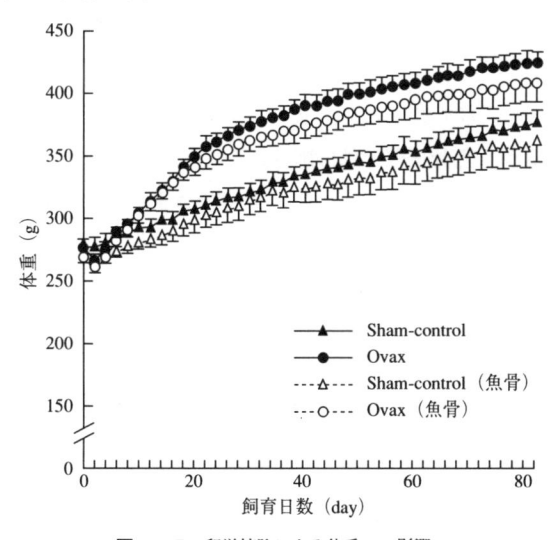

図1-4-7 卵巣摘除による体重への影響

Wistar系15週齢の雌ラットを用いて，半分は両側の卵巣を摘出（Ovax）し，残りの半分は偽手術（Sham control）を行った．さらに2群づつに分けカルシウム量が600 mg / 2,000 kcal のリン酸カルシウム食と魚骨カルシウム食を与え，約12週間飼育した．

卵巣を摘除すると代償的な体脂肪と体重の増加が起こった．しかし，魚骨を摂取するとOvaxラットで認められた体重の増加は抑制された（図1-4-7）．

図1-4-8に卵巣摘出とカルシウムの違いによる骨強度への影響を示した．卵巣を摘除しても骨強度に差がなかった．体を支える骨は体重当たりの骨強度に換算すると卵巣摘除により低下した．しかし，魚骨を摂取すると体重の増加が抑えられ，体重当たりの骨強度はShamラットと同じレベルまで回復した．

卵巣摘除による血中中性脂肪は魚骨で有意に減少し，肝臓で合成された中性脂質を他の組織に運搬するリポタンパク質（VLDL）も魚骨摂取で低下した．また，卵巣摘除により血中総コレステロール量は増加するが，魚骨摂取では抑制される傾向がみられた．

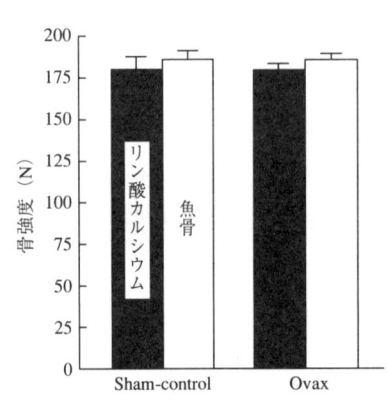

図1-4-8　卵巣摘除による骨強度への影響

魚骨は，リン酸カルシウムと違って，余分な体重増加を抑制するので，間接的に骨粗鬆症の予防に効果的である．また，魚骨に含まれる多価不飽和脂肪酸（EPA，DHA）は脂質代謝の改善に有効であったので，単にカルシウム源としてだけでなく魚骨は付加価値のある機能栄養源である． 　　　　　（加藤・國重）

1-4-4　魚油（脂溶性ビタミン）と骨粗鬆症

ビタミンは現在明らかになっている栄養価に加え，ガンや生活習慣病の予防に寄与する生理作用があり[7～11]，栄養素としてだけでなく，機能性物質としても注目されている．魚油にはEPA（イコサペンタエン酸）やDHA（ドコサヘ

キサエン酸）などの多価不飽和脂肪酸のほかに多量の脂溶性ビタミンが含まれており，これらが水産物由来の食品機能性に大きな利点を与えていると考えられる．特に高齢期に発症しやすい骨粗鬆症を魚油からのビタミンD摂取により予防することは高齢期の健康の維持増進に大きく寄与するものと期待される．本節では魚類における脂溶性ビタミンの分布を示す．また，ビタミンDが豊富な組織を貯蔵した場合のビタミンD量の変化，さらにはビタミンDが豊富な魚油を摂取した場合のカルシウムの吸収と骨密度や骨強度への効果を解説する．

1）硬骨魚における脂溶性ビタミンの分布

代表的な淡水魚であるコイにおける脂溶性ビタミン（A，D，E）の分布は図1-4-9（a, b, c）のようである．ビタミンAは肝膵臓に単位重量当たり多く含まれており，次いで眼窩脂肪，血合筋，白色筋の順に多く含まれている．また，ビタミンDは眼窩脂肪と肝膵臓に多く含まれており，次いで血合筋，白色筋の順に多く含まれている．さらに，ビタミンEはビタミンDと同様に眼窩脂肪に多く含まれており，次いで眼窩脂肪，血合筋の順に多く含まれており，白色筋と肝膵臓には殆ど存在していない．これらのことから，コイの眼窩脂肪および肝膵臓は有用な脂溶性ビタミン供給源であると考えられる．

海水魚であるカツオにおける脂溶性ビタミン（A，D，E）の分布は図1-4-10（a, b, c）にみられる通りである．ビタミンAは肝臓に単位重量当たり多く含まれており，次いで血合筋，眼窩脂肪，心臓，白色筋の順に多く含まれている．また，ビタミンDは眼窩脂肪と肝臓に多く含まれており，次いで心臓，血合筋，白色筋の順に多く含まれている．さらに，ビタミンEは眼窩脂肪に多く含まれており，次いで，肝臓，白色筋の順に多く含まれている．以上のことから，カツオにおける脂溶性ビタミンの分布は，コイの場合と類似しているが，ビタミンEに関しては，眼窩脂肪だけでなく肝臓にも多く含まれている．相対的にみると，カツオの脂溶性ビタミン含有量はコイのそれらよりも高値となっている．

したがって，水産物のビタミンやバイオファクターの有効な摂取を積極的に取り入れることによって，私たちが直面している，骨粗鬆症，くる病I型の予防はもちろんのこと，ガンや自己免疫疾患の予防や治療効果も期待される．以

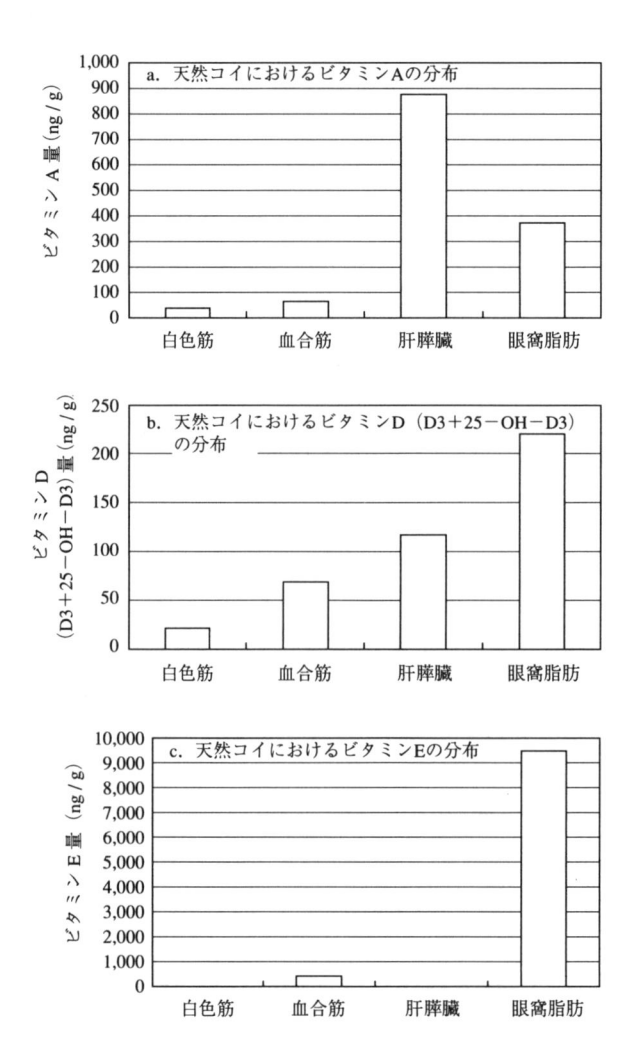

図1-4-9 コイにおける脂溶性ビタミンの分布

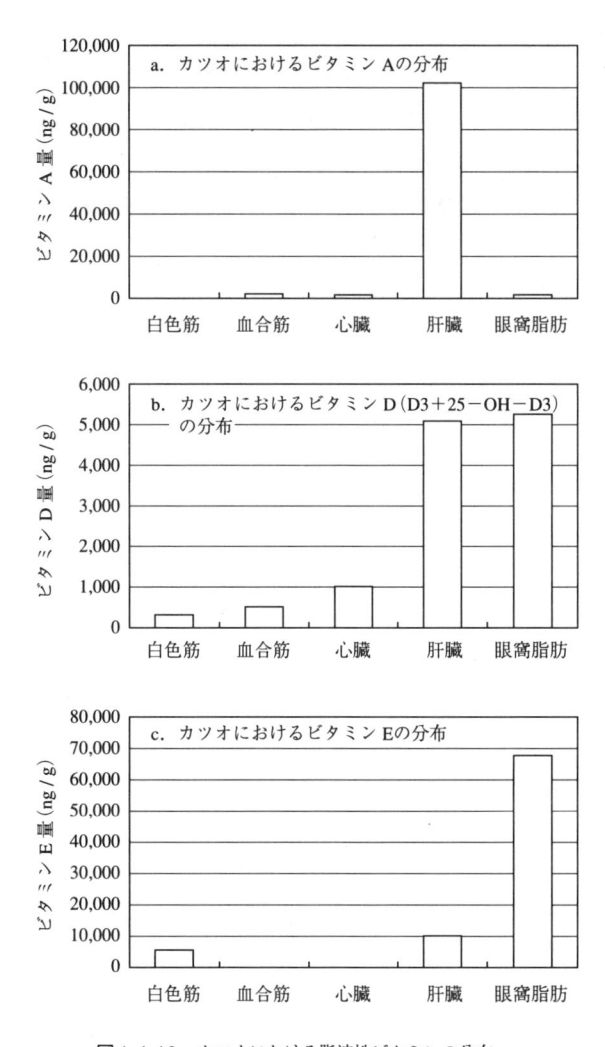

図1-4-10 カツオにおける脂溶性ビタミンの分布

上のことから，魚は，機能性食品として欠かせない食品であることが一層明らかになったものと考えられる．ビタミン D は厳格な定義からするとヒトの皮膚上皮において 7-dehydroxycholesterol から合成されるリピッドバイオファクターと呼ぶのがふさわしいだろう．しかし，それだけでは所要量を十分に充たせないために，食事から摂取しなくてはならないと考えられる．

2) カツオ肝臓および眼窩脂肪のビタミン D_3 および 25-OH-D_3 含量とそれらの冷凍貯蔵（−40℃）による変化

カツオやマグロなどの大型魚は捕獲された後食用に供されるまで冷凍貯蔵される．カツオ肝臓および眼窩脂肪を冷凍貯蔵した時の，ビタミン D_3 および 25-

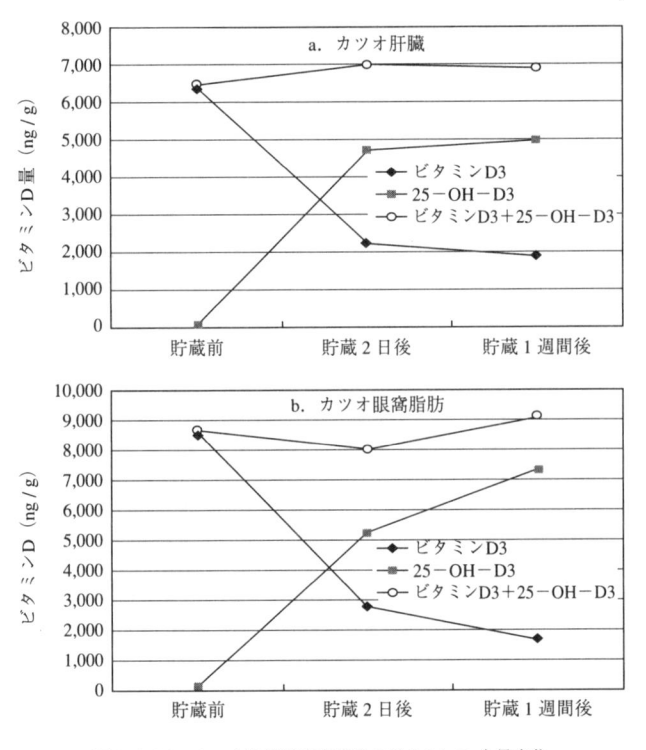

図1-4-11　カツオ組織冷凍貯蔵時のビタミン D 含量変化

OH-D_3 含量と変化は図 1-4-11 (a, b) のようである．新鮮な肝臓と眼窩脂肪にはビタミン D_3 が 25-OH-D_3 より多く含まれている．しかしいずれの場合も冷凍貯蔵すると，ビタミン D_3 が減少し，25-OH-D_3 が増加する．したがって，冷凍貯蔵後のカツオ眼窩脂肪および肝臓は，ビタミン D 含量は冷凍前と同じであるが，活性型の 25-OH-D_3 が多くなっており，有用なビタミン D 供給源であると考えられる．しかし，1α-25-$(OH)_2$-D_3 はほとんど検出されず，カツオ腎における 1α-hydroxylase の活性は，ラット腎で開発された方法 [12] では検出されなかった（未発表）．このことは，魚類のビタミン D は食物連鎖による貯蔵と考える説 [13] を支持するものと考えられる．

3）クロマグロ眼窩脂肪より抽出した魚油のラットにおけるカルシウム吸収率および骨形成への影響

ビタミン D は骨形成に重要なビタミンであり，その作用と骨粗鬆症などの病気との関連が明らかになっている [14, 15]．また，前節で魚類の眼窩脂肪は有用なビタミン D 供給源であることを述べたが，一般にビタミン D は大型魚ほど重量当たりの含量が高いことが知られている [13]．

ビタミン D 含量が高いクロマグロ眼窩脂肪を脂質源とした飼料（脂質含量：25％，カルシウム含量：4776 mg / 1,000 g，ビタミン D 含量：504695 IU / 1,000 g）を摂取したラット（魚油食群）のカルシウム吸収率，カルシウム保有率，正味カルシウム利用率を，牛脂を脂質源とした飼料（脂質含量 25％，カルシウム含量：4774 mg / 1,000 g，ビタミン D 含量：2330 IU / 1,000 g）を摂取したラット（牛脂食群）のそれらと比較すると図 1-4-12, 13, 14 に示した通りである．カルシウム吸収率は，魚油食群の方が牛脂食群より高く 5％の危険率で有意差が認められる．また，カルシウム保有率は両群とも高く，群間の差は認められない．したがって，正味カルシウム利用率は，カルシウム吸収率の差異を反映して，魚油食群の方が牛脂食群より高く有意差が認められる．

魚油と牛脂の割合を表 1-4-1 のように配合した飼料を用いてラットを飼育した時の，体重変化，大腿骨の乾燥重量，骨強度は，図 1-4-15, 16, 17 に示した通りである．各群ラットの体重増加量は全飼育期間を通じてほぼ等しく，飼

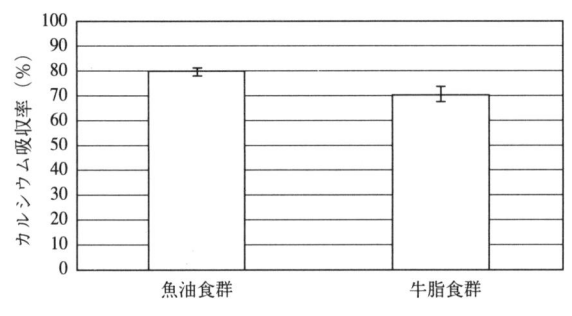

図1-4-12　カルシウム吸収率
カルシウム吸収率(%) = |(摂取量-糞中排泄量) / 摂取量| ×100

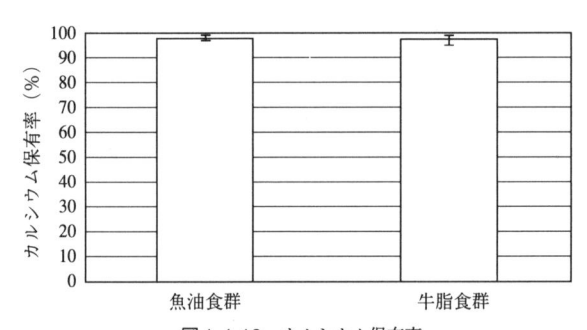

図1-4-13　カルシウム保有率
カルシウム保有率(%) = |(吸収量-尿中排泄量) / 吸収量| ×100

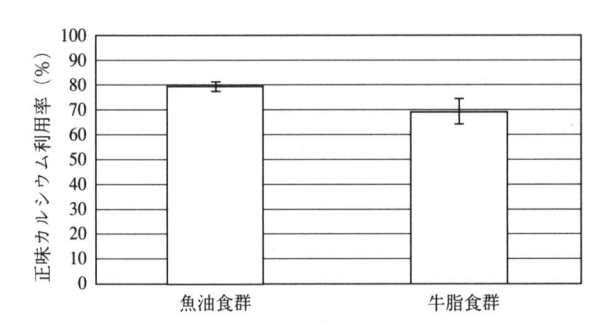

図1-4-14　正味カルシウム利用率
正味カルシウム利用率(%) = |(摂取量-糞中排泄量
-尿中排泄量) / 摂取量| ×100

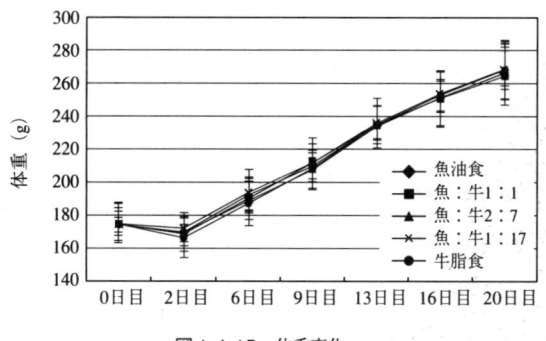

図1-4-15 体重変化

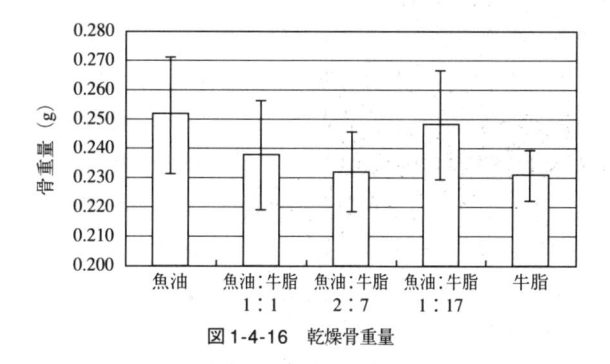

図1-4-16 乾燥骨重量

図1-4-17 骨強度

表1-4-1 飼料配合表 (g)

	魚油食	魚油:牛脂1:1食	魚油:牛脂2:7食	魚油:牛脂1:17食	牛脂食
魚油	90	45	20	5	0
牛脂	0	45	70	85	90
カゼイン	250	250	250	250	250
コーンスターチ	234	234	234	234	234
デキストリン	200	200	200	200	200
砂糖	150	150	150	150	150
無機質混合	26	26	26	26	26
水溶性ビタミン混合	10	10	10	10	10
セルロースパウダー	40	40	40	40	40
カルシウム (mg)	3098	3097	3097	3097	3097
ビタミンD (I.U.)	180810	90405	40180	10045	0

育終了時の体重は飼育開始時のほぼ1.5倍に増加しているが,飼育終了後摘出した大腿骨の乾燥重量は,飼料に含まれる魚油量が多い飼料で飼育したラットほど増加する傾向が認められる.さらに,ラットの骨強度は飼料に含まれる魚油量が多いほど強くなる傾向がある.また,各群ラットの大腿骨断面X線マイクロアナライザー分析を行うと,魚油:牛脂2:7飼料で飼育したラット大腿骨試料のカルシウム濃度が他の試料よりも少なく観察される以外は,全般的に飼料に含まれる魚油量が多くなるほどカルシウム濃度が高い傾向が認められる. (図1-4-18:口絵参照)

これらの結果より,魚類眼窩脂肪は有用なビタミンD供給源であり,骨密度の維持は勿論のこと,骨粗鬆症などのビタミンD不足が一因となる疾病の予防に有用であると考えられる.

(濱田・中島)

文 献

1) 藤田拓男:ミネラル・微量元素の栄養学(鈴木継美・和田 攻編),第一出版,1994,pp.297-311.
2) M. L. Brown:最新栄養学(木村修一・小林修平監修),建帛社,1991,pp.325-341.
3) E. E. Ziegler and L. J. Filer:最新栄養学(木村修一・小林修平監修),建帛社,1997,pp.243-252.
4) T. Jelic ら:*J. Bone Min. Res.*, 7S, 187 (1992).
5) L. Hallberg ら:*Am. J. Clin. Nutr.*, 53, 112-119 (1991).

6) D. J. Cook ら：*Amer J. Chem. Nutr.*, **53**, 106-111 (1991).
7) E. I. Salim ら：*Jpn. J. Cancer Res.*, **88**, 1052-1062 (1997).
8) M. Koike ら：*Cancer Res.*, **57**, 4545-4550 (1997).
9) T. Kubota ら：*Cancer Res.*, **58**, 3370-3375 (1998).
10) Y. Levy, J. C. Knutson, C. Bishop and S. Shany：*Anticancer Res.*, **18**, 1769-1776 (1998).
11) T. Gulliford, J. English, KW. Colston, P. Menday, S. Moller, RC. Coombes：*British J. Cancer*, **78**, 6-13 (1998).
12) T. Eto ら：*Anal. Biochem.*, **258**, 53-58 (1998).
13) A. Takeuchi ら：*Comp. Biochem. Physiol.*, **100A**, 483-487 (1991).
14) B. S. Komm ら：*Science*, **241**, 81-83 (1988).
15) E. F. Eriksen ら：*Science*, **241**, 84-86 (1988).

1-5 高血圧と水産物

加藤秀夫

　本態性高血圧は，最も多発している慢性疾患で，心臓血管病，脳卒中，腎不全の危険因子とされている．高血圧と食塩に関して1954年にDahl, Loveは食塩感受性ラットを高血圧モデル動物として用い，ナトリウムが血圧上昇の有力な因子であることを見出した[1]．

　疫学的研究からも，ナトリウム摂取量が少ないと血圧を下げたり，高血圧の危険を少なくする効果が認められている[2,3]．

　しかし，Whitescarverらは，「血圧上昇にナトリウムの相手である陰イオンが深く関与している」ことを示唆した[4]．

　Kurtzらは本態性高血圧患者で臨床研究を行った[5]．平均最大血圧が159 mmHgの高血圧患者に食塩の代わりとして塩素の含まれていないクエン酸ナトリウムを与えると，血圧が減塩時と同じ135 mmHgまで下がった．したがって，食塩の過剰摂取が高血圧の発症に関与しているが，その作用機序については未だ明らかでなく，ナトリウムと塩素のどちらが主に血圧上昇の原因となるかについても，見解は一致していない．

　一方，これまで高血圧の予防と水産物に関する研究には，海藻に多いアルギン酸がナトリウムの糞排泄を促して血圧上昇を抑制する[6]ことや，シバエビ，セトガイ，ウニなどに含まれるAMPがノルエピネフリンの血管収縮を抑制する[7]ことが明らかにされている．

1-5-1 食塩と高血圧

　筆者らは，食塩中のナトリウムと塩素のうち，いずれが血圧上昇に関与しているかを明白にする目的で，実験動物（ラット）とヒトで研究を始めた[8]．

　アンジオテンシンI変換酵素（ACE）は生体内で強い血管収縮作用をもつア

ンジオテンシンIIを生成し，血管拡張作用をもつ活性型キニンを分解する酵素で，昇圧系と降圧系に関与する重要な血圧調節酵素である（図1-5-1）．

```
┌─────────────────┐      ┌─────────────────┐
│ カリクレイン－キニン系 │      │ レニン－アンジオテンシン系 │
│    （降圧系）       │      │     （昇圧系）      │
└─────────────────┘      └─────────────────┘

      キニノーゲン
           ↓              ┌──────────┐
           ↓              │ カリクレイン │
     活性型キニン          └──────────┘        アンジオテンシンI
           ↓         ┌──────────────────┐         ↓
           ↓         │ アンジオテンシンI変換酵素 │         ↓
     不活性型キニン    │   （キニナーゼII）    │    アンジオテンシンII
                     └──────────────────┘         ↓
                                             アルドステロン
```

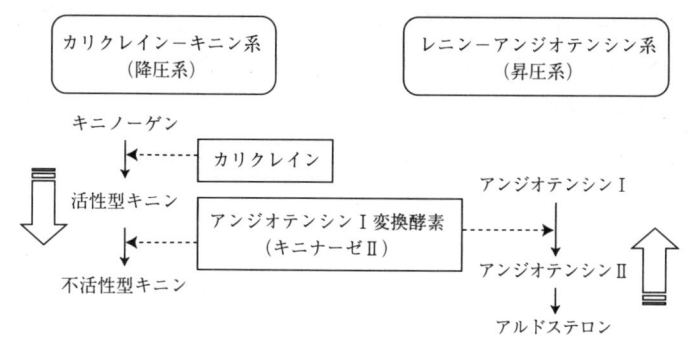

図 1-5-1　血圧の調節機構

ACE と塩化ナトリウムとの関係をまず試験管内の酵素実験で調べた．

ACE は生理的濃度範囲内で塩化ナトリウムやナトリウムを含まない塩化カリウムによって活性化されるが，塩素を含まないグルタミン酸ナトリウムなどを加えてもほとんど変わらなかった．このことから，血圧調節に深く関わる ACE は食塩中の塩素イオンによって活性化されることが明らかになった（図1-5-2）．また

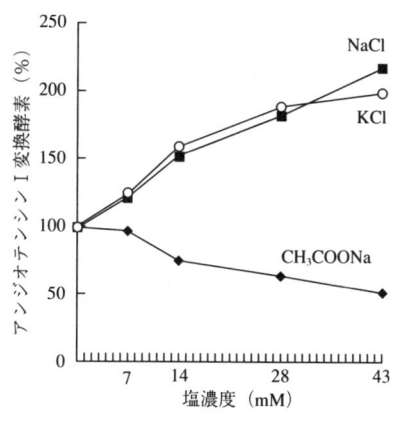

図 1-5-2　塩化ナトリウムによるアンジオテンシンI変換酵素の活性化（塩の無添加の血清 ACE 活性を 100 とした）

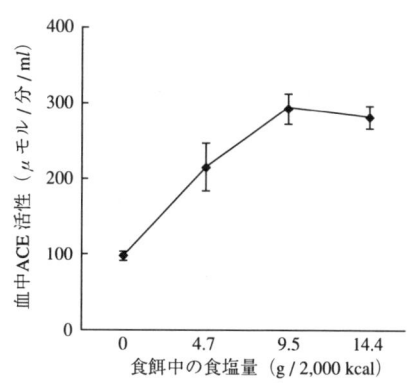

図 1-5-3　血中 ACE 活性と食塩摂取量

動物実験でも，ラットの血中 ACE 活性と食塩との関係を確認した（図 1-5-3）．

正常ラットと自然発症高血圧（SHR）ラットに表 1-5-1 の高塩化ナトリウム食，高ナトリウム食，高塩素食を 6 週間与えて，血圧を調べた．高血圧ラットの最大血圧，最小血圧とも高塩化ナトリウム食で増加するが，高ナトリウム食，高塩素食では全く増加しなかった（表 1-5-2）．

表 1-5-1 高塩化ナトリウム（NaCl）食，高ナトリウム（Na）食および塩素（Cl）食における有機酸ナトリウムと塩化物の配合表　　（単位：g）

	NaCl食	Na食	Cl食
クエン酸 Na	26.6	26.6	—
リンゴ酸 Na	27.2	27.2	—
グルタミン酸 Na	13.3	13.3	—
アスコルビン酸 Na	3.8	3.8	—
KCl	9.5	—	9.5
$CaCl_2$	11.8	—	11.8
リジン-塩酸塩	17.0	—	17.0
アルギニン-塩酸塩	43.7	—	43.7
K_2CO_3	—	8.8	—
$CaCO_3$	—	3.8	—
リジン	—	13.6	—
アルギニン	—	36.1	—
クエン酸	—	—	20.6
リンゴ酸	—	—	11.6
グルタミン酸	—	—	11.6
アスコルビン酸	—	—	3.8
	NaCl＝38	Na＝15.2	Cl＝22.8

NaCl 食の NaCl は，4 種類の有機酸ナトリウムと 4 種類の塩化物で，Na 食は 4 種類の有機酸ナトリウムと塩素を含まれないアミノ酸などで構成されている．また，Cl 食はナトリウムを含まない有機酸と 4 種類の塩化物から構成されており，いずれの実験食もナトリウムと塩素以外は同一成分が含まれている．

しかし，ナトリウムと塩素のいずれかが欠乏した実験食では，表 1-5-3 に示したようにラットの成長・発育が悪く，血圧上昇が認められなかった．つまり，ナトリウムまたは塩素の欠乏食で血圧が低下するのは衰弱によるものと考えられる．この点を改善するために，成長に影響せず，しかも食塩成分のナトリウムと塩素のいずれかに吸着して糞中への排泄を促進する食物繊維を用いて食塩の昇圧作用について検討した．

表1-5-2 高血圧ラット（SHR）の最大血圧と最小血圧に及ぼす食塩成分の影響

	最大血圧（mmHg）	最小血圧（mmHg）
高ナトリウム高塩素食	223±5	163±2
高ナトリウム食（塩素欠）	155±7	119±2
高塩素食（ナトリウム欠）	160±5	122±3

数値は平均値と標準誤差である．

表1-5-3 高血圧ラット（SHR）の成長発育に及ぼす食塩成分の影響

	実験開始の体重（g）	6週間後の体重（g）
高ナトリウム高塩素食	187±6	284±6
高ナトリウム食（塩素欠）	177±4	222±4
高塩素食（ナトリウム欠）	180±3	184±4

数値は平均値と標準誤差である．

1-5-2 食物繊維による高血圧の予防

　正常ラットと高血圧ラットに図1-5-4に示したような5％の食物繊維（アルギン酸，キトサン）を含む高塩食で数週間飼育すると，いずれの実験群も正常に発育した．キトサンの投与群では塩素の糞排泄が増加し，血中塩素濃度は減少した．

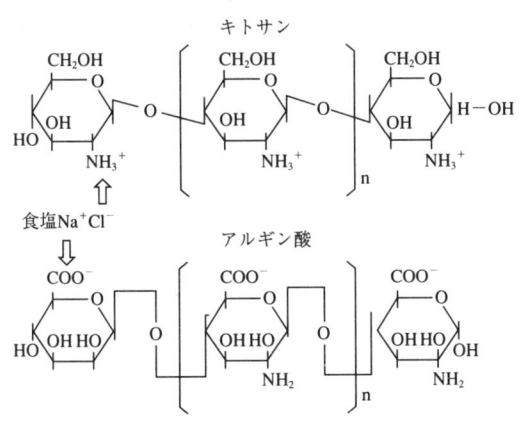

図1-5-4 キトサンとアルギン酸の食塩との結合

このキトサンによる血中塩素濃度の減少は，図 1-5-5 に示したように血中のACE 活性を低下させ，正常ラット，高血圧ラットの高塩食による血圧上昇を抑制した（図 1-5-6）．また，アルギン酸は，陽イオンのミネラルの吸収を抑制するが，キトサンはそのような影響を示さなかった．

溶解性の高い低分子のアルギン酸ナトリウムは，加工食品で応用されやすく，食物繊維の供給源として広く利用されている．筆者らは低分子アルギン酸に結合したナトリウムが血圧にどのように影響を及ぼすかを調べた（表 1-5-4）．

図 1-5-5 ラット ACE 活性に及ぼす食物繊維の影響

図 1-5-6 キトサンによる降圧効果

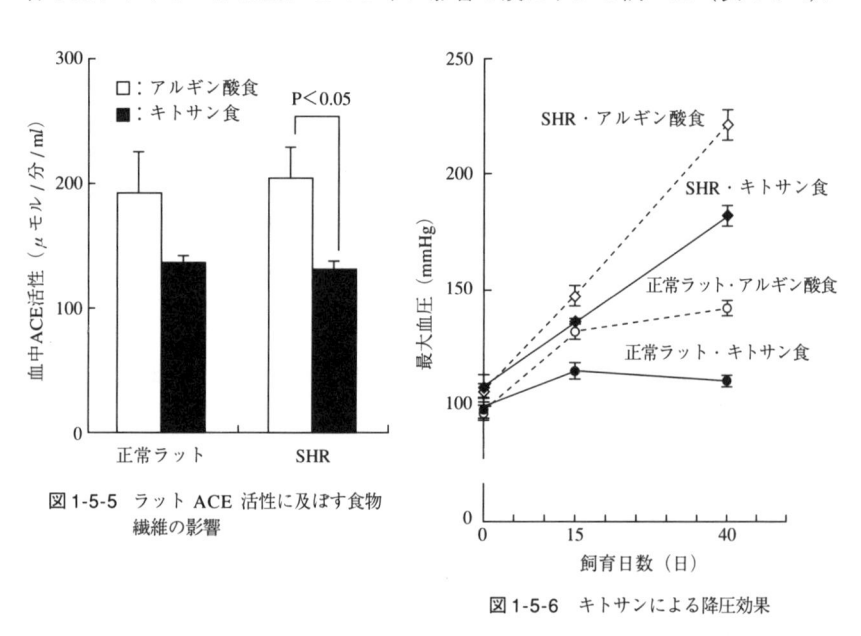

表 1-5-4 アルギン酸ナトリウムは血圧を上昇させるか？

	最大血圧（最小血圧）	
	実験開始時	5 週間後
標準食	131.2±2.1（99.3±2.6）	173.2±3.0（138.7±3.1）
アルギン酸ナトリウム食	133.8±2.7（99.7±3.0）	178.5±2.7（143.7±4.4）
食塩添加食	131.6±3.4（99.4±2.4）	189.8±6.6（158.2±6.3）

（血圧の単位は mmHg）

SHR に低分子アルギン酸ナトリウム食を 5 週間投与しても最大血圧と最小血圧に影響がなかった．しかし，低分子アルギン酸ナトリウムと同量のナトリウムに相当する食塩を添加すると，いずれの血圧も有意に上昇した．この結果は，血圧上昇にナトリウムと塩素の両方が関与していることを示唆している．また，アルギン酸は Ca，Fe，Mg など生体に必要なミネラルの腸管吸収を抑制することも確認している．

1-5-3　キトサンの臨床研究

健康な 20 歳から 55 歳までの男性 7 名に高塩食（食塩 13 g，1,100 kcal / 朝食）を喫食させると，1 時間後に有意な血圧上昇が認められた．しかし，1 週間後の同時刻に高塩食と同時に約 4 g のキトサンを経口摂取すると，高塩食による血圧上昇が消失した（図 1-5-7）．

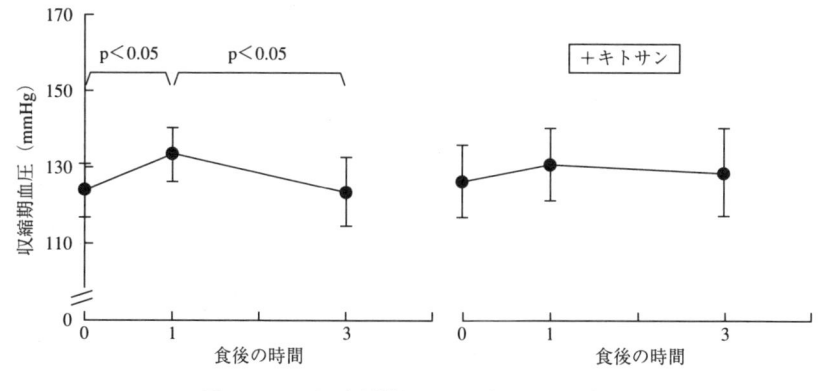

図 1-5-7　ヒトの収縮期血圧に及ぼすキトサンの作用

塩素によって活性化された血中の ACE は高塩食の摂取後 1 時間で有意に上昇したが，キトサンの摂取によってこの ACE 活性の上昇が抑制された．この ACE 活性の抑制はアンジオテンシン II の生成を低下させるので食塩への欲求も減退する．

したがって，キトサンは塩素の血中濃度を減少させながら，ACE 活性を低

下させ，その結果，血圧上昇を抑制した．しかも，キトサンは適正な減塩に必要な食塩への欲求も抑制することが可能である．

1-5-4 減塩の問題点

高血圧は脳卒中の危険因子であり，これまで食事による減塩やナトリウムの摂取量を少なくすることによって高血圧に関連する諸疾患を減らすことができると考えられていた．

最近，高血圧の治療において，低ナトリウム食の男性高血圧患者に心筋梗塞が高率に多発している．Alderman らは低ナトリウム食が全血液量を減少させ，血液の粘度を高めることから冠動脈の血液を減少させ，そのために心筋梗塞の危険度を高めていると指摘している[9]．

高血圧の治療に減塩も大切であるが，低ナトリウムによる心筋梗塞の合併症を考慮しなければならない．つまり，低ナトリウム状態を改善し，ACE を活性化する塩素だけを特異的に低下させるキトサンの降圧作用は減塩よりも有効と考えられる．

1-5-5 体のリズムと塩分制限

高血圧の予防と治療における塩分制限は特別な根拠もなく，朝昼夕の 3 食とも実施されている．同じ高塩食を摂取しても表 1-5-5 に示したように，食塩の尿排泄は 1 日の時刻によって違いが認められた．朝と昼に比べて夕食後に食塩の尿排泄が多く，これは，朝に高く夜に低い血中アルドステロンの日周リズムと逆である．ミネラルコルチコイドのアルドステロンは，腎臓でのナトリウムの再吸収を促し，間接的に昇圧作用を示す．また，同じ副腎皮質ホルモンのグルココルチコイドはアルドステロンの感受性を

表1-5-5 食塩摂取と体のリズム

	朝	昼	夜
食塩の尿排泄	↓	↓	↑
食塩の閾値*	高	低	低
腎臓での Na の再吸収 （血中アルドステロン値）	高	中	低
血中グルココルチコイド値	高	中	低

*：A. Fujimura, 1990

高める．両ホルモンの血中レベルが高くなる朝は，仕事や活動をするために血圧が上昇しやすいのも，生活環境に適応する上で当然かもしれない．ホルモンのリズムが正常であれば，3食とも食塩を制限する必要もなく，血中アルドステロンの高い朝食と昼食時に制限し，夕食は比較的制限を緩和することができる．

1-5-6　肥満と高血圧

ヒトでも，やせすぎたり，衰弱すると低血圧になり，逆に肥満者の血圧が肥満度と相関して高くなる[10]．

肥満による血圧上昇の成因として，インスリン抵抗性による高インスリン血症が考えられる．肥満者において，最大血圧値と血清インスリン値とは正の関係が認められる[11,12]．また，耐糖能が正常な肥満者では，ブドウ糖負荷試験のときのインスリン分泌は，高血圧者の方が正常血圧者より増大している[13]．さらに，肥満高血圧者に対して減量（ダイエット）や運動による降圧効果とインスリン抵抗性の改善が関与している．

このことから，肥満者の高インスリン血症，つまり，インスリン抵抗性を改善することは，高血圧の治療に有効であると考えられる．インスリン分泌を促す食事性因子として食塩中の塩素が関与している．私どもの研究では，血中塩素濃度とインスリン分泌に相関があり（表1-5-6），それに対してキ

表1-5-6　SHRのインスリン分泌と食塩成分

	血中インスリン（μU/ml）
高ナトリウム高塩素食	88.6±10.7
高ナトリウム食（塩素欠）	65.5±7.29
高塩素食（ナトリウム欠）	80.9±10.1

トサンは，血中塩素の低下を介してインスリン分泌を抑制するだけでなく，余分な食事性脂肪の吸収も抑制する効果がある．

1-5-7　ケーキバイキング（肥満）とキトサン

図1-5-8は女子大生を対象にした高脂肪高砂糖食のケーキバイキングの実験結果である．市販のケーキを5個食べると3時間後に，血中中性脂肪が著しく

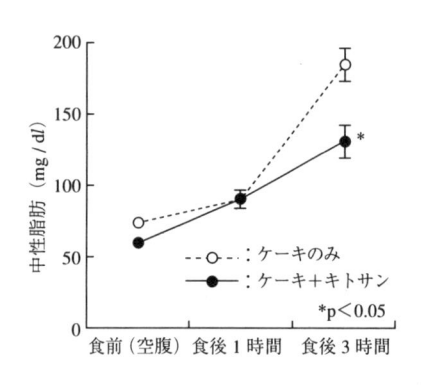

図1-5-8 ケーキを食べた後の血液中中性脂肪の動き

増加する．しかし，キトサンを同時摂取しておくと，その上昇は有意に抑制された．キトサンはケーキ中の脂肪の腸管吸収を阻害するだけでなく，インスリン抵抗性を改善する働きもあると考えられる．また，キトサンは塩素によるACE活性を抑制するが，アンジオテンシンの低下やキニンの増加を介して，血管拡張作用を示すものと考えられる．キニンには肥満者に多いインスリン抵抗性の改善作用があり，インスリン依存性の糖代謝や血管拡張作用を増強する[5, 14]．本態性高血圧者には肥満も多く，カロリー制限によって減量すると血圧は下がるが，キトサンの利用と適正な減塩および減量を併せて行うと，インスリン抵抗性も改善され，極めて効果的でかつ持続性のある治療法になる．

　ナトリウムと塩素を含む食塩は体液調節と血圧調節に関与する微量栄養素で，美味しさの基本となる調味料である．食塩の塩素は糖質やタンパク質の消化酵素（アミラーゼとペプシノーゲン）を活性化し，一方，ナトリウムは消化産物の腸管吸収を促進する．つまり，食塩は食欲を高め，食べ物を消化吸収するときに大切な微量栄養素である．しかし，長期間，塩辛い食生活が習慣づくと高血圧になりやすいので，健康も病気も塩加減一つである．

　食塩と血圧に関する問題はまだ議論の多いところである．特に塩素と高血圧の直接的関連を実証する科学的データは少ないが[5]，食事性ナトリウムのほとんどが塩化ナトリウムで摂取されているため，高血圧に対するナトリウム摂取の疫学的な証拠も塩素摂取と高血圧の関連を反映していると考えられる．

文 献

1) K. L. Dahl and A. R. Love : *Arch. Int. Med.*, 94, 525-531 (1954).
2) L. Gleibermann : *Ecology Food Nutr.*, 2, 143-156 (1973).
3) W. H. Gruchowら : *JAMA*, 253, 1567-1570 (1985).
4) A. S. Whitescarver ら : *Science*, 223, 1430-1432 (1984).
5) W. T. Kurtz ら : *N. Engl. J. Med.*, 317, 1043-1048 (1987).
6) 木村哲寛ら : 日本栄養・食糧学会誌, 46, 429-433 (1993).
7) 亀田健治ら : 日本栄養・食糧学会誌, 44, 487-492 (1991).
8) H. Katoら : *J. Tradit. Medicinen*, 11, 198-205 (1994).
9) H. M. Aldermanら : *Hypertension*, 25, 1144-112 (1995).
10) L. M. Tuck ら : *N. Engl. J. Med.*, 304, 930-933 (1981).
11) P. A. Rocchini : *Hypertension*, 17, 837-842 (1991).
12) N. Kaufmanら : *Am. J. Physiol.*, 260, E95-E100 (1991).
13) M. G. Reaven : *Diabetes Care*, 14, 195-202 (1991).
14) H. W. Hartlら : *Lancet*, 335, 69-71 (1990).

1-6 ガンと水産物

木村善行

　ガンは1981年以後，日本人の死亡原因の第一位である．現在，年間約24万人以上の方が亡くなっている現状である．1983年の「対がん10か年総合戦略」および1994年の「がん克服10か年戦略」が政府方針で実施され，ガンの発生機構の解明に大きな進展がみられたが，ガン治療面においての進展はまだまだという現状である．ガンの発生は遺伝子変化の多段階の積み重ねによって起こる慢性疾患であると理解されている．ガンに罹患する患者の多くは中年期以降の高齢者にみられ，急速に高齢化社会に移行している現状において，ガン患者は今後も増加することが予測される．

　現状のガン治療は，主に外科手術，放射線療法およびガン化学療法が主流である．特にガン化学療法剤は抗腫瘍効果を発揮するものの，免疫機能の低下，骨髄障害による白血球や血小板減少，消化器粘膜障害による下痢や嘔吐，毛根細胞の障害による脱毛などの副作用が出現し，ガン患者の Quality of Life (QOL) の面から副作用の防止が図られている．

　抗腫瘍剤の開発は，第一次世界大戦でドイツ軍によって使用された毒ガス（イペリット）に骨髄の造血機能を抑制する作用の発見に始まり，その作用は DNA のグアニンに結合し，DNA 鎖切断を引き起こし，ガン細胞の増殖を抑制し，ガン細胞の死を引き起こすことが判明した．

　その後，多くの抗腫瘍剤が開発され，ウラシルが腫瘍組織に集まりやすい性質を利用して，1957年ハイデルバーガーによって5-フルオロウラシル（5-FU）が合成され，経口投与可能な抗腫瘍剤の一つである．5-FU の抗腫瘍効果の作用機構は，5-FU 自体がプロドラッグであり，殺細胞効果を発揮するためには，フルオロデオキウリジン一リン酸（FdUMP）またはフルオロウリジン三リン酸（FUTP）などの活性代謝体に変換されることが必要である（図1-6-1）[2]．

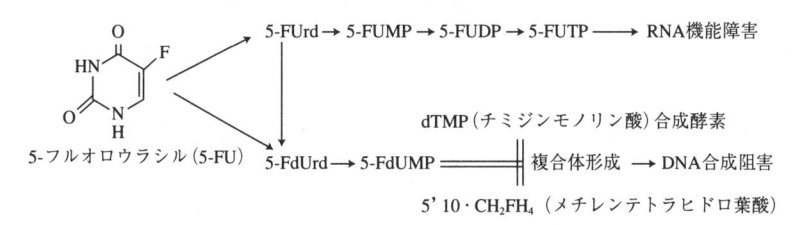

FdUMPは還元型葉酸である5, 10-メチレンテトラヒドロ葉酸 (5, 10-CH$_2$-FH$_4$) とチミジル酸合成酵素 (TS) と三元共有結合複合体を形成し，TSの触媒機能を阻害する．その結果，デオキシチミジン三リン酸 (dTTP) が枯渇し，DNAの合成・修復障害が起こり，細胞死をもたらす[1]．一方，FUTPは種々のRNAへ取り込まれ，RNAの機能障害を起こし，殺細胞効果を発揮する（図1-6-1）[2]．

```
                    5-FUrd → 5-FUMP → 5-FUDP → 5-FUTP → RNA機能障害

                                    dTMP（チミジンモノリン酸）合成酵素
5-フルオロウラシル (5-FU)  5-FdUrd → 5-FdUMP ══════ 複合体形成 → DNA合成阻害
                                    5' 10・CH$_2$FH$_4$（メチレンテトラヒドロ葉酸）
```

抗腫瘍効果
　副作用：消化管障害（下痢），骨髄障害（白血球低下），易感染症　免疫力低下

　　　図1-6-1　5-フルオロウラシル（5-FU）の抗腫瘍効果と副作用

1-6-1　抗腫瘍剤5-FUの抗腫瘍効果とその副作用に及ぼすキチン・キトサンの影響

　5-FUのガン細胞に対する殺細胞効果と同様に，増殖能の高い毛根細胞，消化器粘膜細胞や骨髄細胞などは5-FUによって増殖が抑制され，その結果，脱毛，白血球や血小板減少および下痢や口内炎などの副作用を引き起こすことはよく知られている．

　水産生物由来の機能性物質としては，多価不飽和脂肪酸であるEPAやDHAをはじめとして，カニやエビの甲羅に含有されているキチン，サケの頭部のコンドロイチン硫酸，カキ肉に含まれているタウリンおよび魚骨カルシウムなど多種類の健康性機能成分の存在が知られている．上記の水産生物由来の機能物質の内，キチン・キトサンは免疫機能を増強するとの報告がされている[3]．そこで，キチン・キトサンのガン化学療法剤との併用についての影響を検討した．

　5-FU単独の時と同様に，キチン・キトサンを併用しても抗腫瘍効果は変わ

らないで維持した．むしろ，375 mg / kg のキチン・キトサン投与群では 5-FU よりも少し抗腫瘍効果が増強した（図 1-6-2）．この結果から，副作用については改善されないという可能性も考えられたので，副作用の詳細な検討を行った．

5-FU（12.5 mg / kg，朝・夕 2 回投与）投与群およびキチン・キトサン併用投与群間において体重変化に差異は認められなかった．白血球数については，5-FU 投与群において，明らかに白血球数が 1/3 まで減少が認められたが，キチン・キトサンを 150 mg / kg および 750 mg / kg で併用投与することによって白血球数の減少が阻止されることが判明した（図 1-6-3）．375 mg / kg のキチン・キトサン投与では 5-FU 投与による白血球数減少を抑制する傾向が認められた．白血球数の減少は，細菌感染に対する抵抗力を低下させる結果となり，ガン化学療法剤の治療中に肺炎などで死に至るような事態を引き起こす．しかし，この実験結果は，5-FU による骨髄障害（白血球数減少）がキチン・キトサンによって阻止さ

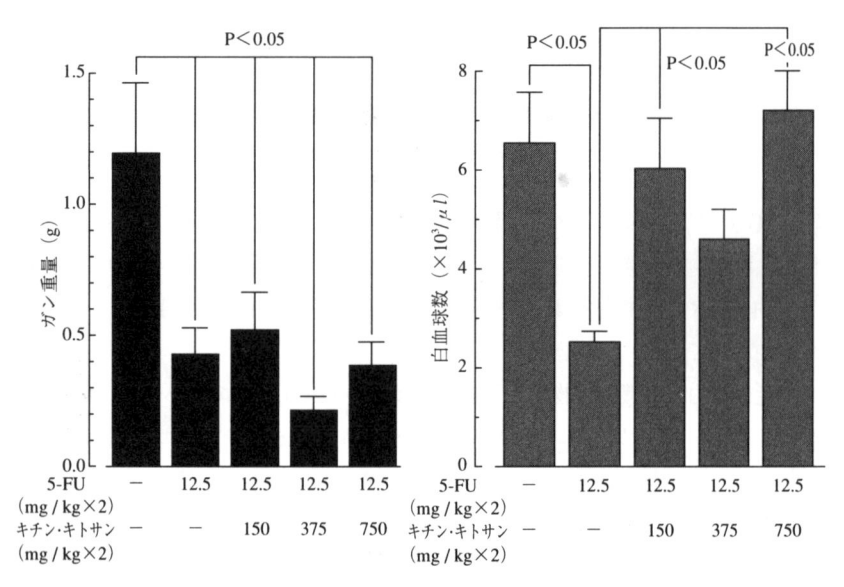

図 1-6-2　5-FU とキチン・キトサンの併用投与による抗腫瘍効果

図 1-6-3　Sarcoma180 担ガンマウスでの 5-FU 投与による白血球数に及ぼすキチン・キトサンの影響

れたことを示し,感染に対する抵抗力を維持することを意味している.

脾臓リンパ球数およびTリンパ球(キラーTリンパ球およびナチュラルキラーTリンパ球)数については,5-FU投与による脾臓重量の低下および脾臓リンパ球の減少がみられたが,キチン・キトサンを併用投与することによって,脾臓重量の低下および脾臓リンパ球数の減少や脾臓Tリンパ球の内のキラーT細胞(CD8陽性リンパ球)およびナチュラルキラーT細胞(NK1.1.T陽性リンパ球)の減少が阻止された(図1-6-4;1-6-5).リンパ球にはナチュラルキラーT細胞やキラーT細胞のようにガン細胞と正常細胞を見分け,ガン細胞だけを殺す働きをする細胞があり,ナチュラルキラーT細胞やキラーT細胞の減少はガンに対する抵抗力を弱める.即ち,ガン化学療法剤の投薬中止後のガン再発や転移を引き起こす可能性示している.したがって,キチン・キトサンによって5-FUによるガンに対する免疫機能の低下を阻止することはガン再発や

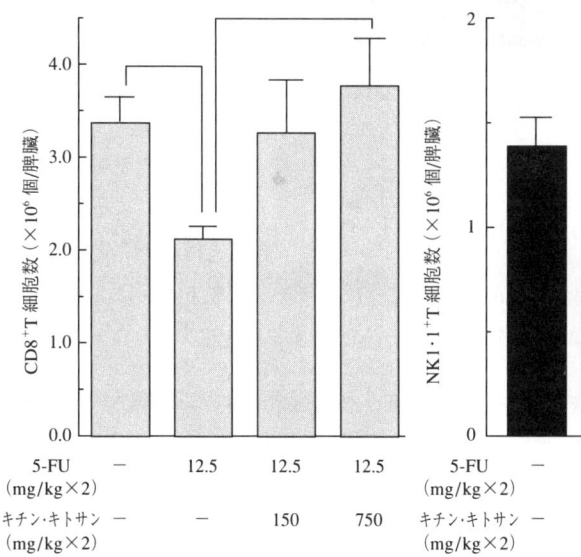

図1-6-4 C57BL/6マウスでの5-FU投与における脾臓CD8+T細胞数に及ぼすキチン・キトサンの影響

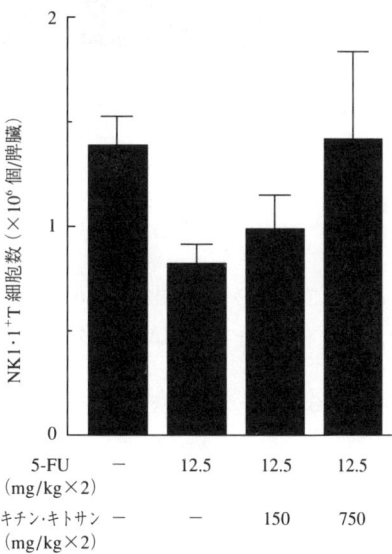

図1-6-5 C57BL/6マウスでの5-FU投与における脾臓NK1・1T細胞数に及ぼすキチン・キトサンの影響

転移を防止する可能性を示唆している.

5-FU の投薬中断は,白血球の減少と消化器障害による下痢が主な原因となっている.動物実験においても,5-FU 投与(12.5 mg / kg)においても小腸粘膜障害を引き起こしていることが,小腸粘膜酵素のシュクラーゼを指標として測定すると明らかに 1/3 まで低下していることがわかり,粘膜が障害されている(図1-6-6).さらに,5-FU を倍量の 25 mg / kg を投与すると,下痢を引き起こし,この 5-FU による消化器粘膜障害はキチン・キトサンによって阻止された(図 1-6-6).このように,キチン・キトサンは 5-FU がもたらす下痢などの身体的苦痛を QOL 面から改善する可能性を示している.

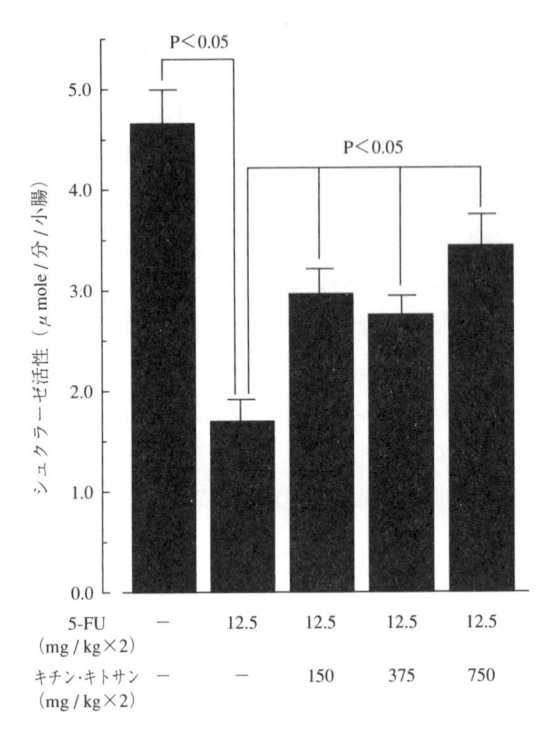

図 1-6-6 Sarcoma180 担ガンマウスでの 5-FU 投与におけるシュクラーゼ活性に及ぼすキチン・キトサンの影響

1-6-2 キチン・キトサンによる 5-FU への選択的なガン組織への移行
(ドラッグ・デリバリー・システム (DDS))

抗腫瘍剤 5-FU の開発の経緯は,ウラシルがガン組織に集まりやすいという性質を利用して,ウラシルの 5 位にフッ素をつけ,よりガン組織に集まりやすいように合成した化合物である[1].どのようにしてキチン・キトサンが 5-FU による抗腫瘍効果を維持しながら副作用を防止するのかを解明するために,ガ

ン組織容積量が約 1,000 mm³ になった担ガン動物に放射標識した［6-³H］5-FU（12.5 mg / kg, 18.5 MBq＝0.5 mCi / kg）を経口投与した．その結果，ガン組織への過塩素酸可溶分画および RNA 分画への 5-FU の取り込みに対してキチン・キトサンは影響を与えなかった．このことは，キチン・キトサンはガン組織への 5-FU の取り込みを阻害しないことを示し，5-FU の抗腫瘍効果には影響を与えないことを示している．

　キチン・キトサンは 5-FU 投与による小腸粘膜障害による下痢を防止することを見出した．図 1-6-7 に示すように，放射性 5-FU の投与 1 時間後でキチン・キトサンは小腸組織の過塩素酸可溶分画および RNA 分画への取り込みを明らかに阻害した．即ち，キチン・キトサンは 5-FU の小腸への取り込みを阻害し，5-FU による消化器障害による下痢を防止することを示している．動物

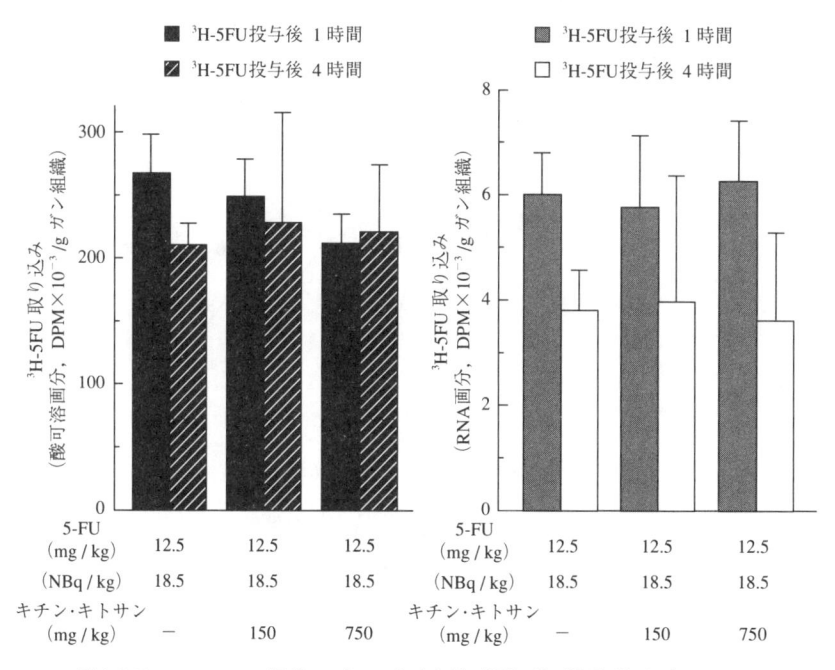

図 1-6-7　Sarcoma180 担ガンマウスにおけるガン組織の酸可溶分画および RNA 分画の ³H-5FU 取込みに及ぼすキチン・キトサンの影響

実験の結果を反映している．

脾臓組織への放射性 5-FU の取り込みもまた，放射性 5-FU 投与 4 時間後においてキチン・キトサン（750 mg / kg）併用において，脾臓への 5-FU の取り込みを阻害した．このことは，キチン・キトサンが 5-FU による免疫機能の低下を防止することを示している．

5-FU のガン細胞に対する殺細胞作用の特徴は，低濃度で長時間接触することによって発揮されることがすでに報告されている[4]．図 1-6-8 は，L-1210マウス白血病細胞に対する 5-FU の殺細胞作用を調べた成績で[4]，L-1210 細胞に 5-FU を 30 分だけ作用させた場合には，5-FU が 1 mg / ml 濃度で 100 万個のガン細胞が 10 万個に減少し，4 時間作用させたときは，100 μg / ml 濃度で 100 万個が 1,000 個に減少する．さらに 48 時間作用させると，1 μg / ml 濃度でガン細胞は死滅する．11 日間作用させると，0.1 μg / ml という低濃度でガン細胞全体を殺す．つまり，5-FU を低濃度で長時間，ガン細胞に接触させると，ガンに対する殺細胞効果を発揮し，5-FU の抗腫瘍効果を維持しながら副作用を軽くする可能性を示唆している．

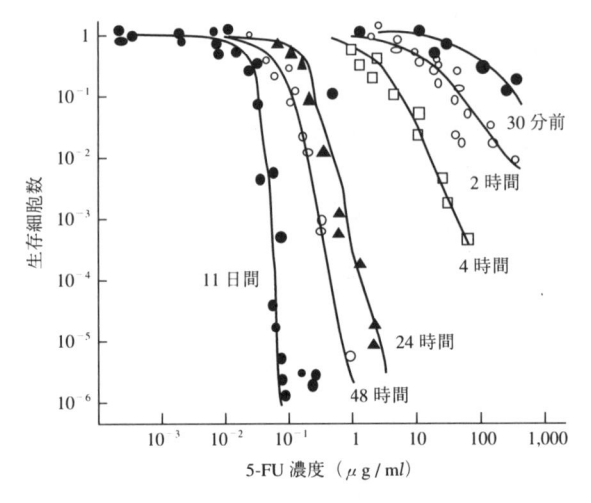

図 1-6-8　白血病細胞に対する 5-FU の殺細胞効果[4]

図 1-6-9 に示すように,5-FU (12.5 mg / kg) 投与すると,5 分後および 15 分後の血中 5-FU 濃度は各々 160 ng / ml および 200 ng / ml を示し,それ以降速やかに減少した.5-FU (12.5 mg / kg) 投与後の血中半減期 ($T_{1/2}$) は 30.9 分,血中最高濃度 (Cmax) は 195.4 ng / ml,血中濃度が最高に達する時間 (T_{max}) は 10.9 分,血中濃度時間曲線下面積 (AUC) は 168.5 ng·h / ml であった.一方,キチン・キトサン (750 mg / kg) を併用すると,15 分後の血中 5-FU 濃度は 130 ng / ml で 5-FU 単独投与と比較すると,明らかに減少している.キチン・キトサンと 5-FU 併用投与時の薬物動態を解析すると,$T_{1/2}$ は 59.6 分,C_{max} は 136.4 ng / ml,T_{max} は 7.5 分,AUC は 159.2 ng·h / ml であり,明らかにキチン・キトサンを併用することによって低濃度で長時間 5-FU が持続する傾向がみられた.このことは,キチン・キトサンが血中 5-FU 濃度を低く維持することで,ガン細胞に取り込まれ,正常組織には取り込まれにくいという状況を生体内で創り出し,5-FU による副作用の出現を防止していることを示した.

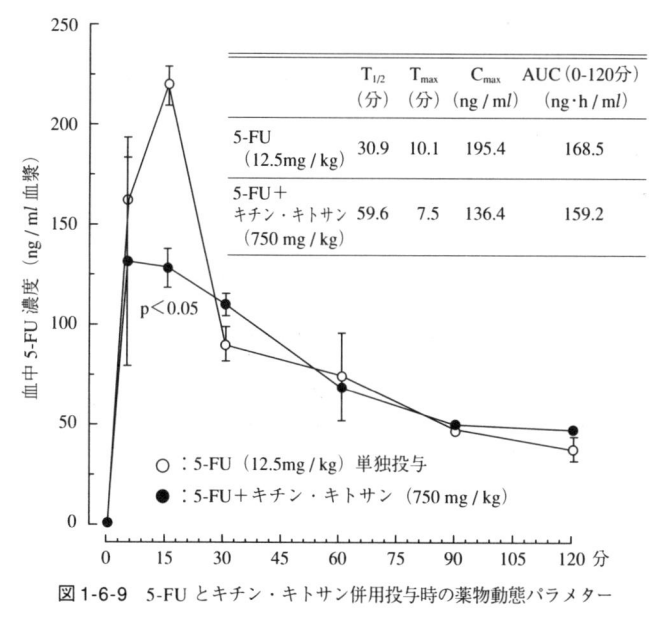

	$T_{1/2}$ (分)	T_{max} (分)	C_{max} (ng / ml)	AUC (0-120分) (ng·h / ml)
5-FU (12.5mg / kg)	30.9	10.1	195.4	168.5
5-FU＋キチン・キトサン (750 mg / kg)	59.6	7.5	136.4	159.2

図 1-6-9　5-FU とキチン・キトサン併用投与時の薬物動態パラメター

最近，キチン・キトサンで調整した薬物のマイクロスクフェアー製剤は薬物単独投与よりも血中濃度の低濃度の持続性を発揮することが知られている[5]．その機構は腸管での保持時間の延長による薬物吸収の徐放作用によるものと考えられている．このように，キチン・キトサンは免疫増強作用以外にも 5-FU のガン組織への選択的な DDS 作用を有しているものと考えられた．

6-3 おわりに

ガン化学療法剤の開発は，ガン細胞への直接的な殺細胞効果を狙うことが中心であった．そのために，ガン細胞だけでなく増殖能の高い正常細胞（骨髄細胞，腸粘膜細胞，免疫担当細胞，毛根細胞など）への悪影響が不可避的に伴ってきたという問題がある．5-FU も同様の問題を抱えている．このような一時的な副作用は結果的には免疫機能の低下を招き，それがガン化学療法剤の服薬中止後の再発ガンや転移ガンを生む恐れに結びついている．

このような矛盾のために，ガン化学療法剤の開発現場では，より効果的な抗腫瘍剤という「主作用の追求」よりも「副作用の軽減」に腐心している現実がある．当面はやむ得ないといえ，この路線――即ち「殺ガン細胞路線」の追求の先にガン患者のための QOL 薬剤が実現できるか？と，真剣に問い直す時期にきていると考えられる．キチン・キトサンの 5-FU の副作用低減は新たなガン治療の展開に一石を投じるものと思われる．

文 献

1) Duschinsky, R. ら：*J. Am. Chem. Soc.*, 79, 4559-4560 （1957）．
2) 相羽恵介：ガンと化学療法, 15, 392-408 （1988）．
3) Zhou, A. ら：*J. Trad. Med.*, 11, 62064 （1994）．
4) 白坂哲彦，木村禧代二：BIOCHEMICAL MODULATIONの基礎と臨床（金丸龍之介，小西敏郎 編），pp29-39，医学書院，1995．
5) Singh, U.V. and Udupa, N.：*J. Microencapsul.*, 15, 581-594 （1988）．

第2編 水産食品の嗜好性

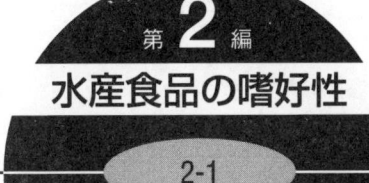

2-1 水産脂質の嗜好性

潮　秀樹
大島敏明
小泉千秋

　油脂を含む食品では，含まれている油脂の多寡により食味が変化する．多くの水産物には1年中で最も美味な季節があり，この季節を旬という．旬は漁獲が多くなる時期の他，魚が肥満して最も脂質含量が高い時期と一致することが多い．このように脂質は，それ自身うま味をもたないとしても，水産物のうま味発現に対して何らかの重要な役割を果たし，嗜好性を高めている可能性がある．水産食品に含まれる脂質で特徴的なのは，イコサペンタエン酸（EPA）やドコサヘキサエン酸（DHA）などの高度不飽和脂肪酸の存在である．1970年代に行われた疫学的研究により，これらの水産脂質の摂取が虚血性心疾患の発症率を低下させるものと考えられている[1〜5]．EPAはエイコサノイド生成酵素の基質としてn-6系のアラキドン酸（AA）と拮抗する．さらに，EPA由来のエイコサノイドはAA由来のエイコサノイドと異なった作用を示すために結果として血小板凝集抑制作用をもつと考えられている[6]．また，EPAは直接あるいは間接的に心疾患予防への期待から臨床薬としての利用も進んでおり[7]，心疾患のリスクファクターである血中トリグリセリドを低下させる作用[8]や抗不整脈作用[9]を有するとされている．一方，DHAが視覚の発達を促すことは広く認められているが[10]，行動学的に学習および記憶の能力を比較する際，それらの能力と視覚，運動能力および行動に対する動機づけの強さを完全に分離することが困難であるため[11]，DHAの投与が学習および記憶を改善するかどうかについては現時点では即断できない．EPAやDHAの生理機能については他にも多くの情報が得られているが，本章では省略した．詳細については他の総

説あるいは成書[12～14]を参照いただきたい．

2-1-1　トロはなぜうまいか

　水産脂質は種々の生理機能を有するため，ヒトはこれらを積極的に摂取し，身体の健常性獲得に役立てている可能性もある．そこで筆者らは市井において脂質の存在が重要視されるマグロのトロに注目し，ミナミマグロから調製した脂質あるいは大豆油とマグロエキスを混合したエマルジョンで官能検査を試みた．その結果，表 2-1-1 に示すように，対照の大豆油とマグロエキスのエマルジョンに比べて，マグロ油エマルジョンでうま味（$p<0.01$）および後味（$p<0.01$）が有意に増強された．二ノ宮[15]が同じ試料を用いてマウスの舌咽神経応答を調べたところ，マグロエキスのみの投与に比べてマグロ油エマルジョンの投与で応答が増大した（図 2-1-1）．さらに，マグロ油エマルジョンによる刺激直後の一過性の強い応答に続いて時間経過に伴って尻上がりの応答が認められたほか，舌の洗浄後に応答の持続傾向も認められた．一方，大豆油エマルジョンではその効果は小さかった．さらに，2-2 で述べられているようにマアジ油をマウスの舌に塗布し

表 2-1-1　マグロエキスの呈味の強さに及ぼす大豆油およびマグロ油添加の影響

項目	大豆油	マグロ油	有意差
うま味	10	25	$P<0.01$
塩味	11	24	$P<0.05$
甘味	25	10	$P<0.01$
後味	6	29	$P<0.01$

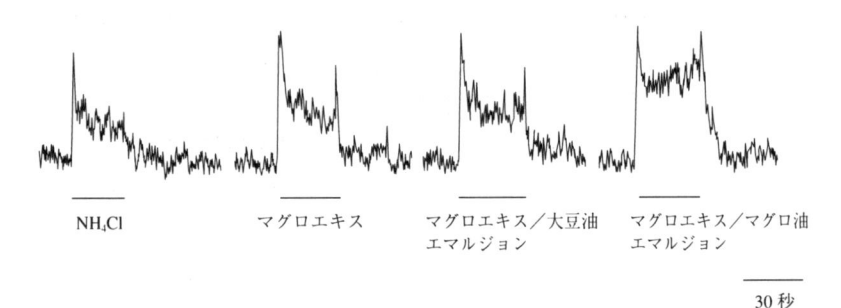

図 2-1-1　マグロエキスに対するマウス舌咽神経応答に及ぼす各種油脂添加の影響（二ノ宮[15]）

（NH₄Cl　マグロエキス　マグロエキス／大豆油エマルジョン　マグロエキス／マグロ油エマルジョン　30 秒）

た場合にも苦味の抑制効果が観察されている．また，郡山ら[16]は最近メバチ由来のマグロ油とエキスから調製したエマルジョンを用いて後味，甘味，うま味が増強され，苦味，先味，酸味が低下することを確認している．以上のことから，マグロなどが有する水産脂質にはヒトやマウスの呈味成分の受容，あるいはその後の情報伝達に影響を与える成分が存在するものと考えられた．また，マウスの神経応答においてマグロ油エマルジョン投与直後の一過性応答の後，時間経過に伴って応答が漸増したことから，マグロ油エマルジョンの効果は直接的な作用に加えて投与脂質の質的変化をも含めた複合的な作用が関与している可能性もある．次いで，水産脂質の特徴的な成分の一つであるEPAに注目し，そのエチルエステルとミナミマグロエキスの呈味成分組成を模して作製したグルタミン酸ナトリウム（MSG）およびイノシン酸ナトリウム（IMP）による簡易エキスからなるエマルジョンを用いて同様の官能検査を行ったところ，図2-1-2に示すようにうま味において有意な差が認められなかった．一方，DHAに富むトリグリセリド（DHA組成比49％）と簡易エキスからなるエマルジョンを用いて同様の官能検査を行ったところ，うま味の感受性が高まる傾向が認められた（図2-1-3）．したがって，DHAなどの水産脂質がヒトやマウスの味受容機構に影響を与え，うま味などの呈味に影響を与えるものと予想された．

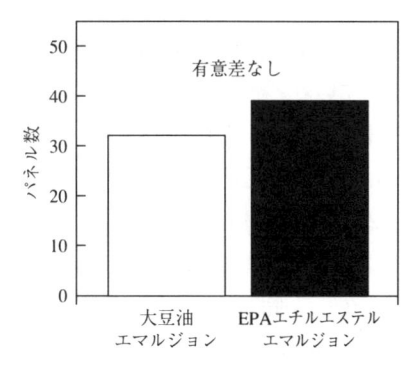

図2-1-2 モデルエキスのうま味の強さに及ぼすEPAエチルエステル添加の影響．

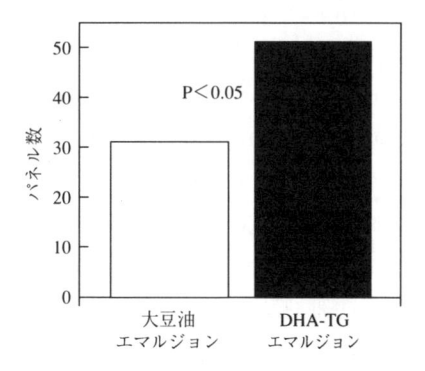

図2-1-3 モデルエキスのうま味の強さに及ぼす大豆油およびDHAに富むトリグリセリド（DHA-TG）添加の影響．

2-1-2 脂質が味覚に及ぼす影響

哺乳類は一般に味受容器として味蕾という器官を舌や咽喉部などの上皮に発達させている[17]．味蕾には味細胞が存在し，細胞先端部あるいは細胞内で化学刺激を受容して細胞基底部から刺激伝達物質を分泌し，神経細胞へと刺激を伝える．基本味のうち，うま味以外の受容機構については 2-2 に詳しいので省略する．一方，本稿で注目しているうま味の受容機構については，脳神経系でも重要な働きをするイオン性および代謝性グルタミン酸受容体の関与が示唆されているが[18~20]，結論は得られていないのが現状である．また，脂質が哺乳類の味覚や食餌の嗜好性に影響を与える可能性については，最近情報が増えつつある．Mattes[21] はヒトにおける食後の脂質代謝が経口脂質投与によって影響を受けることから，口腔器官が脂質を認識しうると推定している．Tsuruta ら[22] はラットがオレイン酸よりもリノール酸やリノレン酸を好むことを報告しており，炭素鎖長および二重結合の数が大きいものと小さいものを味覚あるいは嗅覚で識別するとしている．Gilbertson らのパッチクランプ法を用いた研究によると[23]，リノール酸，リノレン酸およびアラキドン酸などの遊離高度不飽和脂肪酸が味細胞遅延性整流カリウム電流を抑制し，膜電位依存性イオンチャンネルが開口して脱分極が起こることが示唆されている．一方，このような作用はトランスリノール酸，アラキドン酸メチルエステル，飽和脂肪酸およびモノエン酸には認められず，脂肪酸の構造に依存していると推定している．筆者らの官能検査において EPA エチルエステルに味覚に対する効果が認められなかったのは納得できるものである．さらに彼らは，この遅延性整流カリウム電流の抑制が強い系統のラットでは，脂質に対する嗜好性が弱まる傾向にあるとも述べている[24]．さらに，Fukuwatari ら[25] によると，有郭乳頭の味蕾を構成する細胞の細胞膜には脂肪酸輸送タンパク質が存在し，脂肪酸を味細胞内に取り込む可能性が示唆されている．二ノ宮によると，DHA は苦味を抑制するが，その機作としてトランスデューシンあるいはガストデューシンなどの G タンパク質を介する情報伝達経路の遮断が一部関与することが示唆されている[26]．

一般に食餌中の脂質はトリグリセリドの形で存在することが多い．これまでのところ，トリグリセリドが直接味覚に影響を及ぼすという報告は見あたらない．そこで，既報の知見をまとめてみると図 2-1-4 のようになる．トリグリセリドは有郭乳頭や葉状乳頭の von Ebner's gland から分泌されるリパーゼによって遊離脂肪酸に分解され，さらに VEG-P と呼ばれる結合タンパク質と結合

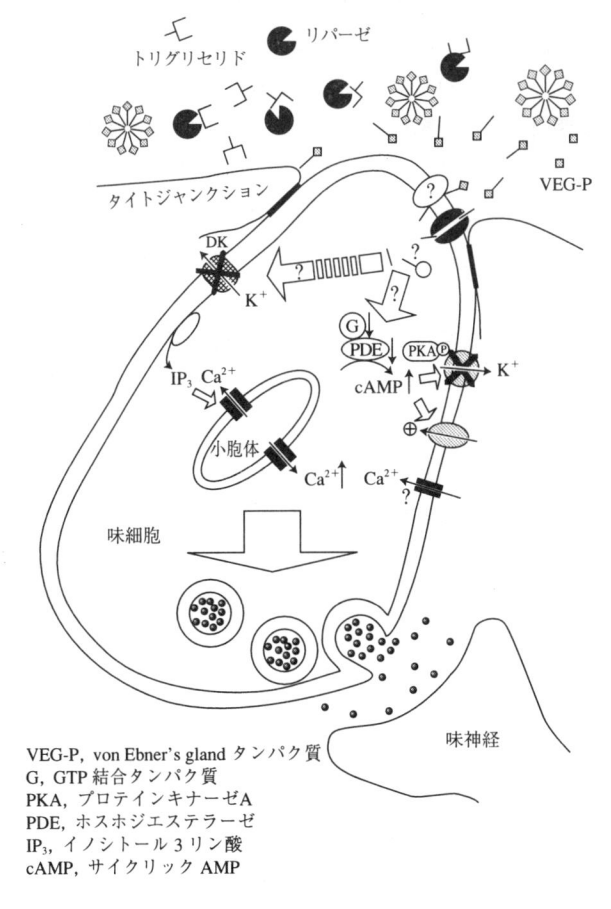

VEG-P, von Ebner's gland タンパク質
G, GTP 結合タンパク質
PKA, プロテインキナーゼA
PDE, ホスホジエステラーゼ
IP$_3$, イノシトール 3 リン酸
cAMP, サイクリック AMP

図 2-1-4　味細胞における脂質の受容機構の模式図.

することによって唾液中に分散される[27, 28]．分散された脂肪酸は味細胞の受容体と結合する，あるいは味細胞に存在する脂質輸送タンパク質と結合し，細胞内に取り込まれる．その後，一部はガストデューシンやトランスデューシンなどの G タンパク質，次いでホスホジェステラーゼ活性を抑制して細胞内 cAMP 濃度を上昇させる．その後，cAMP 依存性カチオンチャンネルを活性化させる，あるいはプロテインキナーゼ A を介して電位依存性カリウムチャンネルを抑制することにより，脱分極が起こる．一部は何らかの経路を経て遅延性整流カリウム電流を抑制し，膜電位が閾値以上に上昇することで膜電位依存性カチオンチャンネルが開口し，脱分極を起こす．次いで，脱分極刺激がそのまま刺激伝達物質の放出を促す，あるいは小胞体などの細胞内カルシウムイオンストアや細胞膜のカルシウムイオンチャンネルから細胞質にカルシウムイオンが導入され，その結果，刺激伝達物質が放出されて味神経に刺激伝達される．

　以上のような機構で脂質の味が認識されるものと考えられるが，他の 基本味に比べてその刺激の強さは弱いものと思われる．2-2 で述べられているように，甘味，苦味あるいはうま味などの細胞内情報伝達機構が関与する味と共存した時に，その基本味の増強や抑制などの作用を示す呈味補助物質としての役割が大きいのではないかと予想される．また，このような作用は現時点では遊離脂肪酸についてのみ認められているが，トリグリセリド，ジグリセリド，モノグリセリド，あるいはリン脂質や糖脂質などの脂質が味細胞に直接作用を示し，味覚ひいては嗜好性に影響を及ぼすかどうかについても今後研究の発展が望まれる．

　このように，脂質が直接的に味受容に関与し，嗜好性に影響を与えるという報告が増えつつあるが，やはり脂質酸化などによって生じた低分子アルデヒドなどの微量成分が嗅覚を介して受容される可能性を無視することはできない．Ramirez はラットが脂質の水溶性成分を嗜好すること，嗅覚器を破壊したラットで脂質に対する嗜好性が低下することを報告している[29~31]．また，牛肉の熟成香には微生物によって 1,000 種以上の低分子揮発性香気成分が生成してヒト

の嗜好性に影響を与えると考えられている[32]．したがって，二重結合を多く含み，低分子への分解が速やかに起こる高度不飽和脂肪酸に富む水産脂質は，味覚あるいは嗅覚に大きく影響を与え，嗜好性に関与する因子であると考えられる．

チョコレートなどに代表されるように脂質のテクスチャーが口腔内で大きく変化することも，広い意味での味の受容に大きな影響を与えているに違いない．脂質含量の高い水産物を生食する場合，5～15℃程度に冷やされて食されるが，一般的に融点の低い水産脂質が口腔内で直ちに融解し，テクスチャーが劇的に変化することは容易に予想できる．現時点ではこのようなテクスチャーの変化がヒトの感覚に好ましい影響を与えるかどうかは定かではないが，今後明らかにされるであろう．

嗜好性を議論する上で過剰摂取の問題を避けて通ることはできない．上述したように，n-3系のEPAとn-6系のAAの生理作用はお互いに拮抗することが多く，その摂取比が注目されている．そこで，多くの研究者たちが疾病との関連性からその推奨摂取比を提唱しているが，解決するには至っていない．現時点では，「第6次改訂日本人の栄養所要量」に示されたn-6系/n-3系＝4：1程度が妥当な値であると考えられる．一方，高度不飽和脂肪酸はアルデヒドなどの低分子化合物を経て他の脂質やタンパク質と連鎖的に反応し，炎症，ガンや動脈硬化などを引き起こす可能性がある[33~36]．そのため，n-6系/n-3系の摂取比より，その所要量を重視するべきとする考えもある．欧米では，1日の高度不飽和脂肪酸の摂取量が全摂取エネルギーの10％を超えないことを推奨しているが，これもトコフェロールなどの抗酸化物質の摂取量などと綿密に関連するため，結論が得られていないのが現状である．

いずれにしても，脂質が味覚や嗅覚などの化学受容機構に影響を及ぼすとともに触覚などの物理的刺激受容に対して影響を及ぼす物質であることは明らかであり，本稿で紹介した水産脂質も例外ではないものと思われる．機能性豊かな水産脂質をより効果的に摂取するためにも，脂質の呈味性の詳細が早急に明らかになることを望む．

文献

1) H. O. Bang and J. Dyerberg : *Acta Med. Scand.*, **192**, 85-94 (1972).
2) H. O. Bang and J. Dyerberg : *ibid.*, **200**, 69-73 (1973).
3) J. Dyerberg, H. O. Bang, and N. Hjorne : *Am. J. Clin. Nutr.*, **28**, 958-966 (1975).
4) J. Dyerberg and H. O. Bang : *Lancet*, **2**, 433-435 (1979).
5) H. O. Bang and J. Dyerberg : *Dan. Med. Bull.*, **27**, 202-205 (1980).
6) P. Needleman, A. Raz, M. S. Minkes, J. A. Ferrendel and J. A. Sprecher : *Proc. Natl. Acad. Sci. USA*, **76**, 944-948 (1979).
7) W. E. Connor : n-3 Fatty acids and heart disease, in "Nutrition and disease update: heart disease" (eds. by D. Kritchevsky and K. K. Carroll), American Oil Chemists' Society, 1994, pp.7-42.
8) P. J. Nestel : *Am. J. Clin. Nutr.*, **71**, 228-231 (2000).
9) J. X. Kang and A. Leaf : *Circulation*, **94**, 1774-1780 (1996).
10) M. M. Christensen, S. P. Lund, L. Simonsen, U. Hass, S. E. Simonsen, and C.-E. Hoy : *J. Nutr.*, **128**, 1011-1017 (1998).
11) P. E. Wainwright, H.-C. Xing, G. R. Ward, Y.-S. Huang, E. Bobik, N. Auestad, and M. Montalto : *J. Nutr.*, **129**, 1079-1089 (1999).
12) 藤本健四郎：化学と生物, **37**, 201-204 (1999).
13) 藤本健四郎編：水産脂質－その特性と生理活性, 恒星社厚生閣, 1993, 141pp.
14) J. X. Kang and A. Leaf : *Am. J. Clin. Nutr.*, **71**, 202-207 (2000).
15) 二ノ宮裕三：平成7年度水産物機能栄養マニュアル化基礎調査事業研究報告書. 79-86 (1996).
16) 郡山 剛, 木幡知子, 渡辺勝子, 阿部宏喜：日水誌, **66**, 876-881 (2000).
17) 最新味覚の科学, (佐藤昌康, 小川 尚編), 朝倉書店, 1997, 251pp.
18) N. Chaudhari, H. Yang, C. Lamp, E. Delay, C. Cartford, T. Than, and S. Roper : *J. Neurosci.*, **16**, 3817-3826 (1996).
19) N. Chaudhari and S. D. Roper : *Ann. NY Acad. Sci.*, **855**, 398-406 (1998).
20) N. Chaudhari, A. M. Landin, and S. D. Roper : *Nature Neurosci.*, **3**, 113-119 (2000).
21) R. D. Mattes : *Am. J. Clin. Nutr.*, **63**, 911-917 (1996).
22) M. Tsuruta, T. Kawada, T. Fukuwatari, and T. Fushiki : *Physiol. Behav.*, **66**, 285-288 (1999).
23) T. A. Gilbertson, D. T. Fontenot, L. Liu, H. Zhang, and W. T. Monroe : *Am. J. Physiol.*, **272**, C1203-C1210 (1997).
24) T. A. Gilbertson, L. Liu, D. A. York, and G. A. Bray : *Ann. NY Acad. Sci.*, **855**, 165-168 (1998).
25) T. Fukuwatari, T. Kawada, M. Tsuruta, T. Hiraoka, T. Iwanaga, E. Sugimoto, and T. Fushiki : *FEBS Lett.*, **414**, 461-464 (1997).
26) 二ノ宮裕三：イルシー, **59**, 53-65 (1999).
27) K. Kock, M. Blaker, and H. Schmale : *Cell Tissue Res.*, **267**, 313-320 (1992).
28) T. A. Gilbertson : *Curr. Opin. Neurobiol.*, **8**, 447-452 (1998).
29) I. Ramirez : *Am. J. Physiol.* **260**, R192-R199 (1991).

30) I. Ramirez : *ibid.*, **265**, 1404-1409 (1993).
31) I. Ramirez : *Appetite*, **18**, 193-206 (1992).
32) 沖谷明紘：日食工誌, **40**, 535-541 (1993).
33) S. Dargel : *Exp. Toxicol. Pathol.*, **44**, 169-181 (1992).
34) M. Suzukawa, M. Abbey, P. R. C. Howe, and P. J. Nestel : *J. Lipid Res.*, **36**, 437-484 (1995).
35) J. Etitsland : *Am J. Clin. Nutr.*, **71**, 197-201 (2000).
36) H. Esterbauer : *ibid.*, **57**, 779-786 (1993).

2-2 水産物の呈味成分と脂質の味覚応答

中島清人
村田裕子
笹本一茂
二ノ宮裕三

　日本人が好んで食べる魚類，貝類，海藻類などの水産物は，それぞれ独特のおいしさをもつものが多い．おいしさをもたらす主成分が判っているものはまだ少ないが，わずか数種の物質を混合するだけでズワイガニやウニなどの味をつくることができるとされている．また，産卵をひかえて脂の乗り切った旬の魚が年間で最も美味なことからわかるように，油脂もおいしさの重要な要素の一つとなっている．

　しかし，水産物の呈味成分や油脂がもたらす味覚の情報がどのように受容され，伝達・識別されているのかについてはほとんど何もわかっていない．

　本章では動物が水産物の呈味成分をどのような味として認識しているかということと，ヒトを含むすべての動物が嫌う苦味を魚油が抑制することに焦点を絞り，筆者らが実験で得た知見を中心に紹介する．また，本章の内容を理解しやすくするため，味覚の情報がどのように受容され，脳に伝達されるのかについて先に触れることとする．

2-2-1　味覚受容の神経生理学的基礎 [1〜3]

1）味覚受容器と神経支配

　食物がもつ味の情報は，口腔内に散在する多数の味蕾によって受容される．ヒトには約9,000個の味蕾があり，その約2/3は舌前部の茸状乳頭と舌後部の有郭乳頭および葉状乳頭に，また残る約1/3は軟口蓋，咽頭，喉頭蓋の上皮に分布している．これに対して実験動物の味蕾はヒトよりもずっと数が少なく，例えばラットでは総数1,265個のうち，15％が茸状乳頭，28％が有郭乳頭，36％が葉状乳頭，17％が軟口蓋，4％が喉頭蓋に分布しているとされている（図2-2-1）．

哺乳動物の味蕾は，それらが分布する部位によってそれぞれ異なる味神経の支配を受けている．舌前部にある茸状乳頭と舌後部側面にある葉状乳頭の一部の味蕾は，鼓索神経の支配を受けている．また，舌後部に並ぶ有郭乳頭（ヒトでは13～14個であるが，ラットやマウスでは1個）と葉状乳頭の多くの味蕾は舌咽神経の支配を，また口蓋（特に軟口蓋に多い）粘膜に分布している味蕾は大錐体神経の支配を，そして咽頭，喉頭，喉頭蓋粘膜に分布している味蕾は迷走神経（上喉頭神経）の支配を受けている（図2-2-1）．

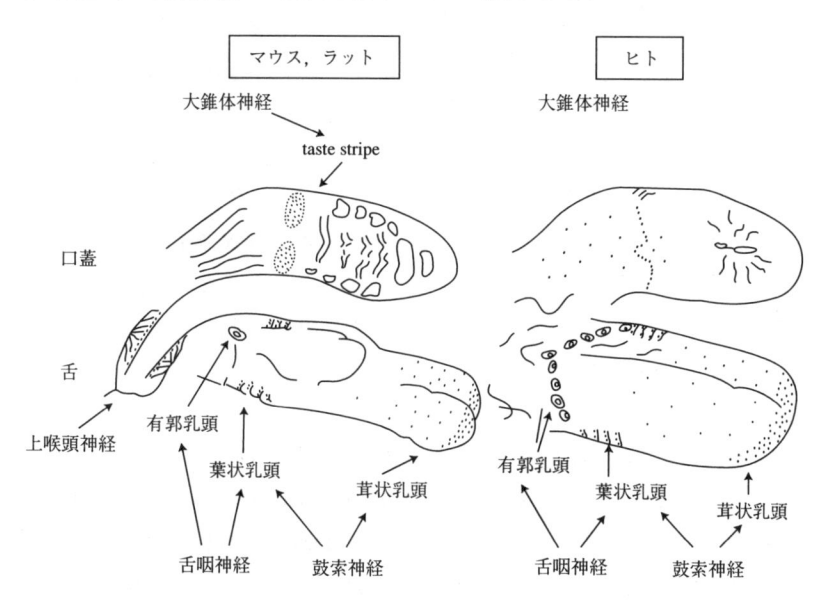

図2-2-1　マウス，ラットおよびヒトの舌，口蓋および咽喉頭における味蕾の分布と神経支配．"taste stripe"：軟口蓋にある味蕾の集合体．

1個の味蕾は数十個の味細胞からなる．各味細胞の先端部（受容膜）は味孔内に突出しているが，細胞間は受容膜の直下で密着結合を形成し，味物質の侵入を防ぐ構造になっている（図2-2-2）．

味細胞は上皮細胞から分化して生じるが，約10日毎に新しく置き換わる（ターンオーバー）．また，味蕾を支配する神経線維を切断すると，味蕾が変性

してついには消失するが、神経線維が再生するとともに味蕾も再生する。このことから、味蕾は神経から供給される未知の栄養因子により維持されていると考えられている。

味蕾には味細胞とシナプスを形成している味覚神経伝達線維のほかにも、上皮内に入って自由末端を形成し、触覚、圧覚、温覚、冷覚、痛覚などの一般体性感覚を伝達する線維（知覚神経）も多数分布している。食物の化学的な刺激は味覚神経を介して、また物理的な性状や構造に由来する食感（テクスチャー）、喉ごしなどは知覚神経を介して大脳に伝えられる。

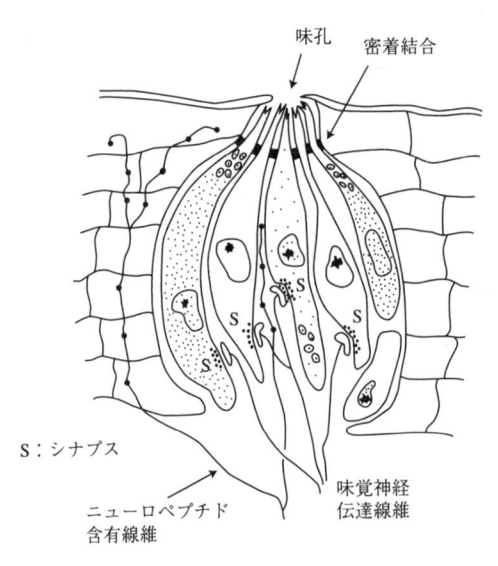

図2-2-2 哺乳動物の味蕾の構造

2）味の受容機構

脊椎動物の味細胞の構造と、味細胞における味物質の受容から神経インパルス発生までの機構を図2-2-3に示す。味物質が味細胞の受容膜を刺激すると、細胞電位が脱分極方向に変化する（静止時には細胞内が負に保たれているが、それが正方向に変化すること）。味細胞の基底外側膜には、脱分極すると開く電位依存性 Ca^{2+} チャンネルが存在し、この Ca^{2+} チャンネルが開口して細胞内に Ca^{2+} が流入する。その結果、神経伝達物質がシナプスに放出され、神経線維に活動電位（インパルス）が発生する。

受容膜に存在する受容体の種類は、甘味、塩味、酸味、苦味、うま味など基本味の種類によって異なるのはもちろん、同じ基本味の受容に関与する受容体が動物種によってかなり違うと考えられている。また、甘味、苦味、うま味の受容では、アデニレートシクラーゼ（AC）やホスホリパーゼCを介して産生

されるサイクリックアデノシン 3′, 5′-一リン酸（cAMP）やイノシトール 1, 4, 5-三リン酸などのセカンドメッセンジャーが細胞内情報伝達に関与していると考えられている．

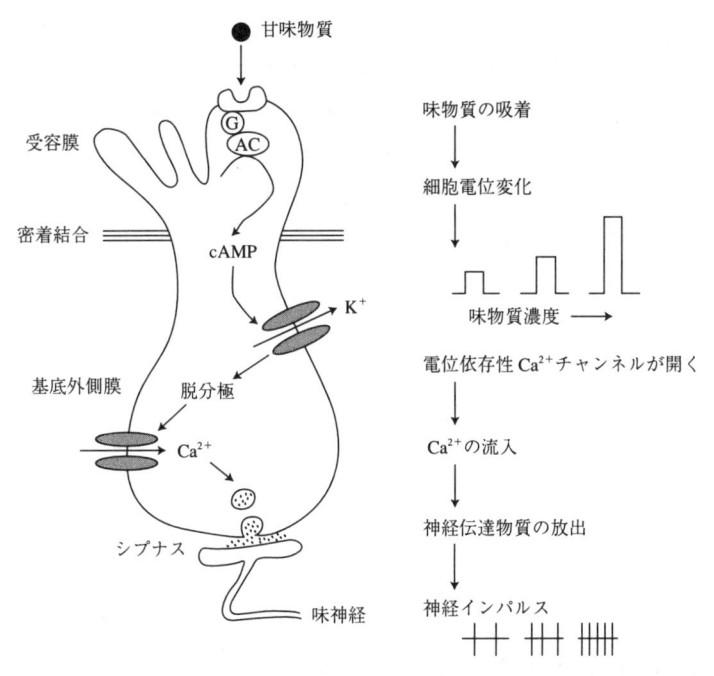

図 2-2-3　味細胞の構造および味覚情報の神経インパルスへの変換．甘味の受容では，甘味物質が受容体に結合すると，Gタンパク質（G）を介してアデニレートシクラーゼ（AC）が活性化されてcAMPを生じる．次いで cAMP が K$^+$ チャンネルをブロックすることにより，味細胞を脱分極に導く．

3）味応答の測定

味の情報は，インパルスとして味神経から脳に伝達される．そのため，味神経を伝わるインパルスを測定，解析することで，味の情報を定量的に評価することができる．インパルスは，そのまま数を数えたり，積分応答の形に変換して記録される．積分応答では，インパルスの頻度，すなわち味の強さに比例した大きさの応答を得ることができる（図 2-2-6 参照）．

1本の味神経は数百本の単一神経線維が集合してできているため，神経束を単一神経線維にまでほぐして味応答を記録することもできる．多くの単一神経線維は，複数の味質の情報を伝える．例えば，甘味，酸味，塩味の情報を伝える線維や，苦味，酸味の情報を伝える線維が存在する．しかし，単一神経線維のなかにはただ1種類の味質，例えば，うま味だけの情報を伝える線維も存在することが知られている[4]．このような単一神経線維が存在することは，うま味が甘味や塩味など他の味質とは独立した味覚情報伝達経路をもつ可能性を示唆する．

　動物がある物質をどのような味として感じているかを知る方法の一つとして，条件づけ味覚嫌悪学習を利用する方法がある．例えば，動物にショ糖溶液（条件刺激）を飲ませたあとで，嘔吐作用をもつ塩化リチウムや報酬性をもつカフェインなどの薬物（無条件刺激）を与えると，以後その動物は条件刺激と無条件刺激の結びつきを学習してショ糖溶液を飲まなくなる．この動物にいろいろな味溶液を提示すると，ショ糖とよく似た味をもつサッカリンなど甘味物質も嫌うようになるが（汎化），キニーネなど苦味や塩酸など酸味を呈する物質の摂取量は変わらない．

　一般に，動物は甘味や塩味を呈する溶液を好んで摂取するが，苦味や酸味を呈する溶液は嫌う．このような嗜好性のちがいは，一定時間における味溶液のリック数（ぺろぺろなめの回数）を測定することによって評価することができる．2種類の味溶液を48時間提示したときの摂取量を比較する二瓶選択法もあるが，この方法では味溶液の毒性や栄養など味覚以外の要素の影響を受ける．

2-2-2　水産物呈味有効成分の味の識別性

　水産物に特有の味をもたらす物質として，タウリン（アサリ），ベタイン（アワビ，ズワイガニ），コハク酸（アサリ），L-メチオニン（バフンウニ）が知られている．これらの呈味成分を含むいろいろな物質の味を，マウスがどのように識別しているかを味覚嫌悪学習実験で調べた．

　まず図2-2-4には，呈味成分の各種味溶液に対するリック抑制率を示す．タ

ウリン，ベタイン，コハク酸，L-メチオニンに対するリック抑制率は85～95％を示していることから，動物はこれらの条件刺激の忌避を学習していることがわかる．4種類の味溶液のなかで，L-メチオニンの汎化パターンに際だった特徴がみられ，他の味溶液に対する摂取量にはほとんど影響を与えていない．このことから，動物はL-メチオニンの味を他の味溶液とは極めて異なるものとして感じていることが類推される．それに対して，コハク酸ではMSGなどにも強く汎化しており，動物はコハク酸とMSGを類似の味として感じていること

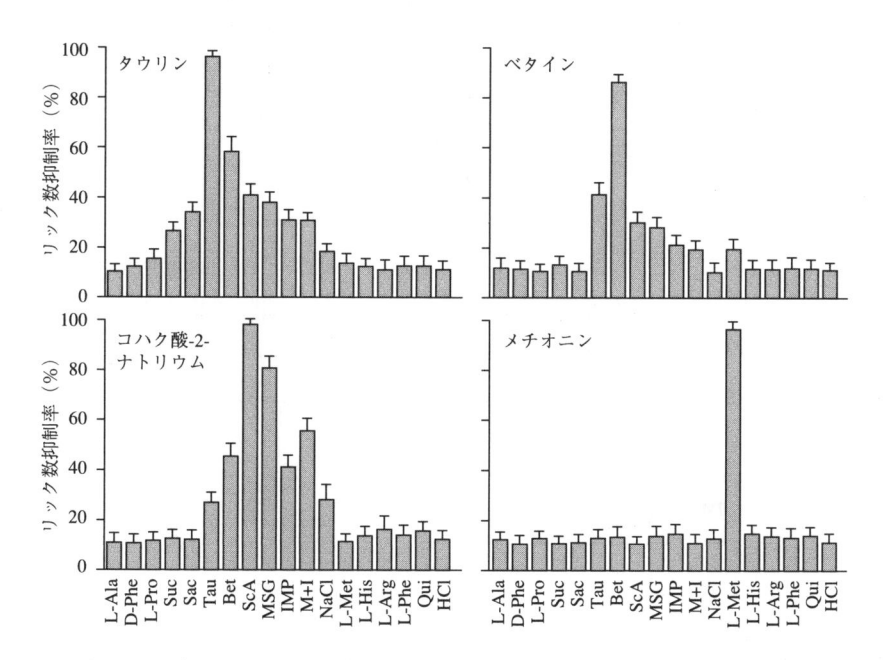

図2-2-4 水産物呈味有効成分で味覚嫌悪条件づけしたマウスの各種味物質に対する汎化．
L-Ala：0.1 M L-アラニン，D-Phe：0.1 M D-フェニルアラニン，L-Pro：0.1 M L-プロリン，Suc：0.3 Mショ糖，Sac：0.02 Mサッカリンナトリウム，Tau：0.3 Mタウリン，Bet：0.3 Mベタイン，ScA：0.1 Mコハク酸-二-ナトリウム，MSG：0.1 M L-グルタミン酸ナトリウム，IMP：0.01 Mイノシン酸ナトリウム，M+I：0.03 M MSG+0.3 mM IMP，NaCl：0.1 M塩化ナトリウム，L-Met：0.1 M L-メチオニン，L-His：0.1 M L-ヒスチジン，L-Arg：0.1 M L-アルギニン塩酸塩，L-Phe：0.1 M L-フェニルアラニン，Qui：0.1 mM 塩酸キニーネ，HCl：1 mM 塩酸

が類推される．同様にタウリン，ベタインの場合もそれぞれ互いにリック数の減少をもたらしており，うま味物質群に対しても弱い汎化がみられる．したがって，これらの物質の味は識別できるものの，かなり複雑なものであることが類推される．

各種味物質間の汎化パターンの類似度を求め，その相関係数をもとに多次元尺度構成法で三次元に展開したものが図 2-2-5 である．この味覚空間では，応答が類似する物質ほど近接した位置に表示される．クラスター分析により，相互に有意の相関を示さない群に分けられた物質群を四角で囲んだ．コハク酸,

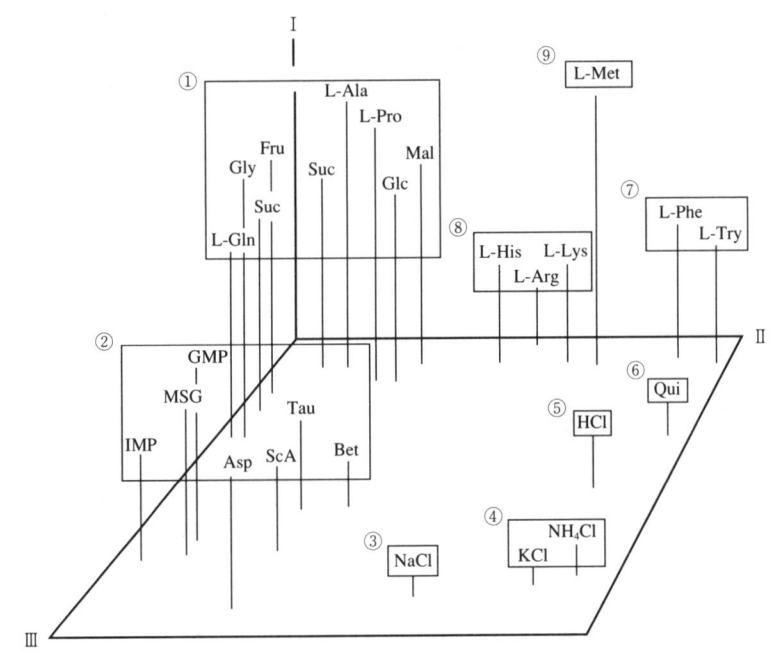

図 2-2-5 マウス行動応答における各種味物質間の類似度（多次元尺度構成法により得られた味覚三次元空間）．Fru：0.3 M果糖，Gly：0.1 Mグリシン，L-Gln：0.1 M L-グルタミン，Glc：0.3 Mブドウ糖，Mal：0.3 M麦芽糖，GMP：0.01 Mグアニル酸ナトリウム，Asp：0.1 M アスパラギン酸，KCl：0.1 M塩化カリウム，NH₄Cl：0.1 M塩化アンモニウム，L-Try：0.03 M L-トリプトファン，L-Lys：0.1 M L-リジン塩酸塩を含む27種の味物質は，クラスター分析により9群に分類される

タウリン，ベタインはいずれもうま味グループに分類されたが，L-メチオニンは9番目の独立したグループを形成している．

鼓索神経と舌咽神経における単一神経線維の応答を解析した結果では，図2-2-5に示す種々の味物質はその応答の類似度から，(1) 糖，サッカリンなど甘味物質およびグリシン，L-アラニン，L-プロリンなど甘味アミノ酸，(2) 塩化ナトリウム（塩味物質），(3) 塩酸，塩化カリウム，塩化アンモニウム，(4) 塩酸キニーネおよびL-フェニルアラニン，L-トリプトファンなど苦味アミノ酸，(5) グルタミン酸，アスパラギン酸，イノシン酸などうま味アミノ酸および核酸関連物質，(6) L-アルギニン，L-ヒスチジンなど塩基性アミノ酸の6群に分類されることがわかっている[5]．

したがって，実際の味物質に対する識別性は，神経応答レベルよりも行動応答レベルのほうが高いことになる．すなわち，神経応答では塩酸と塩化カリウムおよび塩化アンモニウムが識別されないが，行動応答ではそれらを識別している．また，行動応答では塩酸キニーネとL-フェニルアラニンおよびL-トリプトファンも同様に識別する．このことは，ある意味では当然のことであり，行動応答レベルでは，鼓索神経と舌咽神経以外にも大錐体神経や迷走神経を介する味の情報や匂（L-メチオニンなどにおいて強く示唆される）の情報を含めた化学感覚全体の情報を用いて味の識別を行っていると考えられる．

2-2-3 魚油および脂肪酸の神経応答に及ぼす影響

1）魚油による苦味抑制効果

水産物に含まれる油脂の味覚に及ぼす役割はどのようなものであろうか．先に述べたように，旬の魚は脂がのって最もおいしい．また小泉[6]によれば，ミナミマグロの赤身と脂肉（トロ）の食味を比較すると，うま味の点では脂肉が好ましく，また脂肉はマグロ油添加赤身と同程度でサラダ油添加赤身よりは好ましい．そこでマアジ，マグロ，大豆の油をマウスの舌に塗布したときの各種味溶液に対する鼓索神経の応答を調べた．

図2-2-6に示すように，マアジ油の場合は塩化アンモニウム，塩化ナトリウ

ム，塩酸，ショ糖に対する応答の大きさはいずれもほとんど変化していないが，苦味物質である塩酸キニーネとデナトニウム（ヒトで最も苦い）に対する応答が顕著に抑制されている．また，MSG に対する応答では，マアジ油処理後に水で洗浄したときの応答（off 応答）の持続がみられる．マグロ油の場合もほぼ同様の効果がみられたが，大豆油ではマアジ油やマグロ油に比べて効果は小さかった．

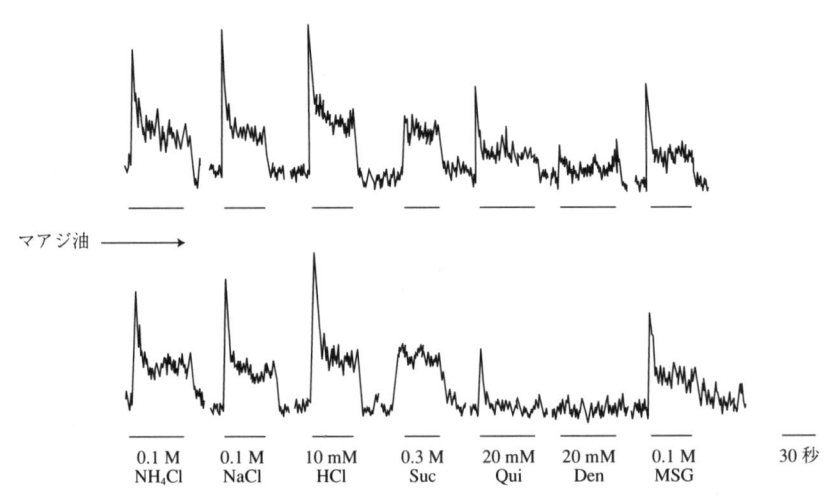

図2-2-6 マウス鼓索神経味応答のマアジ油舌処理による影響．Den：デナトニウム

鮮度の高い魚油自身には味神経応答はみられない．したがって，魚油自身には呈味効果はないが，苦味を抑制するとともに，うま味の後味を持続させる効果のあることが類推される．

魚油の鮮度が下がると，魚油自身による味神経応答がみられるようになり，苦味抑制効果はほとんど消失した．このことは，魚油が酸化されると刺激性の高い物質の濃度が増加し，苦味を抑制する有効成分の濃度が低下することを示唆している．

2）脂肪酸による苦味抑制効果

植物と海産動物の油脂の脂肪酸組成を比べてみると，植物油はオレイン酸と

リノール酸を主とするが，魚油はオレイン酸に加え，イコサペンタエン酸（EPA）やドコサヘキサエン酸（DHA）などの高度不飽和脂肪酸を多く含むのが特徴である．そこで，先に述べた魚油による苦味抑制効果の有効成分が何かを明らかにするため，脂肪酸のエチルエステルをマウス舌に塗布したときの各種味物質に対する鼓索神経応答を調べた（図2-2-7）．

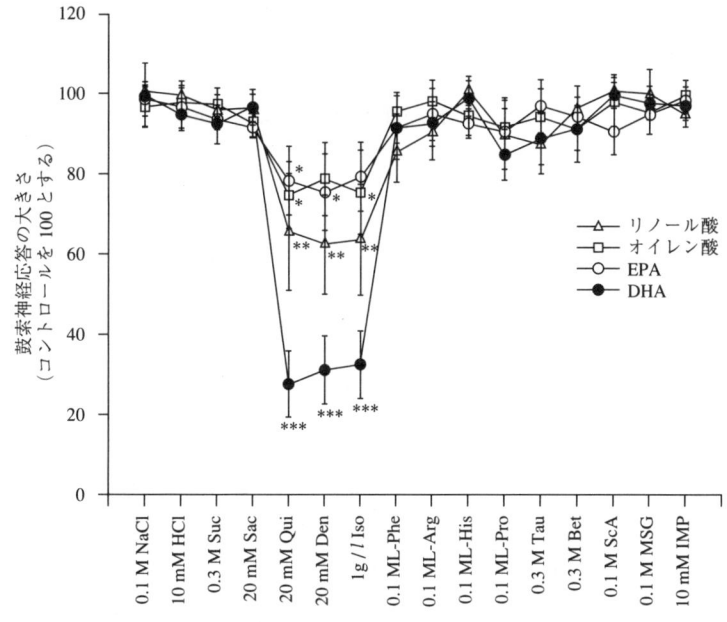

図2-2-7 マウス鼓索神経各種味応答のリノール酸，オレイン酸，EPA，DHA舌処理による変化．Iso：イソフムロン．＊＊＊：$p<0.001$，＊＊：$p<0.01$，＊：<0.05（t-検定）

塩味，酸味，甘味，うま味物質に対する応答は，いずれの脂肪酸の場合もほとんど変化がみられない．しかし，苦味物質に対する応答は，リノール酸，オレイン酸およびEPAによる処理でそれぞれコントロールの70％前後に，また，DHAによる処理ではコントロールの20％近くまで減少している．

これらのことは，魚油による苦味抑制効果の有効成分がその構成脂肪酸によることと，DHAが他の脂肪酸と比べて際だって強い苦味抑制効果をもつことを

示唆している．

　苦味物質に対する応答は，鼓索神経よりも舌咽神経の方が強い．また，トリグリセリドを加水分解するリパーゼの口腔内への分泌は，有郭乳頭の基部に開口するフォンエブネル腺からのものに限られる．そのため，脂肪酸による苦味抑制効果が舌咽神経でより強く現れる可能性が考えられる．そこでこのことについて検討したところ，鼓索神経とほぼ同様の効果がみられることを確認することができた．

2-2-4　脂肪酸の行動応答に及ぼす影響

　リノール酸やDHAなどの脂肪酸が苦味刺激に対する味神経応答を抑制するならば，これらの脂肪酸をマウスに与えたあとで苦味溶液を飲ませると，その摂取量が増加することが考えられる．そこで，各種味溶液に対するリック数が，脂肪酸による舌処理でどのように変化するかを調べた．

　まず，脂肪酸のエチルエステルを用いた場合は，塩酸キニーネとデナトニウムに対するリック数がDHAとリノール酸による処理で増加していたが，オレイン酸による処理では変化がみられなかった．脂肪酸のナトリウム塩を用いた場合も同様に，塩酸キニーネに対するリック数がDHAでは増加していたが，オレイン酸では変化がみられなかった．苦味物質以外の味溶液に対するリック数は，いずれの脂肪酸による処理でも変化がみられなかった．

　これらの結果は，DHAやリノール酸が苦味溶液に対する嗜好性を部分的に増大させていることを示している．また，DHAによる苦味嗜好性の増大がエチルエステルとナトリウム塩とで変わらないことから，脂肪酸鎖が効果の発現に重要であると考えられる．

2-2-5　脂肪酸による苦味受容体活性化の阻害

　苦味物質の受容と細胞内情報伝達にはいくつかの異なる経路が提唱されているが，そのうちの1つとして，受容体-Gタンパク質（トランスデューシンまたはガストデューシン）-ホスホジェステラーゼ—細胞内cAMP濃度の減少を

介して細胞興奮に導くとするものがある[2,3]. また，苦味物質に対する応答がこの経路を介するかどうかを調べるための方法として，苦味受容体活性化の程度を指標とした in vitro アッセイ法が開発されている[7].

そこで，脂肪酸による苦味抑制効果の発現機序について，このアッセイ法を用いて検討した．その結果，DHA とオレイン酸（それぞれエチルエステルおよびナトリウム塩）で苦味受容体活性化の阻害がみられたが，阻害の程度はオレイン酸よりも DHA が明らかに大きいことがわかった．このことから，DHA やオレイン酸が苦味物質と受容体との結合を阻害するか，または受容体と G タンパク質の共役に干渉していることが推察される．

苦味を抑制する作用をもつ物質の種類は非常に少ない．DHA 以外では，Katsuragi and Kurihara[8] がホスファチジン酸と β-ラクトグロブリンから構成されるリポタンパクに苦味抑制効果があることを報告している．彼らは，このリポタンパクが疎水性膜でコートした水晶振動子によく吸着することから，受容膜の疎水性領域に吸着し，疎水性の強い苦味物質の受容サイトを塞ぐことにより，苦味抑制に働くと考えている．しかし，先に述べた脂肪酸による苦味抑制効果が炭素数の最も多い DHA に際だっているという事実を考慮すると，受容膜への非特異的吸着のみによってその効果をもたらしている可能性は低い．脂肪酸と苦味受容サイトとの間で何らかの構造活性相関があると考えるのが妥当であろう．

最近の味覚受容機構に関する研究では，脂肪酸が受容膜の K^+ チャンネルを阻害して細胞を脱分極に導くことや[9]，特異的なトランスポーターを介して脂肪酸が細胞内に流入し，Ca^{2+} 濃度を増大させ，細胞応答をもたらす[10]など，直接味細胞を興奮させる可能性が示唆されている．したがって，今後，脂肪酸自身がもつ呈味効果と味覚への修飾効果を合わせて検討していく必要がある．

ごく最近，アマエビに多く含まれるアデニル酸には，本章で紹介した DHA と同じような苦味抑制効果があると報告されている[7]．したがって，これらの物質以外にも，特定の味を抑制するかあるいは増強する作用をもつ物質が存在

する可能性は大きい．おそらく，味を呈する物質に加え，味を修飾する物質が一体となってそれぞれの水産物のもち味を作り出しているのであろう．今後，それら物質の検索を進めるとともに，分子レベルでの味覚受容機構解明へと進展することが期待される．

文　献

1) 二ノ宮裕三：味の神経情報，最新味覚の科学（佐藤昌康・小川　尚編），朝倉書店，1997, pp.137-147.
2) 中島清人，勝川秀夫，二ノ宮裕三：日調科誌，**31**, 314-320（1998）．
3) 中島清人，勝川秀夫，二ノ宮裕三：同誌，**32**, 45-50（1999）．
4) Y. Ninomiya and M. Funakoshi : Quantitative discrimination among "Umami" and the four basic taste substances in mice, *in* "Umami : A basic taste" (ed. by Y. Kawamura and M. R. Kare), Marcel Dekker, 1986, pp. 365-385.
5) 二ノ宮裕三：化学刺激の応答からみた水産物のうま味の評価法の検討，平成6年度水産物機能栄養マニュアル化基礎調査事業研究成果の概要，水産庁研究部研究課，1996, pp.89-96.
6) 小泉千秋：水産物のうま味発現に対する脂質の役割，平成6年度水産物機能栄養マニュアル化基礎調査事業研究成果の概要，水産庁研究部研究課，1996, pp.69-82.
7) D. Ming, Y. Ninomiya and R. F. Margolskee : *Proc. Natl. Acad. Sci. USA*, **96**, 9903-9908 (1999).
8) Y. Katsuragi and K. Kurihara : *Nature*, **365**, 213-214（1993）．
9) T.A. Gilbertson, D. T. Fontenot, L. Liu, H. Zhang and W. T. Monroe : *Am. J. Physiol.*, **272**, C1203-C1210（1997）．
10) T. Fukuwatari, T. Kawada, M. Tsuruta, T. Hiraoka, T. Iwanaga, E. Sugimoto and T. Fushiki : *FEBS Lett.*, **414**, 461-464（1997）．

2-3 高分子成分の嗜好性

福家眞也
Khim Saw Lwin

　魚介類には美味な食材が多く，その低分子呈味成分について詳細な研究がなされてきた．その結果，呈味有効成分としてグルタミン酸，イノシン酸，グリシンなどの成分が共通に含まれること，従来，呈味成分とはされなかった無機塩類，なかでもナトリウムおよび塩化物イオンがともに呈味の中核を成す不可欠の成分であることなどが明らかにされた[1]．ズワイガニ，ホタテガイなどの成分の分析結果を基に作成したいわゆる合成エキスの官能評価からも，魚介類の味の大部分は低分子成分により説明できることが判明した．

　魚介類エキスの分析は，加熱した後，4倍量のエタノールを加えて除タンパクしたエキスについて行われてきた．しかし，合成エキスに天然のエキスを加えるとこくや濃厚感が増加すること，また，エキス窒素や乾物をベースとする回収率は，エタノール処理を施さない場合には，施した場合に比べて低いことなどから魚介類の呈味には，除去された高分子成分も関与していると考えられた．

　魚介類の高分子成分については，ホッコクアカエビ中の水溶性成分[2]およびホタテガイへのグリコーゲンの添加効果[3]が明らかにされている．しかし，加熱エキス中のそれら以外の成分に関する知見は乏しい．

　そこで，本節ではマダイ，エビ類，かつお節など加熱して美味なエキスが得られる魚介類に含まれる高分子成分についてまず述べ，次に関連すると考えられる多糖類およびペプチド成分について述べることとした．

2-3-1　マダイエキス中の高分子成分

　マダイのエキスは潮汁やスープストックとして賞味されている美味な食品である．このエキス中に含まれる高分子成分についてその組成および呈味効果に

ついて検討した.

1）エキスの抽出温度と成分

マダイをはじめとする魚介類のエキスは通常沸とう水により抽出されるが，低温で抽出した場合の味はどのようであろうか．そこで，50℃から95℃でマダイエキスを調製し呈味試験を行った．その結果，50℃（50℃ 30min HW は，50℃で30分間熱水抽出したエキスを示す）から65℃で抽出したエキスは非常に水っぽく，味がきわめて弱いが，75℃を越えるとだしらしい味が醸成されてくること，さらに80℃以上になると，弱い甘味とこくのあるだしらしい味になることが判明した．この抽出液を SDS-PAGE（SDS ポリアクリルアミド電気泳動）に付したところ，図2-3-1 に示したようなパターンが得られた．この図の1および3に示したように50℃抽出では，比較的低分子の位置（図の下半分の位置）に数種類のバンドが観察される．65℃（5と7）になるとこれらのバンドは

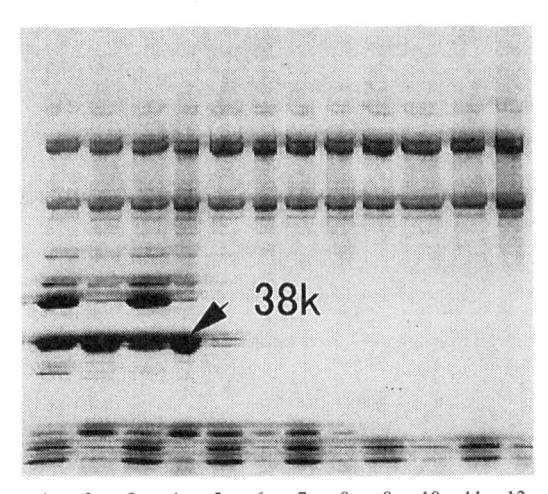

1. 50℃ 30 min HW
2.   EDTA（30 mM）
3.   60 min HW
4.   EDTA
5. 65℃ 30 min HW
6.   EDTA
7.   60 min HW
8.   EDTA
9. 75℃ 30 min HW
10.   EDTA
11.   60 min HW
12.   EDTA

図 2-3-1 抽出温度の違いによる成分の
HW：熱水抽出，EDTA：

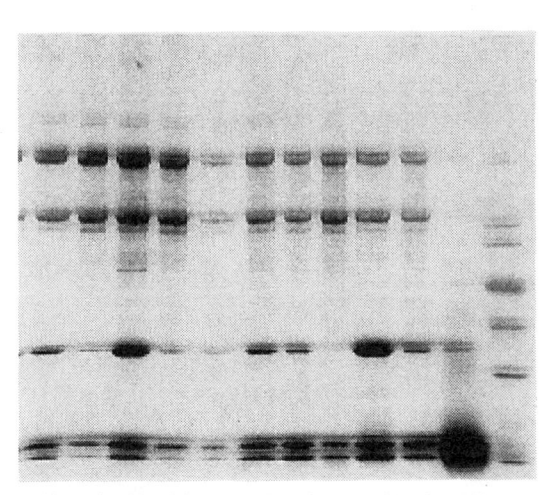

消失しはじめ，75℃（9 と 11）では完全に消失していた．しかし，95℃では再び比較的低分子の位置（13 および 15）に新たなバンドが現れている．このバンドは，分子量約 38,000 で分子量から考えるとトロポミオシンと一致している．また，Odense らのよると [4]，タラ筋肉を等量の 1M KCl とともに 10 分間程度加熱すると容易にトロポミオシンが得られると報告されている．したがって，ここで得られた成分は，トロポミオシンと推定される．

つぎに，酵素作用の関与を探るために，金属プロテアーゼの阻害剤であるEDTA（エチレンジアミン四酢酸）の影響を調べた．図 2-3-1 の 1 と 2, 3 と 4, 5 と 6 を比較すると明らかなように，EDTA の添加により生成が阻害されたと考えられるバンドが観察され，加熱途中でプロテアーゼが諸種のタンパク質を分解していることが明らかとなった．90℃で得られるエキスでは，EDTA を加えるとバンドの 14 あるいは 16 にみられるように，38k の成分が抑制されているがその理由

13. 90℃ 30 min HW
14.　　　　　　　EDTA
15.　　　60 min HW
16.　　　　　　　EDTA
17. 大根
18. にんじん
19. トマト
20. にんにく
21. たまねぎ
22. しょうが

違いおよびEDTA，植物エキスの影響
エチレンジアミン四酢酸

は不明である．また，だいこん，にんじん，トマト，にんにく，たまねぎ，しょうがなどの抽出物を加えて加熱するとトマトでは38k成分の生成が抑制されていた．

2-3-2 マダイの高分子成分の味に与える影響

生きているマダイを築地中央卸売市場にて購入し，即殺後，3枚におろした筋肉をダイス状に切り，水から1時間加熱してエキスの調製を行った．エキスに硫安を加え，40，60および80％で沈殿を集めた．これらの沈殿を透析後，エタノールエキス（マダイエキスに4倍量のエタノールを加え生じた沈殿を除去して得られる低分子成分よりなるエキスで，元のエキスの味を再現している）に加え呈味効果を調べた．

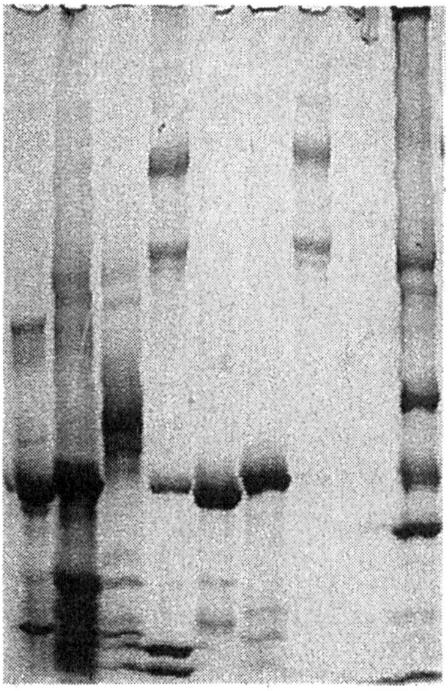

その結果，40％および60％硫安沈殿画分はともに濃厚感およびこくの増加が認められ，80％硫安沈殿画分には酸味の増加や全体の味をうすめる作用のあることが判明した．これら3つの沈殿画分を同時に加えると，濃厚感およびこくが増加しおいしくなることも明らかにされた．

硫安分画を行うと，40％硫安によりゼラチンの大部分は沈殿し，60％硫安によりゼラチンはほぼ完全に沈殿する．80％硫安ではゼラチンは認められず35～

205 k
116
97.4
66
45
29

1 2 3 4 5 6 7

1．アオヤギ　　　　5．トリガイ
2．ホッコクアカエビ　6．ホタテガイ
3．スルメイカ　　　7．メバチマグロ
4．マダイ

図2-3-2　各種魚介類熱水抽出液のSDS-PAGE

39 k の成分がおもな成分であった．この成分を Sephacryl S 300 カラムクロマトグラフィーおよび ODS, GS 320 などの HPLC（高速液体クロマトグラフィー）などにより精製し，エタノールエキスに添加すると，甘味，うま味などを増強する効果が認められた．

諸種の魚介類（アオヤギ，ホッコクアカエビ，スルメイカ，マダイ，トリガイ，ホタテガイ，メバチマグロ）の熱水エキス中にどのようなタンパク質が含まれるかについて SDS-PAGE により検討し，結果を図 2-3-2 に示した．いずれのエキスも水から抽出しているためか，パターンはかなり異なっている．マダイ（4）とメバチ（7）では，低分子成分がメバチに欠如している以外は類似していた．

2-3-3　エビ類の高分子成分

生きているクルマエビおよび冷凍のブラックタイガーを試料とし，マダイと同様の方法によりエキスの調製を行った．硫安分画後，DEAE Toyopearl 650M, Toyopearl HW 50 などを用いたカラムクロマログラフィーによりさらに精製した．それらの成分の呈味効果は以下のようであった．

冷凍ブラックタイガーでは 50％硫安分画成分は 5 つの成分に分離し，それらは 1（甘味を強める），2（甘味はさらに強くなる），3（甘味がわずかに強くなる），4（後味が強くこくおよび甘味がある），5（全体がまろやかになる）などであった．70％硫安分画成分では 2 成分が得られ，1（まろやかであるが渋みを感ずる）および 2（全体のまとまりがよく甘味を強める）の効果が認められた．90％硫安分画成分は 2 成分が得られ 1 つは味がうすくなる，もう 1 つは少しうま味を強める効果があると判定された．

クルマエビについては硫安分画成分を HPLC により精製した．HPLC により 5 つのピークが得られた．そのうちピーク 2 からは 21 k 成分，ピーク 4 からは 34 k 成分，ピーク 5 からは 39 および >21 k 成分が得られた．それらのエタノールエキスへの添加効果はそれぞれ順に，甘味と濃厚感の増加，まろやかさを与え甘味およびこくの増加，甘味とうまみの増加，不味になるなどであった．

クルマエビとマダイの高分子成分はいずれもゼラチンであることが明らかにしたが，ゼラチンの個々の成分についての検討は行わなかった．甘味およびうま味を増強する効果が強いと推定されるが分子量により異なる効果があるものと考えられる．

2-3-4 かつお節中の高分子成分

かつお節は長年日本人に親しまれてきた代表的な調味料の一つで，その低分子成分に関しても研究がなされてきた[4,5]．低分子呈味の呈味有効成分として，NaClの他，グルタミン酸，イノシン酸，乳酸，ヒスチジンなど11成分が明らかにされている．しかし，乾物および窒素の回収率が悪いためエタノール処理により得られる沈殿の乾物に対する回収率を測定したところ，沈殿は乾物の15％程度を占めることが判明した．

かつお節のだしを硫安により分画し，そのエタノールエキスへの添加効果を調べた．40％硫安分画成分は，うま味の持続，酸味を弱める，味全体を強める，60％硫安分画成分は，呈味効果に乏しい，80％硫安分画成分は味が薄く単調になる，などの効果が認められた．

2-3-5 多糖類

グリコーゲンはアサリ，カキ，ホタテガイなどの貝類の旬には増加し，味が向上する．ホタテガイの合成エキスにグリコーゲンを添加したところ，持続性，複雑さ，満足感，なめらかさなどが増し，濃厚感が強く天然のエキスに近い味へと変化した[3]．

食塩濃度を調節したチキンスープにキサンタンガムを加えると，Naイオンはガムにイオン結合されるために塩味は減少するが，スープのあつみは増加した．また，コーンスターチおよびジャガイモでんぷんは塩味に変化を与えることなく，キサンタンガムと同程度のあつみを増加させる効果が認められている．一方，グアー，カルボキシメチルセルロースNaでは，効果は劣るものの，あつみを付与する効果が認められている．キサンタンガムのようなイオン性の多

糖類は，Na イオンを結合する性質があるが，Ca や K イオンが存在すると，これらのイオンがよりガムに結合するため Na イオンは遊離し塩味が増加するとともにキサンタンガムのもつあつみを増加する作用も認められる．したがって，キサンタンガムを加えた場合の塩味は共存する陽イオンの量に左右される[6]．

2-3-6 オリゴペプチド

山下[7]は 3 日間貯蔵したニジマス筋肉より自己消化の結果生成したと考えられる 3 種類のペプチドを分離した．それらは，Ala-Pro-Pro-Pro, Ala-Pro-Pro-Pro-Arn-Ala-Thr-Gly-Phe-Lys-Leu および Val-Leu-Asp であり，4℃ 1 日貯蔵で筋肉中に分解産物として同定され，それぞれ α-アクチニン，ミオシン，α-アクチニンに由来すると報告されている[8]．

最近，カツオ，大豆タンパク，カゼインおよび鶏肉タンパクを酵素分解して得られる美味なエキス中のペプチドが単離され，その効果が明らかにされた．主なペプチドは Glu-Glu, Glu-Val, Asp-Glu-Glu, Glu-Glu-Asn などでこれらの混合物に IMP を添加するとうま味が強くなる[9]．

ペプチドの研究は水産物以外では多数の報告があるのでその一端を述べてみたい．大豆グロブリンおよびカゼインの酵素分解物から単離された，Glu 含有のペプチドは苦味をマスクする効果がある[10]．その中でも Glu-Glu, Glu-Asp, Glu-Gln-Glu, Glu-Glu-Glu, Ser-Gl-Glu などではその効果が大きい．また，ある種のチーズ[11]からは γ-Glu-Phe（うま味と弱い塩味および酸味），γ-Glu-Leu, γ-Glu-Tyr（酸味と弱い塩味）などが発見され，これらはチーズの風味形成に関与している．コンテチーズからは，カゼイン由来のリン含有ペプチドの存在も報告され[12]，チーズの味に関与していると推定されている．ナチュラルチーズは，発酵中にカゼイン由来の種々の苦味ペプチドを生成する．それらについては，総説[13,14]に詳述されているので参照されたい．また，同じ発酵食品である納豆では遊離アミノ酸に比べてペプチドの量が多く，苦味を有するペプチドが存在している[15]．

BMP（beef meaty peptide）は delicious peptide ともよばれ，牛肉のパパ

イン分解物中より単離され,8個のアミノ酸(Lys-Gly-Asp-Glu-Glu-Ser-Leu-Ala)より成ることが明らかにされた[16]．その後,BMPは牛肉を酵素分解しなくても含まれる成分であること[17],牛肉の風味形成に重要な役割を果たすこと並びに食塩あるいはグルタミン酸ナトリウム(MSG)との相乗効果がある点などが注目された[18]．しかし,最近これらの説に疑問を投げかける報告[19]が提出されている．また,このオクタペプチドの配列を,データベースを使って,現在まで報告されているタンパク質のアミノ酸シークエンスと比較したところ,モネリンIの4-10が類似した配列をもつが,完全に同じ配列を示すタンパク質は発見できなかった．

合成ジペプチドの呈味性については,桐村ら[20]により詳細な検討がなされ,それらは苦味,酸味,収斂味あるいは無味であるとされていたが,大山ら[21]は,Gly-Asp, Asp-Leu, Glu-Leuはうま味を,Ala-Asp, Val-Asp, Gly-Gluなどをはじめとする数種類のジペプチドは苦味の他にうま味をも有すると報告している．さらに,Gly-Asp-Gly, Val-Asp-Val, Ala-Glu-Ala, Val-Glu-Valなどのトリペプチドはうま味をもち,閾値はMSGとほぼ同じ(1.5 mM)であるという[22]．

文献

1) S. Fuke and S. Konosu : Physiol. Behav., Taste-Active Components in Some Foods : *A Rev. Jap. Res.*, **49**, 863-868 (1991).
2) 淺川昭彦, 山口勝巳, 鴻巣章二：日水誌, **28**, 594-599 (1981).
3) 渡辺勝子, 藍 惠玲, 山口勝巳, 鴻巣章二：日水誌, **37**, 439-445 (1990).
4) 鴻巣章二, 橋本芳郎：日水誌, **25**, 307-311 (1959).
5) 福家眞也, 渡辺勝子, 酒井久視, 鴻巣章二：日食科工誌, **36**, 67-70 (1986).
6) T. H. Rosett, S. K. Kendregan, Y. Gao, S. J. Schmidt and B. P. Klein : *J. Food Sci.*, **61**, 1099-1104 (1996).
7) 山下倫明：平成6年度水産物機能栄養マニュアル化基礎事業研究成果の概要, 144-146, 水産庁研究部研究課 (1996).
8) 山下倫明：平成7年度水産物機能栄養マニュアル化基礎事業研究成果の概要, 140-145, 水産庁研究部研究課 (1996).
9) K. Maehashi, M. Matsuzaki, Y. Yamamoto and S. Udaka : *Biosci. Biotech. Biochem.*, **63**, 555-557 (1999).

10) 荒井綜一：味覚の科学，朝倉書店，1981，pp.185-196.
11) F. Roudot-Algaron, L. Kerhaos, D. Le Bars, J. Einhorn and J. C. Gripon : *J. Dairy Sci.*, 77, 1161-1167 (1994).
12) F. Roudot-Algaron, D. Le Bars, L. Kerhaos, and J. C. Gripon : *J. Food Sci.*, 59, 544-547 (1994).
13) 的場輝佳：京大食研報告，41, 26-29 (1978).
14) F. Roudot-Algaron : *LAIT*, 76, 313-348 (1996).
15) 山崎吉郎：日家誌，38, 93 (1987).
16) Y. Yamazaki and K. maekawa : *Agric. Biol. Chem.*, 42, 1761 (1978).
17) A. M. Spanier and J. A. Miller : Food Flavor and Safety, ACS Symposium 528, *Am. Chem. Soc.*, 1992, pp.78-97.
18) K. Wang, J. A. Maga and P. J. Bechtel : *J. Food Sci.*, 44, 837-839 (1996).
19) J. Hau, D. Cazes and L. B. Fay : *J. Agric. Food Chem.*, 45, 1351-1355 (1997).
20) J. Kirimura, A. Shimizu, T. Ninomiya and N. Katsuya : *J. Agric. Food Chem.*, 17, 689-695 (1969).
21) S. Ohyama, N. Ishibashi, M. Tamura, H. Nishizaki and H. Okai : *Agric. Biol. Chem.*, 52, 871-876 (1988).
22) N. Ishibashi, K. Kouge, K. Shinoda, H. Kanehisa and H. Okai : *Agric. Biol. Chem.*, 52, 819-827 (1988).

2-4 呈味性と物性に及ぼすプロテアーゼの役割

山下倫明

　水産物は，漁獲後冷蔵され，数日以内に加工または消費されるが，低温下であっても魚肉の鮮度は時間経過とともに著しく低下し，生鮮食品および加工原料としての適性は大きく変化する．魚肉の品質を特徴づける筋肉のテクスチャーは筋原線維タンパク質および筋基質タンパク質によって主として形成されると考えられているが，貯蔵中の肉質軟化は，死後硬直以前，すなわち冷蔵貯蔵1日目ですでに進行することが知られている[1,2]．これまでの研究によって，この原因として筋肉タンパク質を特異的に分解するカテプシンLあるいはカルパイン，戻り誘発プロテイナーゼなどの酵素が作用するものと推定されてきた[3,4]．また，魚肉の貯蔵中に遊離アミノ酸量が増大することが知られており，これらの一部が核酸とともに死後変化過程における呈味性の上昇の要因となっており，プロテアーゼ，ペプチダーゼの関与が考えられる[3]．本章では，魚肉に含まれるプロテアーゼと貯蔵中のプロテオリシスとの関連性を述べるとともに，魚肉の自己消化を解析する最近の実験手法について解説する．

2-4-1 魚肉に分布するプロテアーゼと自己消化における作用

1) カテプシンBおよびL

　システインプロテアーゼに属するカテプシンとしてB，H，Lが魚肉に分布している[5-14]．死後の魚肉のpH弱酸性下で作用することから，肉質軟化との関連性が大きいと考えられる．Bはジペプチジルカルボキシペプチダーゼ，Hはアミノペプチダーゼとしての性質を示す一方，Lがエンドペプチダーゼとしての強い活性をもつ[5-14]．カテプシンBおよびLは，パパインと類似した性状の酵素であり，筋肉構造タンパク質に対して分解能をもつ．とくに，カテプシンLの基質特異性は広く，ミオシン，コネクチン，コラーゲンなどにに対して

強い分解活性を示す[7]．

産卵期サケを加工する際に軟弱化した魚肉，ときにペースト状のものがある．このような魚肉では，軟化に伴い筋形質，筋原線維，結合組織における種々のタンパク質の分解・低分子化が認められ，カテプシンLが軟化の原因酵素として同定された．この酵素は筋細胞間に分布するマクロファージ様食細胞に局在しており，性成熟に伴う著しい生理的変化と筋肉成分の極度の消耗によって起きた障害筋細胞を除去・再生するために，動員されたと推定されている．このように，産卵期サケ筋肉の軟化現象は，高カテプシン活性をもつ魚体の漁獲後，死後の貯蔵中に筋細胞周辺の食細胞から遊離したカテプシンLの作用によって筋肉構造タンパク質が分解された結果であり，とくに，冷凍した魚肉では氷結晶生成によって筋細胞の構造と食細胞が崩壊するため，それに局在するカテプシンが遊離して，解凍後の軟化が著しく促進されることが明らかにされている[4, 15]．

このようなカテプシンL活性の高い魚肉を原料としたすり身では，坐りおよび加熱の工程で著しいプロテオリシスが生じる[4, 15~17]．また，粘液胞子虫が筋細胞内に寄生した太平洋産メルルーサ（ヘイク，パシフィックホワイティング）では，粘液胞子虫由来のカテプシンL様プロテアーゼの活性が非常に強いため，すり身やフィレーの加工時に著しいプロテオリシスと製品の軟化融解がしばしば問題となる[18]．

ヒラメの異常軟化肉「フクロビラメ」[19]や産卵期のアユ[20]でも強いカテプシンL活性が認められており，成熟や飢餓などの生理的状態の変化に伴う筋肉カテプシン活性の増大が推定される．

タンパク性インヒビターの存在が動植物の組織に見いだされ，シスタチンスーパーファミリーと呼ばれている[21]．サケの場合，パパインに対する阻害活性は血清で非常に強く，また，プロテアーゼ活性の非常に強い肝臓や腎臓も強い阻害活性を示し，精巣や卵巣，体表にも比較的強い活性が認められる．また，サケからはシスタチン型インヒビターのほかにも，成熟卵から新しいタイプのシステインプロテアーゼインヒビターが単離されている[22]．シスタチンは熱安定性が高く，酵素との結合が強固であることから，食品加工におけるプロテア

ーゼ作用を抑制する目的に適している．ニワトリ卵白や家畜血清は，魚肉・畜肉加工品の製造工程で結着剤・増量剤としての目的で添加されることがあるが，これらには多量のシスタチンやトリプシンインヒビターが含まれているので，プロテアーゼの阻害作用が期待できる．また，水産廃棄物となっている魚類の精巣（白子）もシスタチンの抽出源として利用できる．近年のすり身不足を補う新しいすり身原料として肉質の悪い産卵期サケの利用が試みられている．プロテアーゼ活性の強い魚肉を利用するため，タンパク性インヒビターの応用が期待される [17]．

2）カルパイン

カルシウム結合ドメインをもつパパイン様プロテアーゼとして動物組織から見いだされた酵素であり，筋肉では筋原線維の Z 線に局在することから，畜肉・魚肉の自己消化・解硬に関与することが指摘されているが [23〜27]，タンパク性プロテアーゼインヒビターであるカルパスタチンが筋肉中に共存すること，カルパインのタンパク質に対する基質特異性はカテプシン L などと比べて厳密であることなどから，魚肉の自己消化との関連性は低いと考えられる．

3）セリンプロテアーゼ

魚肉からは，かまぼこの戻り現象の原因となる戻り誘発プロテイナーゼ群がみつかっている．合成基質に対してはトリプシン様の活性をもつ．これらのプロテアーゼは，生体内では不活性型の酵素として存在しており，食塩存在下で50〜60℃で加熱条件下で活性化され，熱変性した筋原線維タンパク質に作用し，消化するという特徴をもつものである [28〜32]．筋形質に分布するタイプと筋原線維に強く結合するものが見つかっており，筋肉に特異的な酵素であると推定され，精製酵素の構造と機能の解析が待たれる．

戻り誘発プロテイナーゼ群の活性を阻害することにより，加熱時のプロテオリシスを抑制することが可能である．ロイペプチン，大豆トリプシンインヒビターなどトリプシン様セリンプロテアーゼの阻害剤をすり身の擂潰時に添加することによって，すり身の加熱時の酵素作用による加熱ゲルの劣化を阻害することが可能であり，戻り誘発プロテイナーゼのタイプを同定するのに，利用さ

れている．また，天然物から酵素阻害物質をスクリーニングし，食品添加物として利用しようとする試みもある [33, 34]．

4）メタロプロテアーゼ

コラーゲン線維は筋細胞の周囲や筋隔膜に分布し，魚肉の硬さに関わる構造を形成している．死後変化におけるコラーゲン線維の分解が魚肉の軟化現象の主な要因であることが推定されている [1, 35~38]．コラーゲン分子は3本のα鎖サブユニットが三重らせん構造をとることから，プロテアーゼによる消化性に特徴があり，この三重らせん構造は特異的なコラーゲナーゼによって切断され，他のプロテアーゼではN末端およびC末端の非ヘリックス領域だけが水解されることが知られている [35]．一方，熱変性物であるゼラチンは種々のプロテアーゼによって速やかに水解されるほか，加熱によってもペプチド鎖が切断されるという性質がある．高等動物におけるコラーゲン代謝にはマトリックスメタロプロテイナーゼ（matrix metalloproteinase, MMP）の一群が関与しており，魚類組織にも分布していることから，MMPに属するコラーゲナーゼおよびゼラチナーゼが魚肉の自己消化に関与することが推定される [35, 39~41]．また，MMPに特異的なタンパク性プロテアーゼインヒビター（tissue inhibitor of metalloproteinases, TIMP）も報告されている [39]．

5）カテプシンD

アスパラギン酸型プロテアーゼに属するカテプシンDはpH 3~4付近で至適の活性をもち，魚肉のpHである5.5~7付近では活性を示さないことから，魚肉の自己消化への関連性は否定的である [3, 42, 43]．一方，馴れずし，しめさばなどの酸性条件で加工・貯蔵する食品では，遊離アミノ酸含量が増加する現象が知られているが，この過程には，カテプシンDなどエンド型プロテアーゼがタンパク質に作用して低分子化させるとともに，多数のペプチダーゼ群がアミノ酸生成に関与するものと推定される．ヘモグロビンを基質としたモデル実験ではカテプシンDとカテプシンAが協同的に作用し，アミノ酸を生成させることが明らかにされている [44~46]．

6) ペプチダーゼ群

ペプチダーゼ（エキソペプチダーゼ）は，ペプチド鎖を基質として，そのアミノ末端側またはカルボキシ末端から，アミノ酸またはジペプチド，トリペプチドを遊離させる活性をもつ酵素群である．魚肉の死後変化過程で作用し，アミノ酸やオリゴペプチドの生成に関与することが推定されている．これまで，魚肉中からは多数の酵素の存在が報告されているが，精製して酵素学的な性状を解析した例は少ない[47~50]．

アンセリナーゼは，魚肉に含まれるジペプチドであるアンセリンを基質として作用するペプチダーゼとして報告された[47]．

細胞内顆粒リソゾーム由来のプロテアーゼを総称してカテプシン群と呼ぶが，カテプシン系のエキソペプチダーゼとして，カテプシン A（カルボキシペプチダーゼ A），カテプシン C（アミノペプチダーゼ），カテプシン B（ジペプチジルカルボキシペプチダーゼ），カテプシン H（アミノペプチダーゼ）が知られている[50]．

アミノペプチダーゼの多くのタイプは Mn^{2+}，Mg^{2+}，Co^{2+} など金属イオンを活性中心にもつ金属型酵素であり，EDTA，o-phenanthroline，水銀イオンなどで阻害される[48~50]．

魚醤油，塩辛など水産発酵食品および塩蔵品の製造工程では筋肉や内臓など原料由来の複数の種々のタイプのプロテアーゼ・ペプチダーゼが作用し，ペプチド・アミノ酸の生成に関与するが[44~46, 51]，さらにその後の長期間の熟成過程で発酵微生物の影響を受けると推定される．

2-4-2 魚肉の貯蔵中に生じるプロテオリシスの解析

1) 魚肉自己消化におけるオリゴペプチド生成過程の解析

冷蔵した魚肉から75％エタノールでエキス画分を抽出し，減圧濃縮後，水に溶解したものを C18-Sep-pak カラムに吸着させ，50％アセトニトリルでペプチド成分を溶出し，さらにゲルろ過によって分子量約 500 以上の画分を分取した．得られた濃縮物を逆相 HPLC 分析によって分離したペプチド成分をプロテ

インシークエンサーによって，アミノ酸配列を決定した．

3日間冷蔵したニジマスの筋肉のエキス画分から精製したオリゴペプチド（P-1：APPP，P-2：APPPNATGFKL，P-3：VLD）を得た．このアミノ酸配列データをもとに，multiple antigen peptide 法[52]による固相合成系によってこれらの魚肉ペプチドに対する抗原を化学合成し，ウサギに免疫して抗血清を得た．この抗体を用いて，筋肉タンパク質における抗原に用いたペプチドの由来を魚肉タンパク質の免疫ブロット法によって調べたところ，抗 P-3 抗体は α アクチニンと，また抗 P-2 抗体はミオシン重鎖のバンドとそれぞれ反応したことから，これらの筋肉タンパク質の分解物であることが推定された（図 2-4-1）．さらに，この抗体を用いて，貯蔵中の魚肉におけるプロテオリシスを調べた結果，4℃で1日間冷蔵した魚肉では，分解物と考えれるバンドが観察された．以上の結果から，魚肉の冷蔵中において，1日間程度の高鮮度の状態でも，筋肉タンパク質の限定的な分解が生じることが明らかとなった．また，4℃・1日

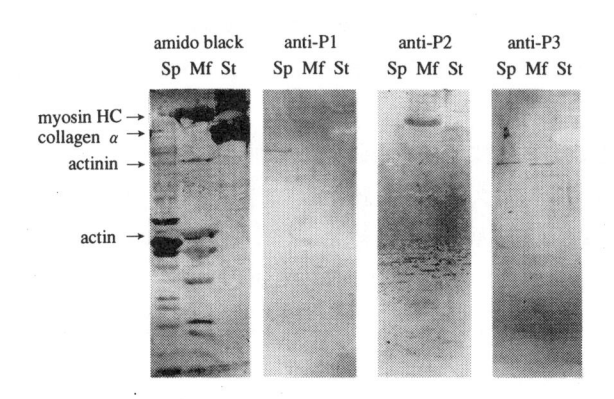

図 2-4-1 抗ペプチド抗体による免疫ブロット分析．
筋形質（Sp），筋原線維（Mf）およびストローマ（St）の 3 画分を SDS-PAGE（12％ゲル）で分離後，膜転写した．Amido black 色素によるタンパク染色およびペプチド P-1，P-2 および P-3 に対して作製したウサギ抗血清（anti-P1，anti-P2 および anti-P3）で発色した．ミオシン重鎖（myosin HC），コラーゲン α 鎖（collagen α），α-アクチニン（actinin）およびアクチン（actin）のバンドの位置を図中に示した．

間冷蔵したニジマス筋肉のエキス画分から精製したオリゴペプチドのアミノ酸配列分析の結果では，死後の自己消化過程で生成された数種類のペプチドも同定された．このことから死後貯蔵中の筋肉自己消化へのプロテアーゼの関与が明らかになった．さらに，ニジマス，マアジ，マダイの冷蔵過程において，LC-MSを用いるエキス画分中のペプチドの分析によっても，分子量300～700のオリゴペプチドが検出され，死後変化におけるペプチドの生成が検出されている．

　魚肉の自己消化は水産物の品質，とくに筋肉のテクスチャーと呈味性を変化させる要因として考えられ，魚肉に内在するプロテアーゼの関与が古くから示唆されてきたが，自己消化産物とその原因となるプロテアーゼを同定した研究例は，非常にプロテアーゼ活性の強い産卵期サケの研究などに限られており，一般の魚肉におけるプロテオリシスはプロテアーゼ活性が極めて低いため，これまで研究が進んでこなかった．このように，最新のペプチド分析手法を利用することによって従来の研究では解析できなかった微量成分とその反応を調べることが可能である．さらに，魚肉タンパク質の分解物であるペプチド配列をモデルとして，合成ペプチド基質を設計することにより，自己消化の原因プロテアーゼを同定できる．

2）肉質軟化に及ぼすプロテアーゼ阻害剤の効果

　貯蔵中の魚肉でタンパク分解作用を示すプロテアーゼを同定するため，各種プロテアーゼ阻害剤を尾柄部静脈に注入したニジマスおよびマアジを用いて，死後貯蔵中の筋肉における自己消化と肉質軟化との関係を調べた．

　魚肉の軟化を数値化するため，フィレーを1 cm厚の刺身状に切り，魚肉の横断面に鉛直方向から直径3 mmの円柱状プランジャーを用いて押し込み破断試験を行った．その破断強度を指標として，貯蔵中の魚肉のテクスチャーの変化を調べたところ，冷蔵10時間後に肉の硬さは上昇したが，その後は時間とともに低下した．一方，死後硬直は死後10～15時間で急激に生じた．

　これまでの研究でも魚肉のテクスチャーの死後変化に関する研究によって，肉質軟化は死後硬直前の非常に鮮度が高い状態で，速やかに生じることを報告

されており，筋細胞間のコラーゲン線維の分解によることが電顕観察によって推察されている[35〜38]．

このような冷蔵 1〜2 日程度で生じる軟化過程にプロテアーゼが関与するものと考えられた．冷蔵中の肉質軟化へのプロテアーゼの関与を明らかにするため，プロテアーゼ阻害剤の投与による軟化過程への影響を調べた（図 2-4-2）．活魚のニジマスを冷血動物用麻酔剤 MS222（100 ppm）で麻酔したのち，各プロテアーゼ阻害剤を $10\,\mu\mathrm{g}$ 静脈に投与した．その後 4℃ で 2 日間貯蔵したのち，肉質軟化の指標である肉の破断強度と遊離オリゴペプチド含量を測定した．

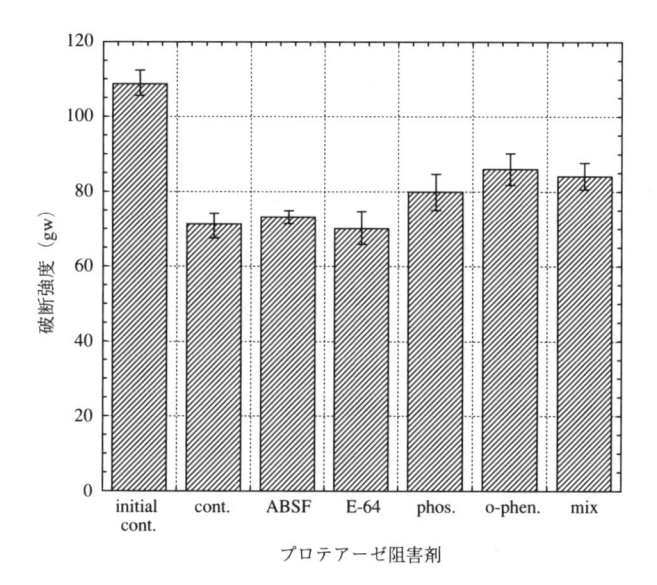

図 2-4-2 プロテアーゼ阻害剤の投与による肉質軟化への影響．
プロテアーゼインヒビター（$100\,\mu\mathrm{g}$ / ml ABSF，$100\,\mu\mathrm{g}$ / ml E-64，$100\,\mu\mathrm{g}$ / ml phosphoramidon，$100\,\mu\mathrm{g}$ / ml o-phenanthrolin またはこれら 4 種類をそれぞれ $100\,\mu\mathrm{g}$ / ml 含む混合物）を生理食塩水に溶解したもの 1 ml をマアジの尾柄部に投与したのち，4℃ での貯蔵試験を行い，1 日後の魚肉の破断強度を測定した．破断強度の測定は 1 cm 厚の刺身状肉片に対して直径 3 mm 円柱状プランジャーを用いて破断試験を行ったものであり，各試験区 5 尾の平均値を表す．生理食塩水の投与群を対照試験区とした（即殺直後：initial cont. および冷蔵 1 日後：cont.）．

このようにして，死後硬直と筋肉自己消化過程を調べた結果，いずれの魚種でも硬直直後の鮮度のよい魚肉でも肉質軟化が生じ，貯蔵中のオリゴペプチド量の増加が見られ，これらの現象へのプロテアーゼの関与が確認された．金属プロテアーゼに対する阻害剤である o-フェナントロリンを投与した魚体では肉質軟化が抑制され，金属プロテアーゼによる筋肉タンパク質の分解作用がテクスチャーおよびペプチド生成に主として関与することが推定された．さらに，パパインの静脈投与では肉質軟化およびオリゴペプチド生成が促進されたことから，血液中，すなわち筋細胞外のプロテアーゼ作用が魚肉のテクスチャーの変化やペプチド・アミノ酸の生成に関与することが明らかとなった．これはパパインによって筋細胞間の結合組織に分布するコラーゲン線維などテクスチャーに関与するタンパク質が分解されたためであると推察される．

以上の結果から，貯蔵中のプロテアーゼの作用が，肉質の重要な要素であるテクスチャーの軟化やアミノ酸・ペプチドの生成に直接的に関与することが明らかとなった．これらの変化にはセリンプロテアーゼ，システインプロテアーゼおよびメタロプロテアーゼに分類される数種の酵素が関与することが推定された．今後，さらにこれらの筋肉プロテアーゼの活性レベルを抑制または活性化させる水産物の加工技術・品質保持技術の開発によって，テクスチャーの変化や呈味性発現など魚肉の特性を制御できる可能性が考えられる．

文　献

1) 畑江敬子，玉利朱美夏，宮永邦子，松本重一郎：日水誌，**51**，1155-1161（1985）．
2) 豊原治彦，安藤正史：筋肉の物性変化，魚肉の死後硬直（山中英明編），恒星社厚生閣，1991，pp.42-49.
3) 牧之段保夫：魚筋肉プロテアーゼ，魚介類の微量成分（池田静徳編），恒星社厚生閣，1981，pp.81-142.
4) 山下倫明：日水誌，**60**，439-442（1994）．
5) M. Yamashita and S. Konagaya : *Comp. Biochem. Physiol.*, **95B**, 149-152（1990）．
6) M. Yamashita and S. Konagaya : *ibid.*, **96B**, 247-252（1990）．
7) M. Yamashita and S. Konagaya : *Nippon Suisan Gakkaishi*, **57**, 1917-1922（1991）．
8) K. Hara, A. Suzumatsu, and T. Ishihara : *ibid*, **57**, 1243-1252（1991）．
9) F. Aranishi, K. Hara, and T. Ishihara : *Comp. Biochem. Physiol.*, **102B**, 499-505（1992）．

10) T. Aoki, T. Yamashita, and R. Ueno : *Fisheries Sci.*, 61, 121-126 (1995).
11) S. T. Jiang, J. J. Lee, and H. C. chen : *J. Agric. Food Chem.*, 44, 769-773 (1996).
12) T. Aoki, T. Nakano, and R. Ueno : *Fisheries Sci.*, 63, 824-829 (1997).
13) F. Aranishi, H. Ogata, K. Hara, K. Osatomi, and T. Ishihara : *Comp. Biochem. Physiol.*, 118B, 531-537 (1997).
14) M. S. Heu, H. R. Kim, D. M. Cho, J. S. Godber, and J. H. Pyeun : *ibid.*, 118B, 523-529 (1997).
15) S. Konagaya : *Nippon Suisan Gakkaishi*, 48, 1503 (1983).
16) H. Saeki, Z. Iseya, S. Sugiura, and N. Seki : *J. Food Sci.*, 60, 917-921, 928 (1995).
17) 山下倫明, 逸見 光, 上田智広, 小原 貢, 田老孝則, 西岡不二男, 小長谷史郎：日水誌, 62, 934-938 (1996).
18) 小長谷史郎, 青木徹雄：東海水研報, 105, 1-16 (1981).
19) H. Toyohara, M. Kinoshita, M. Ando, M. Yamashita, S. Konagaya, and M. Sakaguchi : *Nippon Suisan Gakkaishi*, 59, 1909-1914 (1993).
20) M. Yamashita, H. Nakano, and S. Konagaya : *ibid*, 56, 1157 (1990).
21) M. Yamashita and S. Konagaya : *Comp. Biochem. Physiol.*, 100A, 749-751 (1991).
22) M. Yamashita and S. Konagaya : *J. Biol. Chem.*, 271, 1282-1284 (1996).
23) A. Hattori and K. Takahashi : *ibid.*, 85, 47-56 (1979).
24) 種田貴司, 渡辺孝博, 関 伸夫：日水誌, 49, 219-228 (1983).
25) D. L. Mykles, D. M. Skinner : *J. Biol. Chem.*, 258, 10474-10480 (1983).
26) H. Toyohara and Y. Makinodan : *Comp. Biochem. Physiol.*, 92B, 577-581 (1989).
27) M. Koohmaraie : Biochimie, 74, 239-245 (1992).
28) H. Toyohara, M. Kinoshita, and Y. Shimizu : *J. Food Sci.*, 55, 259-260 (1990).
29) M. Kinoshita, H. Toyohara, and M. Sakaguchi : *J. Biochem.*, 107, 587-591 (1990).
30) M. Kinoshita, H. Toyohara, and Y. Shimizu : *Nippon Suisan Gakkaishi*, 56, 1485-1492 (1990).
31) 野村 明, 伊藤慶明, 宋圓貴仁, 小畠 渥：日水誌, 59, 857-864 (1993).
32) K. Osatomi, H. Sasai, M. Cao, K. Hara, and T. Ishihara : *Comp. Biochem. Physiol.*, 116B, 183-190 (1997).
33) H. Toyohara, M. Kinoshita, K. Sasaki, S. Yamaguchi, Y. Shimizu, and M. Sakaguchi : *ibid.*, 58, 1705-1710 (1992).
34) 野村 明, 伊藤慶明, 豊田寛征, 小畠 渥：日水誌, 61, 744-749 (1995).
35) 西塔正孝：コラーゲン, 魚貝類筋肉タンパク質－その構造と機能（西田清義編）, 恒星社厚生閣, 1999, pp.85-96.
36) 安藤正史：魚肉の軟化機構, 魚介類の細胞外マトリックス（木村 茂編）, 恒星社厚生閣, 1997, pp.73-82.
37) K. Sato, C. Ohashi, K. Ohtsuki, and M. Kawabata : *J. Agric. Food Chem.*, 39, 1222-1225 (1991).
38) K. Sato, M. Ando, K. Kubota, K. Origasa, H. Kawase, H. Toyohara, M. Sakaguchi, T. Nakagawa, Y. Makinodan, K. Ohtsuki, and M. Kawabata : *ibid.*, 45, 343-348 (1997).

39) 豊原治彦, 坂口守彦：魚類のコラーゲン代謝, 魚介類の細胞外マトリックス（木村　茂編）, 恒星社厚生閣, 1997, pp.29-37.
40) S. Kubota, H. Toyohara, and M. Sakaguchi : *Fisheries Sci.*, 64, 439-442（1998）.
41) S. Kubota, M. Kinoshita, H. Toyohara, and M. Sakaguchi : *ibid.*, 64, 1001-1002（1998）.
42) Y. Makinodan, H. Akasaka, H. Toyohara, and S. Ikeda : *J. Food Sci.*, 47, 647-652（1982）.
43) 牧之段保夫, 豊原治彦, 池田静徳：日水誌, 49, 109-112（1983）.
44) 牧之段保夫, 中川孝之, 藤田眞夫：*ibid*, 57, 1911-1916（1991）.
45) 下村道子, 松本重一郎：*ibid.*, 51, 583-591（1985）.
46) Y. Tsukamasa, T. Nakagawa, K. Masuda, M. Ando, and Y. Makinodan : *Fisheries Sci.*, 64, 627-632（1998）.
47) N. R. Jones : *Biochem. J.*, 60, 81-87,（1955）.
48) 小長谷史郎：東海水研報, 94, 1-28（1978）.
49) 小長谷史郎・茂木　繁：*ibid*, 121, 69-82（1987）.
50) K. Hara, K. Sakai, and T. Ishihara : *Nippon Suisan Gakkaishi*, 54, 497-504（1988）.
51) M. Ishida, N. Sugiyama, M. Sato, and F. Nagayama : *Biosci. Biotechnol. Biochem.*, 59, 1107-1112（1995）.
52) 大海　忍, 辻村邦夫, 稲垣昌樹：抗ペプチド抗体実験プロトコール, 秀潤社, 1994,, pp.1-234.
53) Y. Hirayama and S. Watabe : *Eur. J. Biochem.*, 246, 380-387（1997）.

2-5 嗜好性に対する物性の役割

畑江敬子

　食品の物性はおいしさを左右する重要な要因の一つである．食品はおいしさを通して人々に満足感を与え，生活の楽しみをもたらす．また，食品の物性は健康とかかわりがある．なぜなら，われわれが食品を食べた時に感じる味の強さの感じ方は物性によって変化することがあり，自覚する以上に食塩や，砂糖，油脂を多量に摂取する可能性があるからである．さらに，食品の物性は身体の機能ともかかわりがある．食品の物性によって咀嚼活動が引き起こされ，その結果，消化液の分泌を促進し消化管の運動を促す．咀嚼活動は脳の血液循環を促し脳細胞を賦活するともいわれている．

　このように，物性はいろいろな面で生活と関わっているのであるが，いずれの場合も食べ物として嗜好性を満足させたうえで，健康や身体の機能とかかわりがあるのである．

　貯蔵，調理，加工によって食品の物性は変化する．その変化をより嗜好性の高い方向へと調節するために，過去の経験にしたがうだけでなく，種々の研究が行われている．嗜好性はヒトの食べ物として許される範囲内で常に最優先の位置にいるのである．

　本章では，物性と味の感じ方ならびに調理との関係について説明する．

2-5-1 物性と呈味

　寒天濃度とショ糖濃度を変えて硬さと甘さの異なる寒天ゼリーを作り，パネルに好ましい甘さのゼリーを選ばせると，硬いゼリーほどショ糖濃度の高いものが選ばれた（図 2-5-1 (1), (2)）[1]．パネルはいずれのゼリーにも同程度の甘さを期待していると考えられるから，物性によって甘味の感じ方が変化したということができる．同様に，うま味と硬さにおいても硬い試料の方がうま味を

弱く感じることが報告されている（表2-5-1）[2].

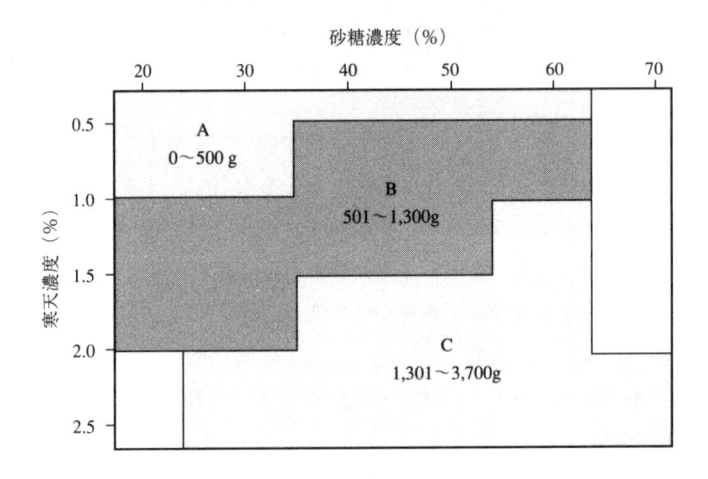

図2-5-1(1)　硬さの異なる寒天ゼリーの調製[1]

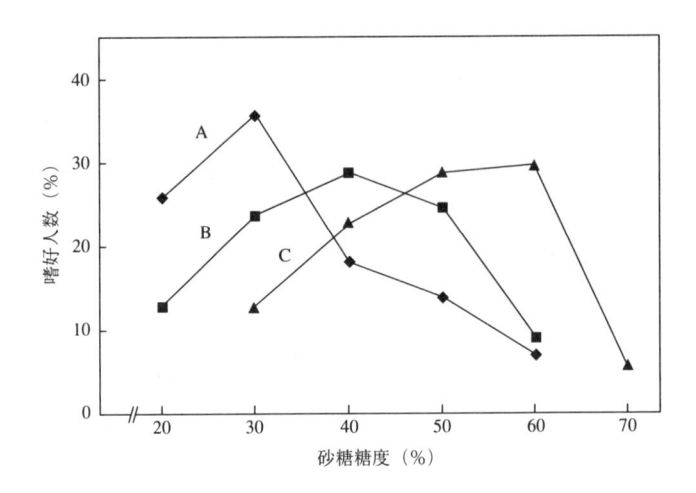

図2-5-1(2)　寒天ゼリーの甘さと嗜好の関係[1]

表 2-5-1 ゲルの種類とうま味の強さの感じ方[2]

化学調味料(%)	食塩(%)	ゲルの種類と濃度（％）	官能検査によりうま味が強いとした人数		テクスチュロメーターによる硬さ
0.07	0.5	寒天 0.5	18	***	1.6
		寒天 1.0	2		9.9
		コーンスターチ 5.0	17	**	0.0
		コーンスターチ 10.0	3		17.0
		寒天 0.5＋コーンスターチ 3.0	17	**	3.6
		寒天 0.5＋コーンスターチ 7.0	3		14.1
		卵白 50	15	*	
		卵白 80	5		
		乾燥卵白 8＋寒天 0.5	16	n.s.	16.7
		乾燥卵白 8＋寒天 1.0	7		29.4
		乾燥卵白 8＋コーンスターチ 3.0	14	n.s.	24.5
		乾燥卵白 8＋コーンスターチ 7.0	6		42.7

＊：$p<0.5$, ＊＊：$p<0.01$, ＊＊＊：$p<0.001$, $n=20$

2-5-2 呈味効率

　ある食品中に含まれるショ糖や食塩などの呈味物質の量と，ヒトが感じる味の強さの関係を呈味効率として表すことができる．種々の濃度のショ糖あるいは食塩などの水溶液をパネルに与え，その中からその食品の味の強さと等しいと感じられる水溶液を選ばせる．水溶液中の呈味物質濃度に対する食品中の呈味物質濃度の比率を呈味効率として表す．これまで材料配合をかえて，キャンデー，クッキー，ようかん，チョコレート，メレンゲをつくり，甘味効率を測定した結果が報告されている．それぞれ，0.27〜0.34，0.41〜0.87，0.26〜0.38，0.35〜0.47，0.45〜0.48 であった[3]．

1）すり身の呈味効率

　すり身をかまぼこなどに加工する場合には調味料を添加する．この調味料はどの程度の呈味効率となっているか食塩とショ糖について検討した[4]．

　均一で一定の品質の試料を調製するために冷凍すり身を用いたが，冷凍すり身にはショ糖とソルビトールがそれぞれ 4％ずつ含まれている．そこで，冷水中で攪拌し遠心分離してこれらを除き，改めて食塩を 1.0，1.5，2.0，または

2.5％になるよう，あるいはショ糖を 5, 10, 20, または 30％になるよう添加した．これらをポリ塩化ビニリデンチューブに詰め，そのまま（未加熱），あるいは 30℃で 0, 30, または 60 分間坐りを導入した後，85℃で 30 分間加熱して試料とした．

食塩添加試料の水分はいずれも 80％前後でほぼ一定であったが，硬さ，破断荷重，凝集性など物性値はそれぞれ異なり，坐り時間の長いものほど大きい傾向にあった．20 名の女子大学生からなるパネルによる官能検査を行い結果を SPSS を用いてプロビット法で解析した．すり身の塩味効率は 0.23～0.35 の範囲にあった．食塩濃度の高い試料ほど，また坐り時間の長い試料ほど，塩味効率が小さくなる傾向にあった（図 2-5-2）．塩味効率と最も相関の高かった測定項目は保水性であった．

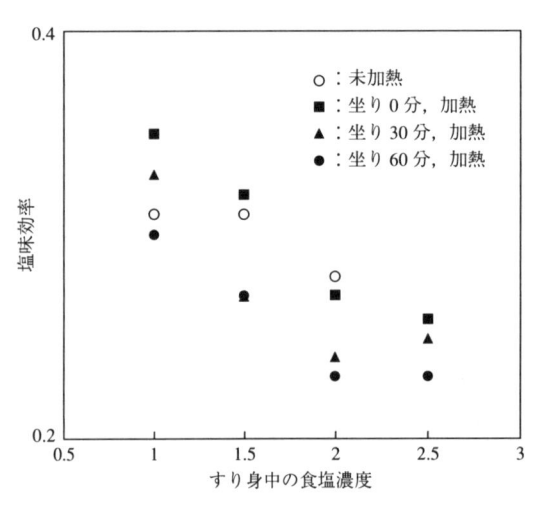

図 2-5-2　食塩濃度と坐り時間の異なるすり身の塩味効率

ショ糖添加試料についても甘味効率は 0.21～0.45 の範囲にあり，塩味効率と同様に，硬さ，破断荷重，凝集性などの測定値の大きい程小さくなる傾向にあった．保水性と甘味効率の相関はそれほど高くなかった．

このように，すり身の塩味あるいは甘味は実際に含まれている食塩あるいはショ糖の約 1/5～1/2 程度にしか感じられていないことがわかった．

2）高齢者と若年者の呈味効率

加齢に伴って唾液の分泌が減少したり，舌の運動機能の衰え，歯の喪失，義歯の装着，薬の服用など口腔内の状態が変化する．それに伴って，硬さ，味の

強さ，飲み込みやすさなどの感じかたも変化すると考えられる．高齢者の感覚は若年者とどの程度異なっているか，ざらつきに対する応答と，呈味効率について検討した[5]．

結晶性セルロース微粒子を用い平均粒子径と濃度を変えて水懸濁液を調製し，その水懸濁液に対して「ざらついている」と感じる最小値を求め，これを閾値とした．高齢者は濃度の違いを識別することはできたが，粒子径の違いを識別できなかった．また，若年者よりも，「ざらつき」を感じにくかった（図2-5-3）．

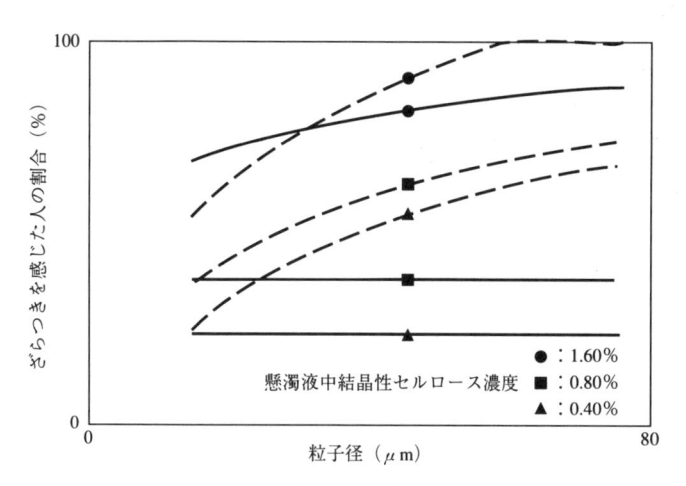

図2-5-3 高齢者と若年者における「ざらつき感覚」の比較．
────：高齢者，── ──：若年者

呈味効率についてはこんにゃく，寒天ゼリー（1.0および2.5％），ならびにクラッカーを用いて65歳以上の229名を対象とした官能検査を行った．結果は0.23〜0.59の範囲にあり，高齢者と若年者との間にほとんど差は認められなかった．これは，高齢者が食品の呈味成分についても，水溶液についても同程度に感度が低下しているためであると考えられた．しかし，呈示した試料に対する飲み込むまでの咀嚼回数には，高齢者と若年者との間に有意の差があった．若年者は5種の試料に対して咀嚼回数をそれほど変えていなかったが，高齢者は，硬いもの，水分の少ないものにはそうでないものより咀嚼回数を多く

し，試料の物性の違いに対応して咀嚼回数を変えていた[5]．

2-5-3 物性と油っこさ

油脂を含む食品を見たり食べたりした時に，誰でも「油っこい」と感じる．この「油っこい」という感覚は食味要因，外観，味，匂い，テクスチャーのうちのどの感覚といえるだろうか．アンケートの結果に主成分分析を応用したところ，「油っこい」という感覚は特定の食味要因に対応するのでなく，いずれもが関与する感覚であった．しかも，この言葉は幅広い油脂含量の食品にたいして用いられていたことがわかった[6]．このように「油っこさ」の強さは食品中に含まれる油脂含量とは必ずしも一致しない．マヨネーズソース，ピーナツ，うなぎの蒲焼きなど8種の食品名をあげ，どれを油っこいと感じるか順位をつけさせた研究がある[7]．それによると，油脂含量49.5%のピーナツよりも油脂含量24.4%のうなぎの蒲焼きの方が油っこいと感じられていたことがわかる（図2-5-4）．

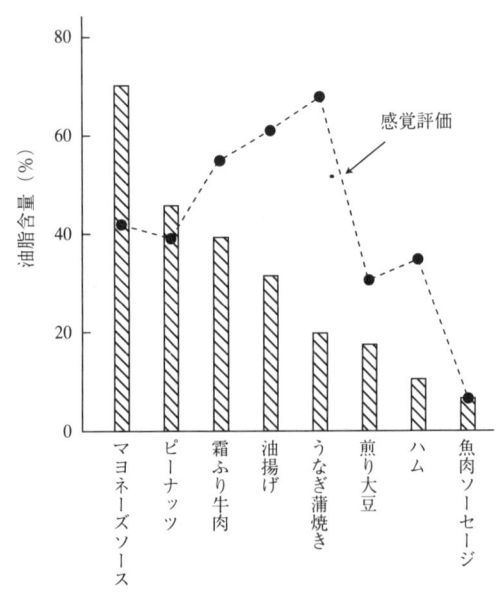

図2-5-4 食品の油脂含量と油っこさの感覚[7]

食品のモデルとして，コーン油（0～45%v/v），水（100～40%v/v），卵黄（0～15%v/v），増粘剤（0.5～5.0%v/v）からなる油相体積分率0～0.45の水中油滴型エマルション23種を調製した．これらのエマルションに対して20名のパネルが油っこいと感じるかどうか答えた．その結果が図2-5-5である[8]．

×印は油っこいと答えたパネルの割合が35％以下であったエマルション，▲は35～65％のパネルが油っこいと答えたエマルション，●は65％以上のパネルが油っこいと答えたエマルションである．この図から，水中油滴型エマルションが油っこいと認識されるためには油相体積分率が0.35以上必要であることがわかった．

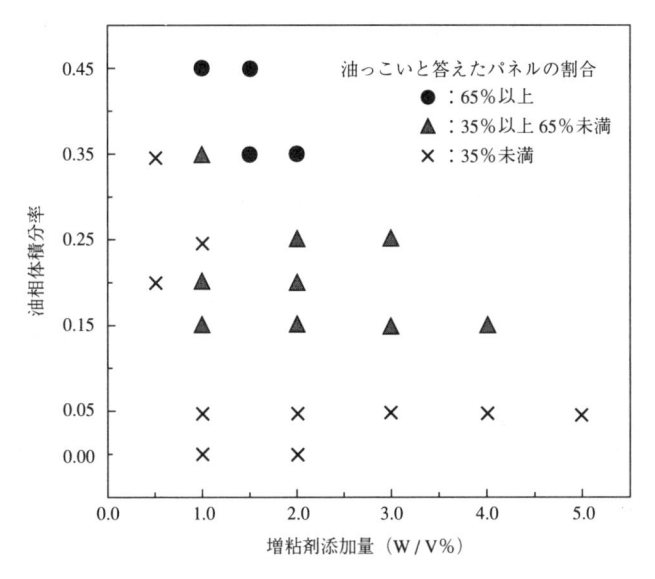

図2-5-5 油っこさの知覚[8]

そこで，油相体積分率を0.35～0.80とし攪拌速度を変えて，油滴の粒度分布と粘性特性の異なる20種の水中油滴型エマルションを調製した．これらのエマルションについて官能検査を行い，油っこさの強度を−4～+4で採点させた．その結果，油っこさの強度（Y）は粘度に依存し，以下の回帰式で表すことができた．

$Y = 0.70X - 1.25$

X：ln 50 s-1 におけるみかけの粘性率 η_{50}

つまり，水中油滴型エマルションにおいて油っこさの強さは油脂が35％以上存

在すれば，粘度によって決まる．したがって，油脂の割合を変えることなく粘度を調製すれば油っこさをかえることができる．粘度を高めるためには増粘剤の割り合いを高めるか，攪拌速度を変えて粒度分布を変えればよい．

以上のように，物性は味の強さや油っこさの強さなど人間の感覚を変化させることによって，嗜好性と深く関わっている例をいくつか示した．このことを応用すれば，ショ糖や食塩，油脂の摂取量を調節することができる．

2-5-4 調理加工による物性の調節

多くの調理操作は物性の変化を伴う．野菜を切ると，硬さは小さくなるし，攪拌すると気泡を含み口触りが変化する．加熱操作はでん粉，脂質，タンパク質，野菜のペクチンなどいずれにも大きな変化をもたらし，物性が変わる．調理のいわゆるカンやコツといわれるものは，この物性の変化をうまく調節し，嗜好性を高めるようにする方法であることが多い．したがって，調理加工による物性の調節の例は枚挙にいとまがない．その中からわが国の水産物の中でも最も消費量が多いといわれるイカの加熱に関する例と水産乾物であるキンコの調理例を紹介する．

1）なぜイカは短時間の加熱にするのか

調理書を見ると，イカは煮ると硬くなるのでなるべく短時間の加熱にとどめるようにと書かれている．短時間の加熱では味がつかないので，煮たイカを一旦鍋からとり出し，煮汁が冷えたところで再び戻したり，表皮に松かさ状の切り込みをいれて，その切り込みのところに調味液が残るようにしたりするほど気を使っている．短時間というのは何分間をいうのだろうか．

スルメイカ，ヤリイカ，およびアオリイカの胴肉を用い表皮1，2層を除き，それぞれ50ｇ沸とう水中で加熱した．スルメイカとヤリイカでは1分後に，アオリイカでは2分後に最も硬くなった．短時間というのはこの時間より短い時間を指すと考えられる．また，この時間はイカ肉の中心部温度が80℃を超える時間であった．加熱時間を5分間以上に延長するとスルメイカとヤリイカで

は軟化が見られ，30 分後には生よりも軟らかくなった．しかし，アオリイカでは他の 2 種に比べ軟化の進行は緩やかであった[9]．

2）キンコ（乾燥ナマコ）の戻し

キンコは調理に先立って戻すという操作を行う．先ず，24 時間水浸漬の後 30 分間ゆでそのまま放冷した．これを脱イオン水，米のとぎ汁，番茶汁，かん水（$0.2\%K_2CO_3$）の中で 30 分間加熱放冷した．かん水以外はこの操作をもう一度繰り返した．このようにして戻したキンコの重量は乾燥物の 6〜8 倍となり，キンコのテクスチャーはそれぞれ異なった．かん水はキンコを軟らかく，番茶汁は硬くした．硬いものほど体壁表面部にコラーゲンとムコ多糖が多く残っていた．後の調理にあわせて戻し条件を選択することが必要と考えられる．

文　献

1) 松元文子, 風間文子 : 家政誌, 16, 338-341（1965）
2) 坂口りつ子, 松元文子 : 家政誌, 20, 24-48（1969）
3) A. Shimada, K. Hatae and A. Shimada : *J. Home Eecon. Jpn.*, 41, 137-142（1990）
4) 畑江敬子, 吉川知子, 岡崎恵美子 : すりみに含まれる調味料の呈味効率, 平成 10 年度日本水産学会秋季大会講演要旨集, p.173
5) 畑江敬子, 戸田貞子, 松岡芳子, パウラ・ガルシア, 今井悦子, 島田淳子 : 高齢者における味覚および粒子感覚にかんする研究, 日本調理科学会平成 11 年度大会研究発表要旨集, p.57, 1999 年 10 月（東京）
6) 早川文代, 畑江敬子, 島田淳子 : 家政誌, 48, 19-28（1997）
7) 松元文子 : 食べ物と水, 家政教育社, 1988, p.26.
8) F. Hayakawa, Y.Tanisawa, K. Hatae and A. Shimada : *J. Home Econ. Jpn.*, 46, 765-774（1995）
9) 香川実恵子, 木村早智, 松本美鈴, 畑江敬子 : 家政誌, 51, 1037-1044（2000）

2-6 香りの増強と酸化臭の抑制

笠原賀代子

　魚の匂いが敬遠されるのは鮮度が低下して生臭くなったり，鮮度はよくても加熱調理を施すと，脂質含量の高いものでは酸化臭などが強くなるためである．しかし，漁獲直後の魚は香魚などを除くと一般にはほとんど匂いはなく，さしみや鮨として若年層にも好まれている．ところが，煮魚や焼魚が好きという子供たちは極めて少ない．これらは特有の匂いを有するので，このことが若年層に敬遠される一因となっている．この現象は水産資源の有効利用の立場から21世紀を眺める時，また魚食民族日本としても望ましくない．アジやイワシなどの調理・加工方法を改善して，若年層の魚離れ現象を解決することが世界的視野からみても重要である．幸いにも昨今，魚介類に多く含まれているイコサペンタエン酸（EPA）やドコサヘキサエン酸（DHA）のような高度不飽和脂肪酸の生理作用が種々明らかにされ，魚介類は健康性食品として大いに注目されている．

　ところで，この高度不飽和脂肪酸は動脈硬化や血栓を予防し，また記憶学習機能を向上させるなどの効果があり，機能性が高い一方で，二重結合を多く含むために貯蔵中や加熱過程で酸化しやすく，いわゆる酸化臭を発生する．このことは調理・加工上の妨げとなり，この酸化臭を抑制することが必要となる．酸化臭を抑制する方法としては，脂質酸化自身を防止する方法と調味料や薬味料などで酸化臭を官能的にマスクする方法とがある．マスク効果とは，この場合，魚臭成分の減少を伴わずに，それよりも強烈な匂い成分によって魚臭が官能的に軽減される現象である．

　この魚臭抑制の観点からわが国の水産加工食品をみてみると，魚臭の抑制された数々の伝統食品が存在する．かつお節に代表される各種のくん製品やぬか漬イワシなどは嗜好性と保存性の両面を備えた実に見事な伝統食品である．く

ん製品はくん煙香気中のフェノール類による脂質酸化の抑制と魚臭に対するマスク効果の両方で魚臭を抑制していることが明らかにされている[1, 2]。またぬか漬イワシは主にぬか床に起因して生成したと思われる特有香気成分の魚臭に対するマスク効果によるところが大きいことも明らかにされている[3]。

ところで魚介類の干物も嗜好性と保存性の両面を備えた水産加工食品の一つといえるであろう。干物は軽くあぶって食されるが、なかでも一夜干しを焼いたものは、とても香ばしく酸化臭も弱い。その匂いは鮮魚の焼魚ともやや異なり、広く人々に好まれる。干物の焼臭成分の特徴については、これまでに明らかにされていない。また、一夜干しの製造時には、食塩は使用されるものの他の調味料はほとんど用いられない。すなわち一夜干しの焙焼時に発生する香気成分は魚肉に起因して生成したものであり、この焼臭成分はまさに魚臭成分そのものである。この点は干物の特徴の一つといえよう。なぜなら、他の水産加工品のほとんどは植物由来の香気成分によるマスク効果を利用している。たとえば前述のくん煙やぬか漬の場合にはくん材やぬかに起因して生成した香気成分によるマスク効果の影響が大きい。

そこで嗜好性に及ぼす魚臭成分の役割を明らかにすることを目的に、干物の焼臭成分の特徴と生成機構を解明した[4]。ここではEPAやDHAに由来して生成する、いわゆる脂質酸化臭が焼き干物において、いかに抑制されているかという視点から研究結果を紹介する。また逆に嗜好性の低いものとしてイワシの蒸し煮を取り上げ、蒸し煮魚における薬味類の魚臭抑制についても検討した[5]。蒸し煮魚の揮発性成分は加熱による脂質酸化の影響を受けて生成したところが大きいと考えられるので、脂質酸化臭に対する薬味類の抑制の視点からこれらの結果について併せて紹介する。

2-6-1　干物焼臭成分の特徴

アジの「焼き」一夜干しと焼魚の匂いの比較を行った結果、16名全員が焼魚よりも「焼き」一夜干しの方に香ばしい焼臭を強く感じ、逆に焼魚の方に魚臭を強く感じたので両者の匂いに有意差が認められた。次にアジ、タイ、イワ

シの3魚種から調製した「焼き」一夜干し，焼魚および煮熟魚，さらに比較のために一夜干しと鮮魚の各 H.S.V.（ヘッドスペース・ベーパー）のガスクロマトグラムを図2-6-1に示した．鮮魚から3魚種ともにジメチルサルファイド，さらにイワシからプロパナールと1-ペンテン-3-オールが検出された．一夜干しではジメチルサルファイドは消失し，イワシではプロパナールが増加した．「焼き」一夜干しでは3魚種に共通して2-メチルプロパナール，2-メチルブタナールおよび3-メチルブタナールが主要成分として，またメチルエチルケトンが微小ピークとして検出され，さらに，一夜干しにおいて消失していたジメチルサルファイドが焼くことによって再び出現した．イワシからは一夜干しで検出されていたプロパナールと1-ペンテン-3-オールが焼くことによって減少しているものの依然として検出され，新たに2-エチルフランが出現した．一方，焼魚からピーク強度は一夜干しより低いものの，2-メチルプロパナール，2-メチルブタナール，3-メチルブタナールが主要成分として検出されたが，煮熟魚からはこれらの3成分は全く検出されなかった．煮熟魚については，アジでは鮮魚に検出されていなかったプロパナールが新たに検出され，イワシでは鮮魚に検出されていたプロパナールが増加し，2,3-ペンタンジオンが新たに検出された．タイでは微小のジメチルサルファイドが検出されているのみであった．

以上のことから一夜干しを焼くことによって生成される特徴成分として，2-メチルプロパナール，2-メチルブタナール，3-メチルブタナールがあげられ，各魚種ともにこれらの3成分は焼魚よりも大きく検出されていた．イワシに特徴的に検出されたプロパナール，1-ペンテン-3-オール，2-エチルフランは脂質酸化によって生成することが知られている成分で[6,7]，イワシの一夜干しがアジよりも嗜好性が低い一因となっている．またアジの場合にも，煮熟ではプロパナールが検出され，加熱によって脂質酸化が進行したことが窺える．イワシの場合にも煮熟ではプロパナールが大きく検出されており，プロパナールは一般に煮熟魚臭が好まれないことに関与していると考えられた．

干物焼臭成分の特徴成分と判断された2-メチルプロパナール，2-メチルブタナール，3-メチルブタナールの生成について考察すると，脂質含量の異なる3

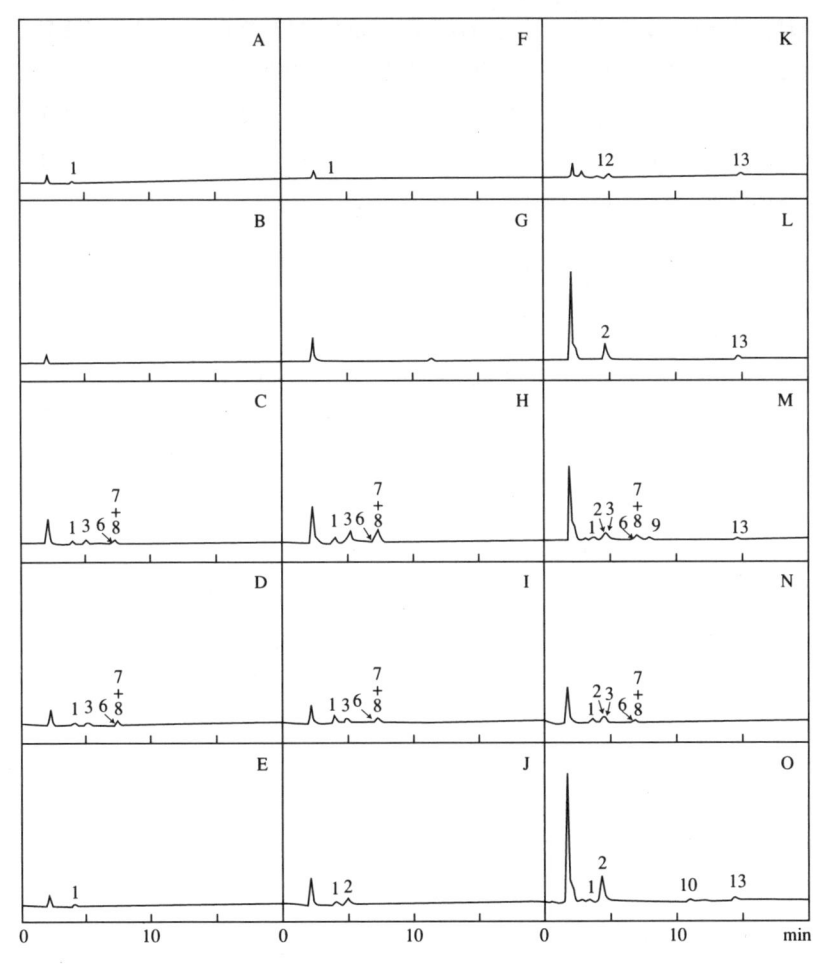

図2-6-1　15種試料全香気H.S.V.のガスクロマトグラム
　　　　A, F, K：鮮魚　　　　　　タイ, アジ, イワシ
　　　　B, G, L：一夜干し　　　　タイ, アジ, イワシ
　　　　C, H, M：「焼き」一夜干し　タイ, アジ, イワシ
　　　　D, I, N：焼魚　　　　　　タイ, アジ, イワシ
　　　　E, J, O：煮熟魚　　　　　タイ, アジ, イワシ

同定成分：Peak No.1. dimethyl sulfide, 2. propanal, 3. 2-methylpropanal, 4. acetone, 5. butanal, 6. methyl ethyl ketone, 7. 2-methylbutanal, 8. 3- methylbutanal, 9. 2-ethylfuran, 10. 2, 3-pentanedione, 11. dimethyl disulfide, 12. hexanal, and 13. 1-penten-3-ol.

2-6　香りの増強と酸化臭の抑制

魚種に共通していること，また脂質含量の高いイワシで多く検出されるという傾向は全く見られないため，これらの生成に脂質酸化は関わっていないことが推察される．一方，焙焼時に起きるアミノ-カルボニル反応についてはその可能性が十分に考えられる．そこで，焼臭カルボニル成分の生成とアミノ-カルボニル反応の関わりについて検討した．

2-6-2 焼臭カルボニル成分の生成とアミノ-カルボニル反応

2-メチルプロパナール，2-メチルブタナール，3-メチルブタナールの生成にアミノ-カルボニル反応におけるアミノ酸のストレッカー分解が考えられるので，相当するアミノ酸のバリン，イソロイシン，ロイシン[8]を添加した一夜干しを試料として来源を追求するとともに標品を用いたモデル系においてもアミノ-カルボニル反応について検討した．まず，アミノ酸添加一夜干しと無添加一夜干しの各焼臭成分を比較したところ，バリン，イソロイシン添加では 2-メチルプロパナールと 2-メチルブタナールが，一方，バリン，ロイシン添加では 2-メチルプロパナールと 3-メチルブタナールがそれぞれ増加したので，2-メチルプロパナール，2-メチルブタナール，3-メチルブタナールの生成にバリン，イソロイシン，ロイシンがそれぞれ関与していることが判明した．次に標品のアミノ酸とグルコースを加熱して得られた H.S.V. を GLC 分析した結果，バリン，ロイシンをグルコースとともに加熱したものでは，2-メチルプロパナール，3-メチルブタナールが強大なピークとして検出されたが，アミノ酸のみの加熱ではこれらの成分は微小ピークとして検出されたに過ぎず，グルコース単独の加熱では全く検出されなかった．このことから，これらのカルボニル成分の生成に関して，アミノ-カルボニル反応におけるアミノ酸のストレッカー分解による反応性はアミノ酸単独下での熱分解によるものよりも著しく高いことが明らかとなった．

以上のことから，一夜干し焼臭成分の主要成分として同定されたカルボニル成分はアミノ-カルボニル反応におけるアミノ酸のストレッカー分解によって生成したところが大きいと判断された．

2-6-3 焼臭カルボニル成分の生成と脂質酸化

干物の乾燥工程中の脂質酸化が焼臭カルボニル成分の生成に影響を及ぼすかどうかについて検討した．天日乾燥と真空凍結乾燥のアジ開き干しの「生」および「焼き」の H.S.V. のガスクロマトグラムを図 2-6-2 に示した．両者の「生」から脂質酸化が関与していると考えられるプロパナール[6]が検出され，

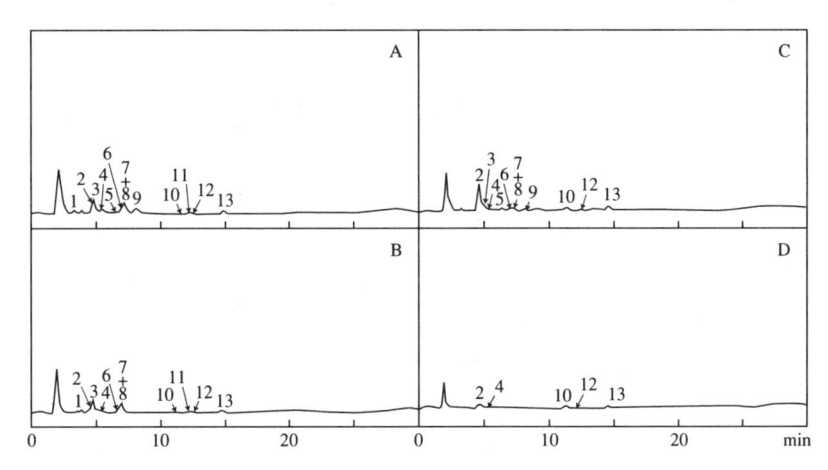

図 2-6-2 天日干しと真空凍結乾燥品の比較のガスクロマトグラム
A：「焼き」天日干し　C：「生」天日干し
B：「焼き」凍結乾燥　D：「生」凍結乾燥
同定成分：図 2-6-1 と同一成分

天日干しの方が著しく大きかったので，天日干しでは酸化が明らかに進行していると判断された．しかし，両者の「焼き」からは 2-メチルプロパナール，2-メチルブタナール，3-メチルブタナールが主要成分として同程度に検出されたため，これらの成分の生成に乾燥工程中の脂質酸化は影響を与えていないことが判明した．また，天日干しの方にのみ 2-エチルフランが検出され，焼くことによってピーク強度が増大しており，この成分の生成には脂質酸化が影響を与えていると判断された．

2-6-4 アミノ酸の添加効果

バリン，ロイシン添加の天日干しと無添加の天日干しの「生」および「焼き」H.S.V. を GLC 分析した結果，アミノ酸を添加してもプロパナールや 2-エチルフランの検出量に変化は見られず，脂質酸化は抑制されないことが判明した．しかし，アミノ酸添加ではバリン，ロイシン由来の 2-メチルプロパナールと 3-メチルブタナールが焼くことによって著しく増加した．一方，匂いの官能検査では 16 名中 14 名が無添加の「焼き」天日干しよりもアミノ酸添加の「焼き」天日干しの方が酸化臭は弱く，逆に香ばしい匂いは強いと判定し，有意差が認められた．アミノ酸のストレッカー分解によって生成した 2-メチルプロパナールや 3-メチルブタナールは焼臭を伴った青臭い匂いを有し，脂質酸化によって生成したと考えられるプロパナールの生臭さを伴った青臭い匂いとは異なっている．したがって，アミノ酸の添加によって，脂質酸化は抑制されないものの，増加した焼臭カルボニル成分の酸化臭に対するマスク効果が発揮され，酸化臭が軽減されたものと考えられる．また，バリン，ロイシン添加の一夜干しと無添加の一夜干しを調製して，3 日間冷蔵保存した場合にも，前述の天日乾燥における脂質酸化に対してみられた効果とほぼ同様のアミノ酸の添加効果が認められた．このことから，脂質酸化臭の抑制のために，アミノ酸を添加して，ストレッカー分解の効果を広く利用することが期待される．

2-6-5 蒸し煮魚臭に対する薬味類の抑臭効果

イワシ臭に対する青じそ，木の芽，ゆず皮の単独添加のいずれも抑臭効果がみられ，それらの抑臭程度は木の芽＞青じそ＞ゆず皮の順に大きかった．また，青じそ 2 倍量および青じそと木の芽またはゆず皮を併用添加した場合には，それぞれ青じそ基準量と比べて増量の効果が認められ，さらに青じそ＋木の芽＞青じそ 2 倍量＞青じそ＋ゆず皮の順に大きい抑臭効果を示すことが判った．青じそ 2 倍量添加ならびに青じそにゆず皮または木の芽を併用添加した場合の H.S.V. を蒸し煮イワシおよび 3 種の単独薬味類（各 0.5g）と比較して魚臭成

分の変化の有無や薬味類由来の特有成分を追求した．その結果，図2-6-3に示すごとく，薬味類の添加によって蒸し煮イワシから検出された魚臭成分の消失，減少はみられなかった．これらの魚臭成分のほとんどは脂質酸化によって生成することが知られており[6,7]，薬味類の添加によって加熱中の脂質酸化は抑制されないことが判った．一方，用いた薬味類に由来した香気成分がそれぞれ薬味類添加の蒸し煮イワシには検出された．そこで，各薬味類に特徴的な香気成分の標準品を添加して匂いの官能検査を実施した結果，木の芽の併用が青じそ2倍量添加よりも高い抑臭効果を示したのは，木の芽由来のシトロネラール（木の芽臭）と青じそ由来のペリラアルデヒド（しその香り）の併用による抑

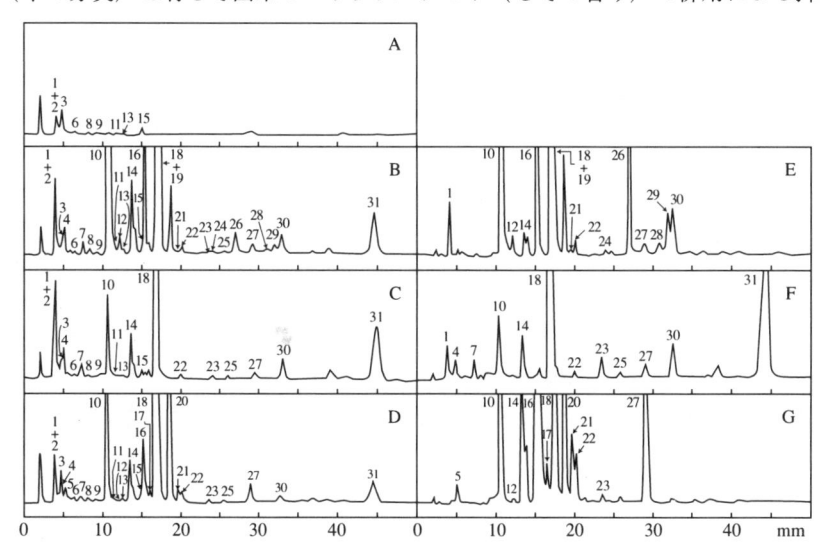

図2-6-3 7種試料全香気H.S.V.のガスクロマトグラム
A：イワシ蒸し煮，B：青じそ＋木の芽添加イワシ蒸し煮，C：青じそ2倍量添加イワシ蒸し煮，D：青じそ＋ゆず皮添加イワシ蒸し煮，E：木の芽，F：青じそ，G：ゆず皮
同定成分：Peak No.1. dimethyl sulfide, 2. ethanal, 3. propanal, 4. 2-methylpropanal, 5. acetone, 6. butanal, 7. 3-methylbutanal, 8. 2-ethylfuran, 9. pentanal, 10. α-pinene, 11. 2, 3-pentanedione, 12. camphene, 13. hexanal, 14. β-pinene, 15. 1-penten-3-ol, 16. myrcene, 17. α-terpinene, 18. limonene, 19. β-phellandrene, 20. γ-terpinene, 21. p-cymene, 22. terpinolene, 23. cis-3-hexenol, 24. 2-nonanone, 25. 1-octen-3-ol, 26. citronellal, 27. linalool, 28. isopulegol, 29. 2-undecanone, 30. β-caryophyllene, and 31. perillaldehyde.

臭効果が高いためであると判断された．一方，ゆず皮の併用で抑臭効果が劣った一因として，ゆず皮にのみ検出されたγ-テルピネンとシソ由来のペリラアルデヒドの併用による抑臭効果の低いことがあげられた．なお，本実験における薬味類の使用量は，日常において一般的に使用される量を目安とした．青じそ2倍量添加では，イワシ臭が軽減され，青じそのよい香りが感じられた．木の芽の併用では，木の芽と青じその匂いが一体化して，特有の好ましい香りを醸し出し，高い抑臭効果を示したものと思われる．一方，ゆず皮の併用では，青じその香りが弱まり，さらに甘いゆずの香りが加わるために，抑臭効果が低下したものと思われる．イワシ臭のように青臭い匂いの強い魚臭に対しては，青じそや木の芽のような青臭い香りを伴ったものを併用することが効果的であると考える．また，類似した香りを有したものを併用することによって，互いの刺激臭が緩和されるので使用量の増量も可能となり，抑臭効果を一層高めることも期待される．

　以上のように干物の香ばしい焼臭に関与していることが推察される 2-メチルプロパナール，2-メチルブタナール，3-メチルブタナールは，焙焼中のアミノ-カルボニル反応におけるアミノ酸のストレッカー分解によって生成し，アミノ酸を加えることでこれらの焼臭カルボニル成分が増加することが明らかとなり，また生成したカルボニル成分は酸化臭など魚臭を官能的にマスクする効果を有することが判明した．これらの結果は魚介類の調理・加工時にアミノ酸液や遊離アミノ酸を含む各種調味液などを加えることによって各種のアミノ酸に由来して生成するカルボニル成分の増強が可能となることを示唆するものである．前述のバリン，ロイシン，イソロイシンのほかに芳香族アミノ酸であるフェニルアラニンはストレッカー分解によってフェニルアセトアルデヒドを生成することが知られている[8]．フェニルアセトアルデヒドはヒヤシンス様の匂いを有し，塩辛納豆の代表として知られている大徳寺納豆の主要香気成分の一つである[9]ことを考慮すると，よい香りをもたらすカルボニル成分の増強を目的とした場合のアミノ酸としてフェニルアラニンがあげられる．

　また，イワシのように強烈な魚臭を発生する場合には，抑臭効果を高めるた

めに単一の薬味を増量するよりも併用効果の高い薬味を組み合わせて用いるのが有効であることが判った．前述の青じそと木の芽の併用効果はペリラアルデヒドとシトロネラールの併用によるイワシ臭に対するマスク効果が高いことに由来するが，これらは魚臭抑制を目的とした調理・加工方法の改善に有効と思われる．

文　献

1) 笠原賀代子，西堀幸吉：日水誌, **47**, 113-119 (1981).
2) 笠原賀代子，西堀幸吉：同誌, **48**, 691-695 (1982).
3) 笠原賀代子，西堀幸吉：同誌, **47**, 121-125 (1981).
4) 笠原賀代子，大澤知恵子：同誌, **66**, 110-117 (2000).
5) K. Kasahara and C. Osawa : *Fisheries Sci.*, **64**, 415-418 (1998).
6) ANN C. Noble and W. W. Nawar : *J. Am. Oil Chem. Soc.*, **48**, 800-803 (1971).
7) M. Horiuchi ら : *J. Agric. Food Chem.*, **46**, 5232-5237 (1998).
8) F. B. Whitfield : *Crit. Rev. Food Sci. Nutr.*, **31**, 1-58 (1992).
9) 笠原賀代子：栄養と食糧, **32**, 119-122 (1979).

第3編 流通・加工中の機能成分の変化

3-1 脂溶性機能成分の安定性

齋藤洋昭

　文部省の特定研究「食品機能の系統的解析と展開」から，食品機能という言葉が生まれてから既に20年になろうとしている[1]．当時新鮮な印象をもって迎えられた言葉も今ではすっかり定着し月並みな言葉となり，しばしば濫用され，陳腐化していると思われることさえある．その間に食品の役割も大きく変化し，かつての豊かな食生活を目指した時代は過ぎ去り，飽食の世の中になって久しい．さらに最近では内分泌攪乱化学物質（endocrine disruptors, endocrine disrupting chemicals）や化学合成品の生物濃縮が問題となり，遺伝子操作による食品（genetically modified foods）も登場している[2,3]．一方で高齢化，他方で環境汚染や安全性が心配される社会にあって，国民の関心も大きく変化し，食品の機能に関しても一次機能（栄養）から，三次機能（生体調節機能）へと移り，健康や安全性が最大の関心事となっている．その中にあって，水産脂質，特にイコサペンタエン酸（EPA）やドコサヘキサエン酸（DHA）などのn-3高度不飽和脂肪酸（n-3PUFA）が，それらの有する生理活性と健康への寄与から，注目されてきた[4,5]．ところが，n-3PUFAは生理的な有用機能をもつと同時に，二重結合を沢山含むため酸素との反応性が高く，容易に空気酸化をうけ劣化する．特に濃縮や単離された場合，時間を待たずに急速に酸化劣化（酸化変敗，酸敗）し，劣化脂質は毒性を有するという問題も持ち合せている．水産脂質はその有用性とともに，安全性についても注意する必要があり，特に酸化による品質の低下に気を付けなければならない[6]．

　一般に水産脂質の利用は，魚類などから一旦抽出したものを，医薬品などを

目指してさらに精製して利用する場合と，加工食品などに再度添加し，混ぜ合わせて利用する場合がある．いわば単離した脂質のみの単純系（バルクオイル系）と水と混合された複合系（エマルジョン系）に2分される．両者ともに脂質の利用形態としては重要で，いずれの系も多方面に汎用されている．ところが，脂質の酸化を議論するとき，今まではバルクオイル系が中心になってきた．それはバルクオイル系が比較的単純で扱いやすいことにあるように思われる．科学の探究法の常として，できる限りモデル化して夾雑する要素を除き，要素を分けて系をより単純化する．そして，それぞれの要素について結論を得て，それらを再び一つ一つ組み合わせて，理論化や体系化を行ってきた．エマルジョンなどの複合系は，要素の数が多いため，現状では単純化が難しく説明しにくい．そのため，取りかかりが遅れていたが，最近になって新しい試みが相次いでいる．

以上の背景から，本章では，機能性脂質成分の安定性に関わる，脂質それ自体の酸化反応性とその評価および防止について概説するとともに，最近試みられているエマルジョン系における脂質の安定性についても紹介する．

3-1-1　バルクオイル系での酸化

大豆やナタネなどの油糧種子から抽出した油脂は脱ガム，脱酸などの精製工程を経て食用油脂となるが，このように油脂それ自体は，一般に脂質が単離されたバルクオイル系として考えられる．バルクオイル系の脂質酸化に関しては，系が比較的単純であることもあり，様々な考察が古くからなされている．

脂質のほとんどは脂肪酸由来であり，一般にその部分構造として，炭素鎖長や不飽和度の異なる種々の脂肪酸類を含み，それらの多くは分子内に二重結合を有した不飽和脂肪酸を構成成分としてもつ．不飽和脂肪酸中の二重結合はそれ自体酸素と反応しやすいばかりでなく，隣接するアリル位の炭素はラジカルに対して活性が高く容易に酸化反応をうける[7]．アリル位の水素が引き抜かれて発生するアリルラジカルは二重結合と共役し，共鳴構造をとり安定化されるため，比較的容易に生成する．中でも2つの二重結合に挟まれたビスアリル位

（ジビニルメチレン炭素）は活性が高く，速やかにラジカルとなり酸化をうける（図3-1-1）．脂肪酸の相対酸化速度は，二重結合が多いほど，加速度的に大きくなり，不飽和度の高いPUFAはモノエン酸やジエン酸に比較して非常に酸

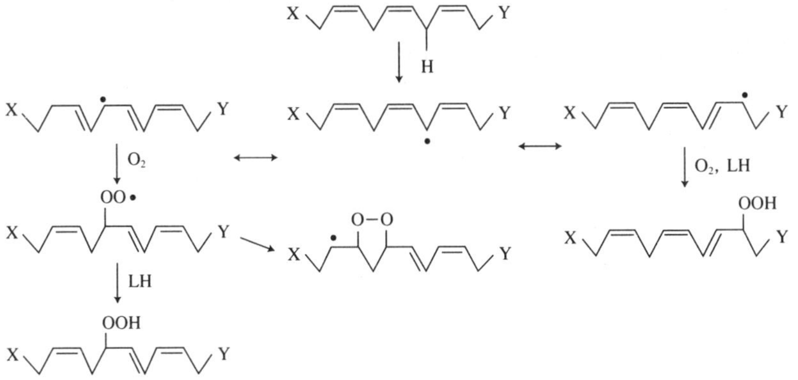

図3-1-1 脂質のラジカル反応[6]

化されやすい．これは個々の脂肪酸の化学的性質であり，系の異なった水系でも全く同様であり，反応速度は二重結合の増加により数十倍となる．また，物質が酸化をうけるためには酸素分子と接触し反応することが必要条件であり，より高濃度の酸素と接触した方が反応は速くなり激しさも増す．酸素濃度は，系の溶媒の種類に依存することが知られている[8]．たとえば水は水素結合で強く会合しているため，酸素の溶解度は他の溶媒と比較して小さい．一方，有機溶媒は極性が低く，ほとんど会合せず，僅かにファンデルワールス力で結びついているに過ぎない．酸素の溶解度も水に比較してはるかに大きく，約10倍の値を示す．水系溶媒中ではさほど高くない酸素濃度も，脂質を単離した場合，有機溶媒と同様で酸素をより吸収しやすく，それがバルクオイル系の酸化促進の一因となり，しかも溶媒中に低濃度で存在する場合に比較して単離した脂質は高濃度のため連鎖反応の速度もはるかに大きい．このように，脂質酸化の初期段階にジビニルメチレン炭素上に光や熱などを起因として発生した脂質ラジカルは，空気中の酸素と速やかに反応し脂質ペルオキシラジカルとなる．これ

が他の脂質を攻撃して水素を引き抜き脂質ヒドロペルオキシドとなる．ラジカル攻撃をうけた脂質は当然ホモリティックに開裂（遊離基開裂）するため，また新たな脂質ラジカルとなる．この反応が繰り返すことにより連鎖反応（chain propagation）へと進行していく．連鎖反応の結果，最終的に様々な分解物や重合物が生成し，劣化脂質となる（図3-1-2）[9]．

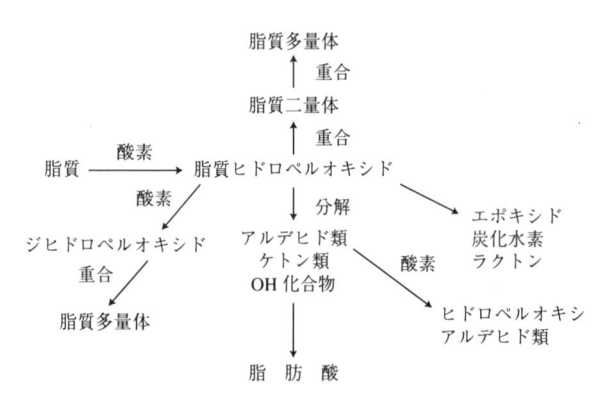

```
                              脂質多量体
                                ↑ 重合
                              脂質二量体
                                ↑ 重合
         酸素         酸素                   エポキシド
  脂質 ─────→ 脂質ヒドロペルオキシド ─────→ 炭化水素
         酸素 ↘       ↓ 分解         酸素    ラクトン
              ジヒドロペルオキシド  アルデヒド類
              重合 ↓               ケトン類          ↘
                                  OH化合物        ヒドロペルオキシ
              脂質多量体             ↓              アルデヒド類
                                   脂肪酸
```

図3-1-2 劣化脂質の生成[6]

さらに脂質の酸化は，それを扱う条件から室温以下で進行する自動酸化と高温で進行する熱酸化に2分される．自動酸化の場合，初期の段階で生成した脂質ヒドロペルオキシドが比較的長い時間にわたり蓄積を続ける．ついで熱に不安定なヒドロペルオキシドやエポキシドは，環化生成物などへと徐々に変化して行く．しかし熱酸化は自動酸化と異なり，室温での反応が熱力学的に加速されたものではなく，脂質ヒドロペルオキシドは早い時期に分解し，二次分解をうけたカルボニル化合物や短鎖のアルコール類などへと変化し，中には揮発性の化合物として揮散したり，熱重合物となるものがある．また加工食品の保存の場合は，一旦熱酸化をうけた脂質がその後，自動酸化をうけるという，熱酸化と自動酸化の両面を有する複雑な反応も起こる．

3-1-2 エマルジョン系での酸化

最近,宮下ら [10, 11] や Yazu ら [12, 13] により,脂質を水に分散したエマルジョン状態での,脂質の酸化が論じられている.バルクオイル系では通常,PUFA は分子中の二重結合が増えるほど不安定となる.ところが,水溶液に PUFA を分散させた場合には不飽和度が高いほど安定となることが見出された.一見今までの化学論からはずれたような現象であるが,これについて両グループは興味深い考察を提示している.

宮下らはリン酸緩衝液中にリノール酸やリノレン酸,アラキドン酸,EPA,DHA などの不飽和脂肪酸類を分散させ,鉄-アスコルビン酸系で酸化させたところ,より不飽和度の高い順に残存が多いことを見出した [10].また混合油で試したところ,同様に不飽和度の高い混合油の残存が多かった.彼らは遊離酸に限らず,モノグリセリドやトリグリセリドなどの種々の脂肪酸誘導体について同様の結果を得ている(図 3-1-3).また,宮下らは乳化剤により特定の脂肪酸

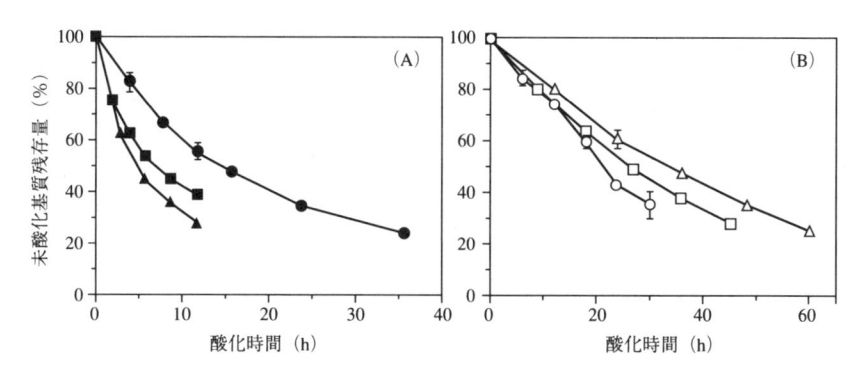

水分散系(A)とクロロホルム中(B)での各エチルエステルの酸化安定性
●, 〇, DHA;■, □, α-リノレン酸;▲, △, リノール酸
各エチルエステル(1.0 mM)を AMVN(1.0 mM)の存在下,37℃,暗所にて酸化させた.酸化安定性は,酸化に伴う基質の減少量で比較した.
AMVN:2, 2'-アゾビス(2, 4-ジメチルバレロニトリル)2, 2'-Azobis(2, 4-dimethylvaleronitrile)

図 3-1-3 脂質の酸化安定性 [11]

が安定性をより増すことを報告している．彼らはツイン添加によるDHAの安定化について示しているが，リノール酸と比較して不飽和度の違いが安定性に大きな差を与えている．さらに，分散方法によるミセルの粒子径の相違が安定性に影響することも示している．これらの結果から，バルクオイル系ではラジカル反応という化学的な要素を中心に議論するだけで済んだが，水系で脂質を扱うときには，反応速度論的な考察以外に，分子状態やミセルサイズ，系での分散状態など物理的な要素に対する検討も必要であると考えられる．

一方，Yazuらも，類似する系で検討し，リノール酸とEPAそれぞれのメチルエステルについてクロルベンゼン中，つまりバルクオイルの系ではリノール酸の方が安定であったのに対し，pH 7.4の緩衝液中ではEPAがより安定であることを報告している[12,13]．その原因として山本らは不飽和度の高い脂肪酸から生成した，より極性の高いヒドロペルオキシド類をあげている．たとえば環化生成物などであるが，それらが水-脂質の界面へと移動し，反応の場から離れることにより，連鎖反応が続きにくくなるとしている．一方，リノール酸ヒドロペルオキシドはそれほど極性も高くないため，ミセル内に止まり，反応近傍に存在し続けることから連鎖反応を進行させる．それらの結果，結果的に連鎖反応の阻害されたEPAやDHAなどのより不飽和度の高い脂肪酸が，酸化されにくくなるとするものである．この現象はミセルに限らず，リポソーム膜でも確認されたことから，生体内での反応模倣と予想している．つまり，生体中ではPUFAが，自己犠牲的に脂質酸化を抑制していると述べている．

以上のように，宮下らやYazuらの研究により，水系での脂肪酸酸化に対し，種々の新知見が得られているが，宮下らの指摘にあるように，まだ検討の余地も多数残されている．宮下らは食品や生体といった多成分系への応用を提示している．また，Yazuらは生体機能への応用とともに，今後の課題を組織中の過酸化脂質の挙動解明への可能性を指摘している．古典的には，単離精製した脂質の酸化安定性や酸化抑制が脂質研究の中心的課題であったが，今後は，水という油と全く相反する中での，脂質の研究がますます重要性を増していくものと考えられる．

3-1-3 脂質の酸化評価法

前述したように，バルクオイル系に限っても脂質酸化は条件により異なり，常温保存と高温状態で使用される酸化評価に異なった手法が用いられるのが普通で，数種類の手法が開発されている．一般に脂質の酸化評価は，これらの生成物の中で，ある特定の一部のもの，あるいは性質の似通った数種の化合物に注目して，その消長を化学分析を用いたり，物理的性質を利用して定量することから評価する．多成分からなる食品脂質は劣化に伴い，他種類の化合物が生成するが，このように単一もしくは特定の数種の成分のみでとらえることには限界があり，いずれの手法も脂質劣化全体を把握し評価するにはいたっていない．現在用いられるいずれの手法もそれぞれ欠点があり，便宜的な点は否めない．本章では既往法のうち水産脂質に適用される手法を中心として数例紹介する．水産脂質は通常，室温以下で扱われるため，その酸化評価法も主に自動酸化に適用される手法である．手法から大別すると，① 化学的評価法，② 物理的評価法，③ 官能評価法，④ 生物や酵素によるアッセイ法があげられる（表3-1-1）[14]．

表3-1-1 食用油脂の酸化劣化の評価法

1. 化学的手法
   過酸化物価（PV）
   酸価（AV）
   カルボニル価（CV）
   チオバルビツール値（TBA value）
   共役ジエン量（UV absorption method）
   酸化酸量（oxygenated acids）
   アニシジン値
2. 物理的手法
   重量法
   ガスクロマトグラフィー（GC）
   電子スピン共鳴（ESR）
   粘度
   ケミルミネッセンス
   核磁気共鳴
3. その他
   官能検査
   酵素
   動物実験

化学的評価法の代表例としては過酸化物価（peroxide value, PV）法と酸価（acid value, AV）法があげられる[15]．PV法は，酸化で生じたヒドロペルオキシド量を定量するヨウドメトリー法が広く用いられている．高い感度を要求する生体試料や初期段階の酸化の測定には適さないが，既に油化学会公定法（基準油脂分析試験法，アメリカ油化学会公定法）となり，一般の食品には最

もよく用いられ，植物油や獣脂に対しては法的基準とされる汎用性の高い手法である．ただし，過酸化物の分解を伴う乾製品や長期貯蔵の評価などには適さない．AV 法も，油化学会公定法として規定され，植物油・獣脂に対して法的基準となっている．劣化により生じた遊離脂肪酸をアルカリ滴定によって求める．主に酵素的な分解物を対象としているため，熱を加えた加工品に適さないことと，感度が低いのが難点であるが，食品の劣化評価にしばしば用いられる．その他に，チオバルビツール酸価（TBA 値）法やカルボニル価（CV）法が比較的よく用いられる化学的評価法であるが，それぞれ夾雑物の影響をうけたり，一連の操作が煩雑で感度が低いなどの欠点をもっている[6]．一方，物理的評価法としては，化学的評価法と同様に酸化劣化を直接定量する方法と，PV の上昇が認められない程度の初期酸化を評価し，油脂の酸化安定性，シェルフライフの予測を目的とする方法がある．水産脂質の劣化を定量するのによく用いられるのは前者であり，重量法が代表される．重量法は脂質の酸化を重量の増加から評価する方法であり，簡便なことからしばしば用いられるが，分解が始まった時点で減少に転じるため，測定に限界がある．

そのほか，ガスクロマトグラフィー法[16]，極微弱発光法[17]，NMR 法[18] など種々の手法が開発されているが，いずれも感度や定量性，再現性などに問題があり，適用される場合でも系を限って用いられている．ここに代表例として概説した PV 法や AV 法は，最もよく用いられている手法であるが，これらの汎用法でさえも，常に正確に脂質の劣化を反映しているとはいい難く，限定された条件の脂質を評価しているに過ぎない．特に水産脂質は多種類の PUFA を多量に含むため，酸化反応が複雑で，生成物が多岐に及ぶため，よく適用されている PV 法や AV 手法についても，その点を注意して評価しなくてはならない．

3-1-4 酸化防止

脂質の劣化は酸化が起因であり，脂質酸化は連鎖反応で進行するが，その原因となるのは，光や放射線，金属，熱，酵素などである[7]．酸化防止はそれらの原因をすべて除けば可能であるはずであるが，すべての原因を取り除く，あ

るいは制御することは不可能である．そこで，一般にはそれらの中から主要因を絞って対応している．大別して，雰囲気を制御する方法と対象物質内部から保持する方法があり，たとえば雰囲気を制御する方法としては，包装や低温貯蔵などで，原因となる酸素を除いたり，熱を遮断したりする．対象物質内部から保持する方法としては，抗酸化性物質（抗酸化剤）やキレート剤などを用いて，金属や酵素の作用を阻害したり，酸素を捕捉したりする．さきも記述したように光や熱により脂質ラジカルが発生するが，抗酸化性物質はラジカルの発生そのものを抑えたり，生成したラジカルを速やかに捕捉したりして連鎖反応の進行を抑える．また，連鎖反応の途中で生成したヒドロペルオキシラジカルやヒドロペルオキシドを捕捉したり，分解しても反応の進行は阻害される．抗酸化性物質はこれらのいずれかの課程で反応を停止させることにより効力を発揮し，それぞれの反応機構から，概ね，ラジカルの発生そのものを抑える型（予防的抗酸化性物質，preventive antioxidant）と，発生したラジカルを捕捉する型（連鎖切断型抗酸化性物質，chain breaking antioxidant）の2種に分けられる[8]．前者としては一重項酸素などを消去，安定化しラジカルを発生させない酵素系の抗酸化性物質などがあげられ，代表例としてはグルタチオンペルオキシダーゼやβ-カロテンなどがある．一方，後者の型は，フェノール系抗酸化性物質やアミン類，チオール類などが上げられる．代表例としてはトコフェロール類があり，たとえばトコフェロールは生じたラジカルを捕捉し，自らは二量体となり安定化することからラジカルを消滅し，連鎖反応を停止させてしまう．また，チオール類などは連鎖反応で生成した脂質ペルオキシラジカルや過酸化物を分解する分解剤として働き，次の連鎖反応を引き起こさせない．

　これらの中で，予防的抗酸化性物質である酵素類や連鎖中断型抗酸化性物質であるフェノール系抗酸化性物質については両者とも既に多数の書籍，総説などで詳細にわたって説明されている．本稿では抗酸化性物質の中でも比較的研究例の少ないアミン系のものについて2，3の知見を紹介する．

1）アミン系の抗酸化性物質

　アミン系の抗酸化性物質に関してはトコフェロール類とのシナージスト（共

力）効果のみ有するという報告がある一方で，単独での強い効果を示唆する報告もあり，必ずしも明確に説明されていない．しかしながら，最近それらの中に興味深い考察が報告されているので，以下の2），3）項で簡単に紹介する．

2）ビリルビンの抗酸化性

山本[19]およびStockerら[20]はビリルビンに関する報告を出している．ビリルビンはヘモグロビンやチトクロームなどのヘム類の最終代謝産物で，生体内に相当量存在するものの，その機能については，今までまったく明らかになっていなかった．山本らは尿酸との構造類似性から抗酸化性に着目し，検討したところ，高酸素濃度では低い酸化抑制効果しか示さなかったが，酸素濃度が生体内濃度に近いときに強力な活性を示すということを明かとした．生体にとって長い間無用と考えられ，生体がNADPHを消費してまで，なぜ蓄積しているのか疑問とされてきた代謝物の機能を，初めて明らかにした興味深い発見といえる．

3）ポリアミンの抗酸化性

アミン類の抗酸化性に関しては，古くはOlcott and Kuta[21]が共力効果について報告し，その後も幾つかの報告が散発的に出ているが，抗酸化機構などは明確に論じられていない．そのような背景の中，最近ポリアミンに関して2つの異なる報告が出された．一つはLøvaas[22]によって出されたもので，数種のポリアミンが抗酸化性を有することを示し，中でもスペルミンが最も強かったと報じている．しかし，機構が明白でない上，単独での効果であるのか，あるいはトコフェロールに対する共力効果であるのか明確でなかった．戸谷[23]はスペルミンに関して確認実験を行い，トコフェロールに対する共力効果のみ有し，単独では強い酸化防止効果はないと報告している．これについて詳細な検討を行い，反応機構についても，スペルミンのアミノ水素がトコフェロールに供与され，共力剤として機能すると推定している．

3-1-5 リン脂質の抗酸化性

リン脂質を，植物油や獣脂，魚油などに添加すると，油脂の酸化安定性を増

すことが知られている．リン脂質の中でもホスファチジルコリン（PC）やホスファチジルエタノールアミン（PE）などが過酸化物分解剤であるという報告がある一方で，トコフェロール（Toc）などのフェノール系抗酸化性物質が共存する場合のみ効力を発揮する共力剤であという報告もあり，リン脂質の抗酸化性については種々の研究があるが，時に矛盾する結果が多い．類似した実験系であっても，報告者によって，しばしば相反する結果がそれぞれ類似する系で示されている[24〜29]．

そこで，我々は作用機構を解明するため，リン脂質類のうちで PC と PE について，抗酸化に寄与する部分構造を明らかにし，その化学構造と活性相関について検討した[30]．

1）リン脂質の部分構造と抗酸化性

PC および PE の部分構造の中で，抗酸化に寄与する作用部位を調べるため，これらの構造を官能基別に 3 つの部分構造（A 部位：脂肪酸とグリセリンのエステル部分，B 部位：リン酸部分，C 部位：側鎖ヒドロキシアミン部分）に分割し，モデル化合物で抗酸化試験を行った（図 3-1-4）．検討の結果，A，B 両部位のモデルであるグリセロールやメチルホスホン酸ジメチルエステルなどは抗酸化性を示さなかったが，C 部位のモデルとして用いたコリンならびにエタノールアミンは，いずれも PV の増加を強く抑制した．この結果から，PC および PE の抗酸化性は，側鎖ヒドロキシアミン部分によって担われていることが分かった．側鎖のコリンやエタノールアミンが共通して有する官能基はアルコール性水酸基と塩基性アミノ基の 2 つであり，それぞれの官能基について数種のモデル試薬を用いて抗酸化性について検討した結果，1，2 級脂肪族アミンである n-ヘキシルアミンなどが，コリンやエタノールアミンよりは弱いながらも抗酸化性を示した．アミンが活性を示したことからリ

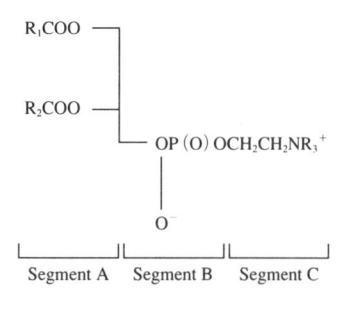

図 3-1-4　リン脂質（PC）の化学構造

ン脂質の抗酸化性はコリン，あるいはエタノールアミン側鎖中のアミノ基に起因することが推定された．また，1級，2級に顕著な活性の相違は見出されず立体的な要因は関与しないことが推定された（図3-1-5）．

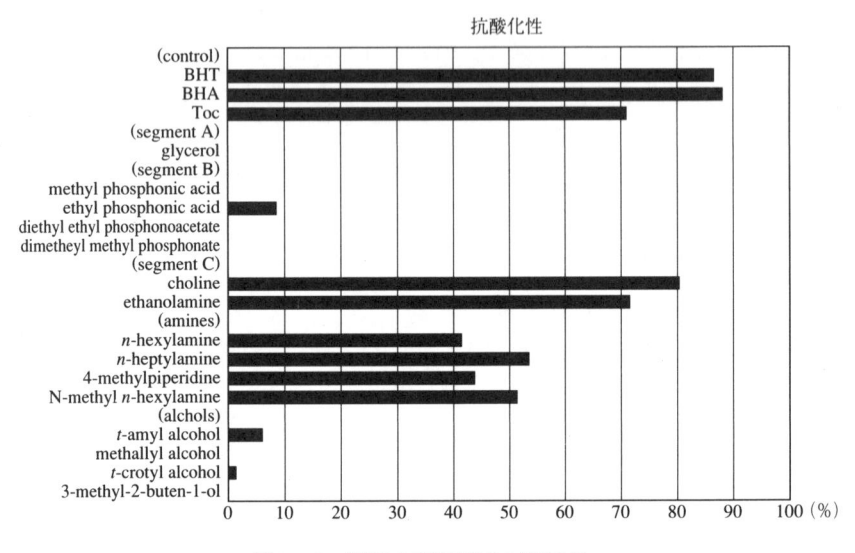

抗酸化性

(control)
BHT
BHA
Toc
(segment A)
glycerol
(segment B)
methyl phosphonic acid
ethyl phosphonic acid
diethyl ethyl phosphonoacetate
dimetheyl methyl phosphonate
(segment C)
choline
ethanolamine
(amines)
n-hexylamine
n-heptylamine
4-methylpiperidine
N-methyl n-hexylamine
(alchols)
t-amyl alcohol
methallyl alcohol
t-crotyl alcohol
3-methyl-2-buten-1-ol

0　10　20　30　40　50　60　70　80　90　100（％）

図3-1-5　各部位と側鎖官能基の抗酸化性

2）アミン類の塩基強度と抗酸化性の相関

脂肪族アミン類が抗酸化性を有することが明らかとなったが，アミン類の抗酸化機構や機作については，Løvaas [22) や戸谷 [23) が示唆しているのみで完全には，解明されていない．そこで，アミン類の抗酸化機構の解明のために，アミン類の塩基性と抗酸化性との関係を検討した．種々のアミン類について塩基性の強さの指標である pKb 値を測定して，活性との関係を調べたところ，アニリンのような弱い塩基（pKb：9〜10）であるアリールアミン類は弱い活性しか示さず，中程度の強さ（pKb：3〜5）の脂肪族アミン類は中程度の活性を示し，またトリトン B などの強い塩基（pKb：<2）では極めて強い抗酸化性を示した．以上の結果から，アミン類の抗酸化性の強さは，塩基性の強度に依存することが明らかになった（図3-1-6）．

抗酸化性

(arylamines-weak bases)
aniline pKb=9.4
N-methylaniline pKb=9.2

(alkylamines-medium bases)
morpholine pKb=5.7
N, N-dimethyl *n*-hexylamine pKb=3.7
N-methyl *n*-hexylamine pKb=3.4
n-hexylamine pKb=3.4
4-methylpiperidine pKb=3.2
diisopropylamine pKb=3.2

(alkylamines-storong bases)
Triton B pKb<2.0
DBN pKb<2.0

0 10 20 30 40 50 60 70 80 90 100 (%)

図 3-1-6　アミン類の塩基性と抗酸化性

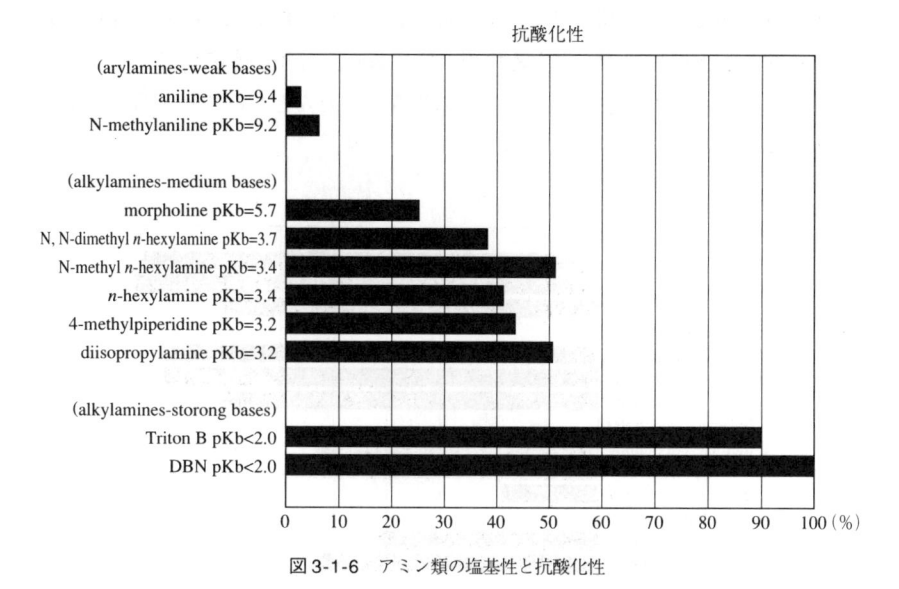

3）分子内および分子間水酸基の抗酸化への影響と機構

 一方，エタノールアミン（pKb＝4.4）は，脂肪族アミン類（pKb＝3.4）よりも弱い塩基性しかもたないにもかかわらず，その活性は，強塩基に匹敵するものであった．エタノールアミンと脂肪族アミン類との構造上の相違点は分子内に水酸基を有することにあり，コリンなどの強い抗酸化性には水酸基の関与が推定されたため，活性と水酸基数との関係や，分子内あるいは分子間という位置との関係について検討した．その結果，ジエタノールアミンなどのヒドロキシアミン類は試みたすべての化合物について，いずれも対照とした水酸基をもたないアルキルアミン類に比べて強い活性を示した．ただし，分子内水酸基の数による強度の相違は特に観察されなかった．同時に，分子間に水酸基が共存する場合について，*n*-ヘキシルアミンとグリセロールを同一基質中に添加した系で検討したが，アルコール共存による共力効果はほとんど観察されなかった．さらに，分子内水酸基を保護した形のメトキシアミンやエステルアミン類などで同様の試験をした結果，これらの保護体はいずれもヒドロキシアミン類

より活性が弱まり，脂肪族アミン類と同程度の効果であった．以上の結果，塩基性のアミンが活性の中心となる作用部位であり，分子内水酸基による共力効果が明らかになった．また，分子間での影響はほとんどないことが明らかになった（図 3-1-7）．

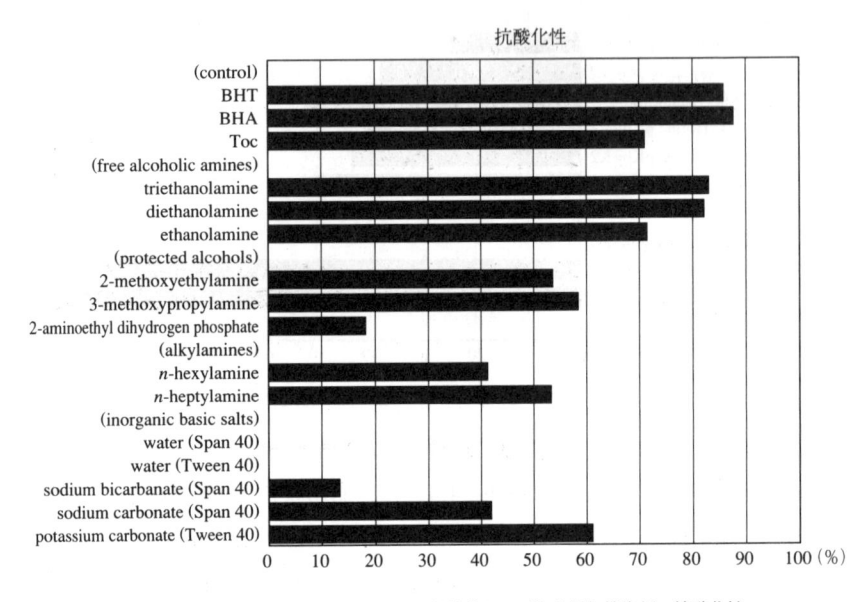

図 3-1-7 ヒドロキシアミン類とその保護体および塩基性無機塩類の抗酸化性

分子内水酸基は水素結合を通じて，弱い影響をアミンの水素に対して有している．そのため，アミンが求核性を増すことが推定され，電子欠乏系であるヒドロペルオキシラジカルやヒドロペルオキシドの酸素に対し，求核攻撃を容易に行うことができると推定される．ヒドロペルオキシラジカルそのものやペルオキシドの酸素-酸素結合のホモ開裂が連鎖反応の起因としても，エレクトロンリッチなアミンが電子欠乏系の酸素を攻

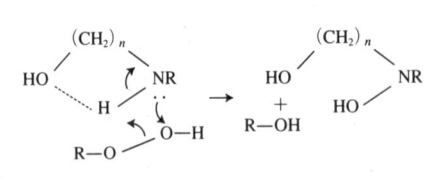

図 3-1-8 リン脂質における推定反応機構

撃し，電子供与することが推定され，最終的にはアミンはヒドロキシルアミンへと酸化され，ヒドロペルオキシド類はアルコールへと分解して行くことが推定される．これが過酸化物分解剤としてのリン脂質の抗酸化性と推定された（図3-1-8）．

4）塩基性無機塩類による抗酸化効果

塩基性アミンが抗酸化性を示すことから，塩基としての性質があればアミン類に限らず抗酸化性を示す可能性も推定されたため，塩基性無機塩類についても同様の系で検討を行った．アミン類と異なり，無機塩類は脂溶性でないことから，均一にするため，少量の水と乳化剤を用いて均一化した．データに若干バラツキがあったものの炭酸ナトリウムや炭酸カリウムでは中程度の強さの抗酸化活性が示された（図3-1-7）．奚らも類似する結果を得ている[31]．

PCやPEなどのリン脂質の抗酸化活性部位は，側鎖のヒドロキシアミン部分にあり，中でも塩基性のアミノ基が活性の中心であり，その塩基強度に依存することが判った．また，分子内に共存する水酸基がその作用を増強させていることが明らかになった．さらに分子内水酸基の保護体による検討から，アミンに対する共力効果は，水酸基が遊離の状態で存在していることが必要であることも判った．特にエステル結合のモデルとして用いた2-アミノ-エチルリン酸が弱い活性しか示さなかったことは，リン脂質の抗酸化性は，リン脂質自体によるよりも，むしろ自動酸化や劣化の過程で生じた分解産物であるコリンやエタノールアミンによる可能性が示唆された．このことがリン脂質の抗酸化性に対する研究を複雑にし，また種々の矛盾する報告の起因になっているのではないかと推定された．

水分散系などの複合系は複雑で，脂質酸化の問題そのものにしても直接的な試みが難しく，基礎的な報告も少なかったが，宮下らや山本らはかれらの多数の報告の中で，実に明快に水系での脂質酸化を論じている．いずれの検討も一つ一つの事実を積み上げることによって理論化し，結論へと導き出している．一見化学論と矛盾するようにみえた複合系ではあるが，検討を重ねて行くと，

あくまで化学の手法で解決でき，しかも理論的にも何ら矛盾がないことが明らかとなったように考えられる．

　バルクオイル系での脂質酸化の中にも，100年来未解決の問題が多々あるにもかかわらず，今後さらに複合系での様々な問題の解決を求められて行くものと思われる．事実，生体内酸化を含め，新しい課題も次々に提起されている．脂質研究に携わるものにとって守備範囲が広がり，追いつかない現状ともいえるが，宮下らや山本らの結果に学べば，からみ合うそれぞれの要素を一つ一つひも解いて行くことから，問題の解決がなされ，ひいては化学の進歩につながるともいえるように思う．

文　献

1) 藤巻正生：食品機能，学会出版センター，1988，pp.520．
2) T. Colbom, D. Dumanoski, and J. P. Myers："Our Stolen Future," Dutton, New York, 1996, pp.306.
3) 日野明寛：農化，72, 956-960（1998）．
4) J. Dyerberg, H. O. Bang, E. Stoffersen, S. Moncada, and J. R. Vane : *Lancet*, ii, 1978, 117-121.
5) W. S. HARRIS : *J. Lipid Res.*, 30, 785-807（1989）．
6) 金田尚志，植田伸夫編：増補版過酸化脂質実験法，医歯薬出版，1990，pp.245．
7) W. A. Pryor and J. P. Stanley : *J. Org. Chem.*, 40, 3615-3617（1975）．
8) 畑　一夫編：改訂3版化学便覧基礎編II（日本化学会編），1984，pp.158-166．
9) 二木鋭雄：油化学，37, 893-897（1988）．
10) K. Miyashita, E. Nara, and T. Ota : *Biosci. Biotech. Biochem.*, 57, 1638-1640（1993）．
11) 宮下和夫：日食科工誌，43, 1079-1085（1996）．
12) K. Yazu, Y. Yamamoto, K. Ukegawa, and E. Niki : *Lipids*, 31, 337-340（1996）．
13) K. Yazu, Y. Yamamoto, E. Niki, K. Miki, and K. Ukegawa : *Lipids*, 33, 597-600（1998）．
14) 齋藤洋昭：水産脂質の酸化的劣化とその評価法，水産脂質－その特性と生理活性（藤本健四郎編），恒星社厚生閣，1993，pp.27-39．
15) （社）日本油化学会編：日本油化学会制定追補基準油脂分析試験法，（1977）．
16) E. Selke, H. A. Moser, and W. K. Rohwedder : *J. Am. Oil Chem. Soc.*, 47, 393-397（1970）．
17) 宮沢陽夫：農化，62, 1491-1494（1988）．
18) H. Saito : ACS Symposium Series 674, "Flavor and Lipid Chemistry of Seafood"（ed. by F. Shahidi and K. R. Cadwallader）, American Chemical Society, Washington, DC, 1997, pp.218-239.

19) 山本順寛：農化, **62**, 181-183 (1988).
20) R. Stocker, Y. Yamamoto, A. F. McDonagh, A. N. Glazer, and B. N. Ames : *Science*, **235**, 104-106 (1987).
21) H. S. Olcott and E. J. Kuta : *Nature*, **183**, 1812 (1959).
22) E. Løvaas : *J. Am. Oil Chem. Soc.*, **68**, 353-358 (1991).
23) 小川博史, 辻 宏明, 瀬戸 明, 原 節子, 戸谷洋一郎：油化学, **45**, 1327-1332 (1996).
24) I. S. Bhatia, N. Kaur, and P. S. Sukhija : *J. Sci. Food Agirc.*, **29**, 747-752 (1978).
25) H. Saito, and M. Takeuchi : *Agric. Biol. Chem.*, **53**, 539-540 (1989).
26) M. Kashima, G. Cha, Y. Isoda, J. Hirano, and T. Miyazawa : *J. Am. Oil Chem. Soc.*, **68**, 119-122 (1991).
27) M. F. King, L. C. Boyd, and B. W. Sheldon : *J. Am. Oil Chem. Soc.*, **69**, 545-551 (1992).
28) T. Oshima, Y. Fujita, and C. Koizumi : *J. Am. Oil Chem. Soc.*, **70**, 269-276 (1993).
29) 戸谷洋一郎：油化学, **46**, 3-15 (1997).
30) H. Saito, K. Ishihara : *J. Am. Oil Chem. Soc.*, **74**, 1531-1536 (1997).
31) 奚 印慈, 山口敏康, 佐藤 實, 竹内昌昭：日食科工誌, **45**, 317-322 (1998).

3-2 流通中の脂溶性機能成分の変化

山口敏康
竹内昌昭

3-2-1 水産物の流通

　水産物の食品としての特徴の一つに品質の劣化の速いことがあげられる．これは水産物の取り扱い方法に一因はあるが，水産物自体のもつ本来の性質によるところが大きい．そのため，生産から消費にいたるまでの流通段階で，食品衛生上品質の保持のためにコールドチェーンなどの低温流通機構の考え方が勧告され，社会基盤もそれに合わせ発達してきた[1]．したがって，水産物は一般に低温下で流通されているものが多い．

　魚介類に含まれる成分が多彩な機能を保持していることが明らかになっている．その中でも n-3 系高度不飽和脂肪酸や各種脂溶性ビタミンなどの機能成分が豊富に含まれており，水産物は特徴的な食品素材といえる．しかし一方で，これらのなかには不安定な成分もあり，変化の結果，有害な成分を生ずる場合がある．したがって，これら機能成分を保持しながら流通させることは，水産物の特性を生かす上でも重要である．

　生活水準の向上に伴い，食品に対する機能性が求められるようになってきている一方，流通過程や保存中に機能成分がどのように変化するかに関してはあまり知られていない．そこで本章では機能成分の変化に及ぼす流通温度，貯蔵期間の影響について検討した結果を述べる．なお，ここではイコサペンタエン酸（EPA，C20：5 n-3），ドコサヘキサエン酸（DHA，C22：6 n-3）ならびに α-トコフェロール（α-Toc）などの脂溶性の機能成分について検討した．

3-2-2 流通温度と機能成分

　現在の水産物の流通に用いられる温度帯は冷却温度帯，いわゆるチルド温度

帯ならびに凍結温度帯である．これらの温度帯は，生産から消費に至る期間により使い分けられている．当然のことながら，鮮度をいかに保ちながら流通させるかが肝腎であり，とくに有害微生物や有害物質の発生をおさえるばかりでなく，機能成分の減少を抑えることが今後要求されてくる．

1）チルド温度帯

低温による食品の流通は，近海で水揚げされた魚，あるいは高級魚など氷蔵の場合が多い．この場合0℃以上のいわゆる冷蔵と，0℃直下の温度帯を利用したパーシャルフリージング（PF）といわれる貯蔵法がある．PFでは食品は部分的に凍結状態におかれるため，物理・化学的に冷蔵魚と異なる環境となるためK値[2]および官能評価などの項目では優れた貯蔵効果が示されるが，一方でタンパク変性が起こりやすく，リン脂質の加水分解が促進されるなどが報告されている[3]．

ここでは，マイワシおよびニジマスを+5℃，−3℃および−6℃に約1週間貯蔵した結果について述べる．貯蔵中の過酸化物価（PV）の変化をみると，マイワシ，ニジマスともに貯蔵温度が高いほどPVが短期間に上昇している（図3-2-1A）．また，マイワシに比べニジマスではPVの上昇は抑えられている．α-トコフェロール（α-Toc）含量も同様に貯蔵温度が高いほど短期間に減少する傾向があり，ニジマスはマイワシに比較し減少の程度は小さく抑えられている（図3-2-1B）．貯蔵中の脂質に占める遊離脂肪酸の増加はニジマスにおいても顕著に認められている．DHAなどの高度不飽和脂肪酸組成の変化はマイワシにおいて著しく，ニジマスではこの期間を通じて変化は認められていない．

チルド温度帯での貯蔵は魚の美味しさの保持に重きをおいており，嗜好性を重視する点で重要な流通温度帯といえる．この温度帯は長期間の貯蔵を前提にはしていないが，短期間の間においても，遊離脂肪酸の増加が認められ，その結果呈味に影響を与えることが予想される．また，機能成分をみると，一部の魚種では，比較的短期間にα-Tocの減少が認められたこと，また，DHAの割合の減少なども認められたことからも，チルド温度帯においても機能成分の減少は生じており，この点からもなるべく短期間の流通が望ましいことは明らか

である．また，マイワシのように脂質酸化が速やかに進行する魚種やニジマスのように遊離脂肪酸の増加が認められるが脂質酸化は認められない魚種など種による違いがみられた．

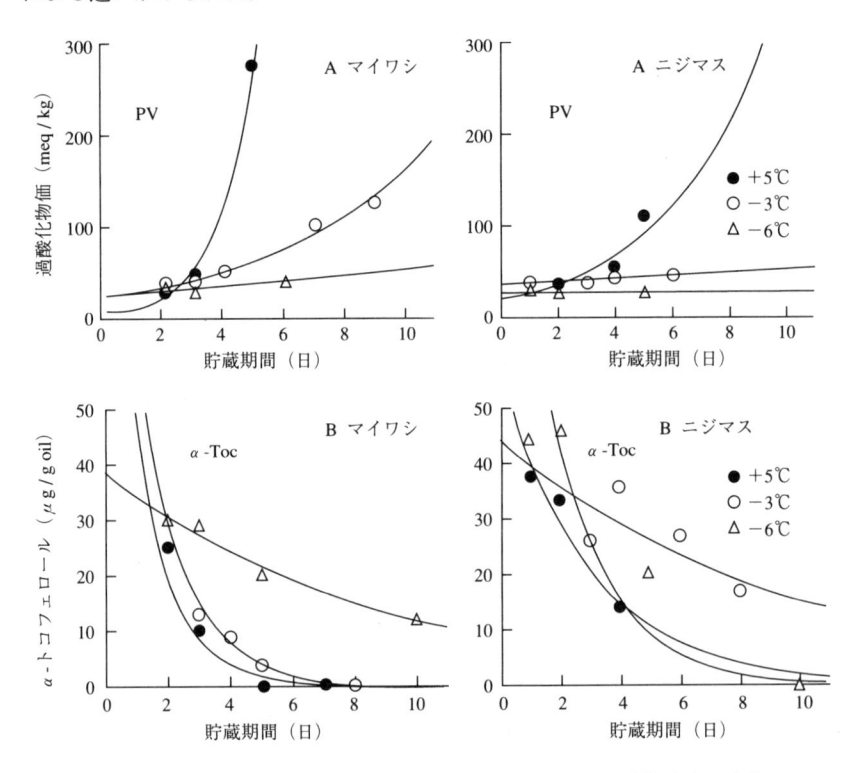

図3-2-1 冷却貯蔵中の過酸化物価（A）およびα-トコフェロール含量（B）の変化

最大氷結晶生成帯におけるPFの場合，氷結晶の生成による成分の濃縮のため，酵素・化学作用が促進，拮抗するといわれており[4]，マダラ筋肉におけるリン脂質の加水分解が−4℃付近で最大となるとの報告もある[5]．チルド温度帯での貯蔵は魚肉の物理的・化学的変化が起こりやすく，その結果機能成分の変化も生じると考えられる．したがって，低温流通では短期間であっても厳密な温度管理が機能成分の保持の面からも要求される．

2）凍結温度帯

冷蔵状態では長期にわたり魚介類の品質を保持することはできない．鮮魚を長期間にわたり貯蔵する場合は，できるかぎり低温下におくことになる．そこで凍結するまで温度を下げて貯蔵した場合の機能成分の変化について検討した．

食品により凍結温度は異なるが，$-20℃$ から $-30℃$ にかけてほとんどの水分が凍結するが，完全に凍結するのは $-50℃$ から $-60℃$ といわれる[5]．

$-20℃$ で貯蔵したマイワシ，ニジマス，サンマ，ギンザケおよびスズキにおける過酸化物価および主な脂溶性機能成分の変化を調べたが，魚種の差ばかりでなく，同一魚種においても脂質含量，$α$-Toc 含量の違いにより特徴があった．供試材料には個体差を少なくするために生鮮魚の普通筋のミンチを一定の型に成型したものを用いた[7, 8]．それらを $-80℃$ で急速凍結し実験に供した．過酸化物価の変化を図 3-2-2A に示した．高脂肪含量（約 26％）サンマは低脂肪含量（約

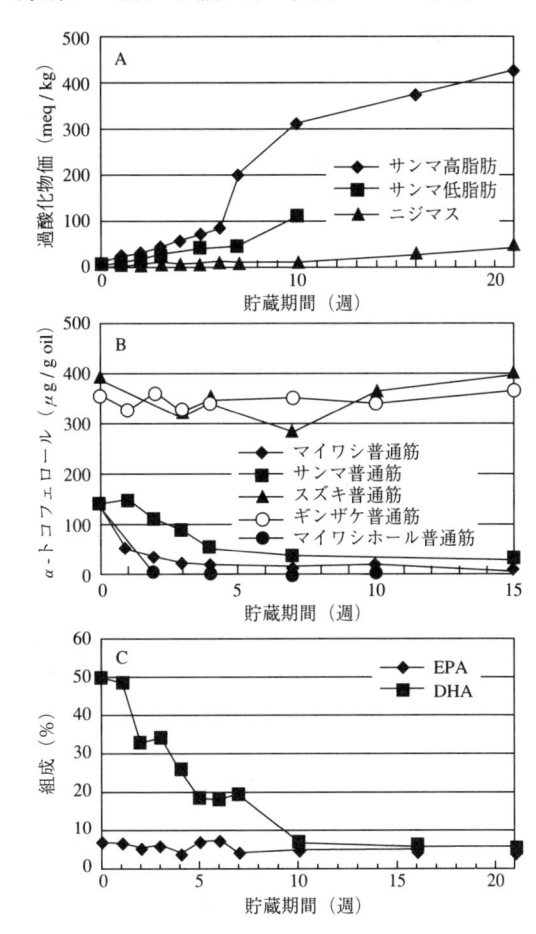

図 3-2-2　冷結貯蔵中（$-20℃$）の過酸化物価（A），$α$-トコフェロール含量（B）およびサンマリン脂質おける EPA および DHA 組成（C）の変化

6%）のものに比べ脂質酸化が速やかに進行した．また，ニジマスは低脂肪のサンマより酸化の進行が緩慢であった．一方，α-Toc の変化にも魚種による違いが認められ（図 3-2-2B），貯蔵開始時に α-Toc 含量の高かったギンザケおよびスズキでは 15 週間に殆ど変化しなかった．これに比べマイワシおよびサンマでは貯蔵期間の延長に伴い減少し，とくに血合肉を含むマイワシ試料では減少が速やかで，2 週後には検出されなかった．このように，-20℃貯蔵中の α-Toc の安定性は魚種により大きく異なることが明らかになった．ここで高レベルの α-Toc を維持していたギンザケおよびスズキにおいては 15 週にわたり PV の上昇は認められなかったが，マイワシ，サンマでは α-Toc の減少とともに PV が上昇した．一方で，いずれの魚種においても遊離脂肪酸の増加がみられ，とくにニジマス[9]，ギンザケで顕著であった．また，酸化の進行が認められた魚種ではリン脂質脂肪酸組成に変化がみられ，とくに DHA 割合が減少した．

-20℃貯蔵において脂質の酸化が進行しやすい魚種（マイワシ，サンマ）に

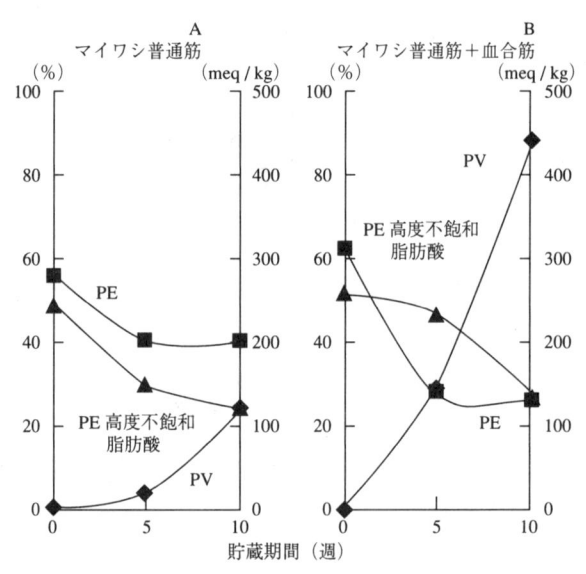

図 3-2-3 凍結貯蔵中（-20℃）の過酸化物価，ホスファチジルエタノールアミン（PE）の割合および PE の高度不飽和脂肪酸の割合の変化（A：マイワシ普通筋，B：マイワシ普通筋＋血合筋）

おいては脂質に占めるリン脂質の割合の減少が認められた．その脂質組成では，ホスファチジルコリン（PC）に比較しホスファチジルエタノールアミン（PE）の減少が顕著であった（図 3-2-3）．また，貯蔵中における PE の脂肪酸組成の変化をみると，DHA が著しく減少していた．PE にはグリセロール骨格の sn-1 位には長鎖アルデヒドがビニルエーテル結合したアルケニル型（プラスマローゲン型），長鎖アルコールがエーテル結合したアルキル型，長鎖脂肪酸がエステル結合したジアシル型の存在が知られており，筋肉中にはプラスマローゲン型が多く存在することが知られている．プラスマローゲン型は酸化の影響をうけやすいことなどが報告されており [10~12]，また，PC にはプラスマローゲン型の存在比が小さい．そこで PE の分子種の脂質酸化に及ぼす影響をみるためにマイワシ油に異なるタイプの PE を約 1％添加し，PV の上昇を調べたところ PE を添加したマイワシ油の PV の上昇が抑えられていた．なかでも大豆由来およびヒツジ全脳由来の PE 添加区の抗酸化効果が比較的強かった．リン脂質の抗酸化作用は既に知られているが [13]，ヒツジ脳由来の PE 添加区のプラスマローゲン量を測定すると，PV の上昇以前にほぼ消失していた．そこで−20℃貯蔵中における魚肉ミンチ肉中のプラスマローゲン量の変化を調べてみた（図 3-2-4）．すると，すべての魚種で貯蔵の比較的速い時期にプラスマローゲンは

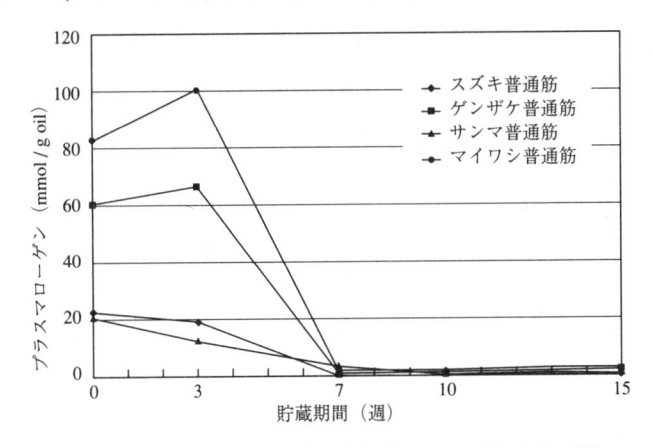

図 3-2-4　凍結貯蔵中（−20℃）の魚肉プラスマローゲン含量の変化

消失した．ギンザケおよびスズキのように凍結貯蔵中に PV の上昇および α-Toc 含量の減少が認められなかった魚種においても消失していた．プラスマローゲンはヒドロペルオキシドのように生成と分解の両面をもつものと比較し，死後分解のみをうけるものと考えられることから，凍結貯蔵中の品質を示す指標になり得るものと思われる．

つぎに，更に低い温度における機能成分の変化を調べた（図 3-2-5）．マサバのミンチ肉を−50℃および−20℃で 11 週貯蔵した．PV は−20℃で 6 週目より上昇が認められたが，−50℃では試験期間を通じて上昇は認められなかった．脂質組成に関しても，−20℃では遊離脂肪酸の割合の増加が認められたが，−50℃では認められなかった．同様に−50℃保存では脂肪酸組成の変化もみられなかったが，α-Toc 含量は−20℃貯蔵と同様に 1, 2 週で減少した．機能成分からみると短期間の−50℃貯蔵においても魚種により品質はもとの状態に保た

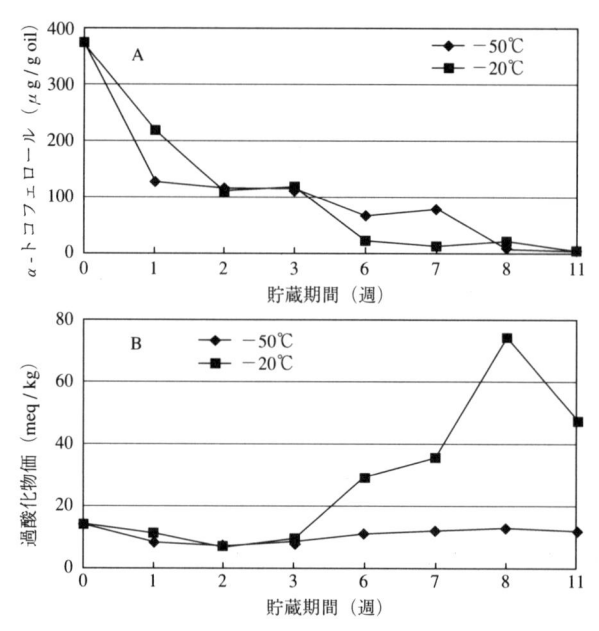

図 3-2-5 凍結貯蔵温度（−20℃および−50℃）による α-トコフェロール含量（A）および過酸化物価（B）の変化の違い

れないことが示唆された．とくに，α-Toc 含量の減少は，解凍後に品質が劣化する速度に与える影響も考えられるため，魚種によってはこの温度帯での貯蔵期間や凍結魚の利用方法などを考慮する必要があろう．

3）解凍温度条件

一旦冷凍保存されたものは，解凍して直接食品または加工原料として利用される．解凍とは凍結した食品中の氷結晶を融解させることをいうが，解凍条件の違いにより復元された食品の品質が異なることが知られている．したがって，食品の種類，形態，大きさなどにより異なる解凍方法が用いられている．マサバのミンチ肉を用い-30℃から$+5$℃まで 4 種類の異なる温度上昇速度で品温を上げ，すなわち，Ⅰ区は 24 時間で品温を-30℃から$+5$℃に上昇させ，Ⅱ区，Ⅲ区およびⅣ区は$+5$℃に達するまで，それぞれ 7 日，14 日，28 日を要した．

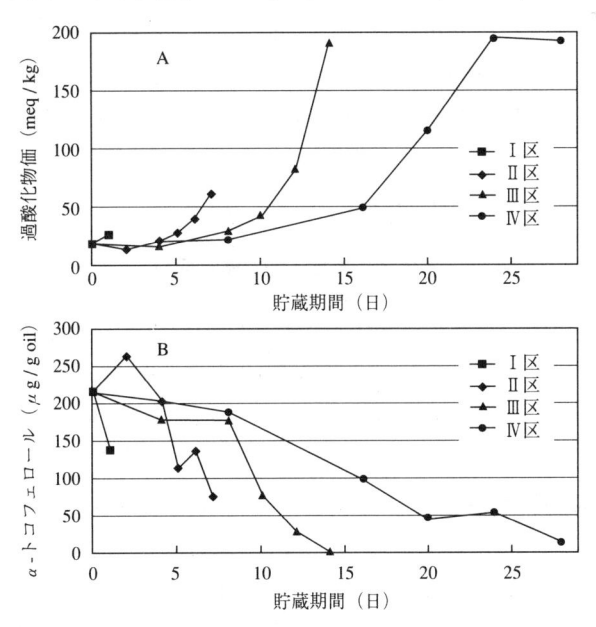

図 3-2-6 マサバの品温上昇と過酸化物価（A）およびα-トコフェロール含量（B）の変化
　Ⅰ区：品温を 1 日当たり 35℃上昇させた，Ⅱ区：同 5℃，
　Ⅲ区：同 2.5℃，Ⅳ区：同 1.25℃

その間品温が−20℃, −10℃, −5℃, 0℃, +5℃を通過する時, 試料を採取して調べてみるとPVがいずれの試験区においても−10℃付近で急激に上昇することがわかった (図 3-2-6A). また, α-Toc 含量もこの付近で急激に減少する (図 3-2-6B). これらの現象は, 温度上昇速度が速いほどその変化の度合いは小さいことを示している. このことは, 魚肉中の種々の塩類などを含む水分が凍結する際に, 未凍結水に塩類などが濃縮されるが, 解凍の際に, 濃縮された部分の解凍が先行し, 酵素反応や化学反応の場となると考えられる. また, 一般に酵素は至適温度以下では, 低温になるほどその活性は抑えられるが, 凍結温度帯においてもホスホリパーゼのように一部, その活性を示す酵素も知られている. このような, 魚肉中の水分に関する物理的・化学的状態と温度との関連より, −10℃付近において脂質酸化およびα-Toc 含量の減少などがみられたものと考える. したがって, 解凍の際に, この付近の温度帯に水産物を長い時間置くことは機能成分の面からみて好ましくないことと考える.

また, この温度帯では解凍と凍結が同時に起こりうるので魚肉細胞へ損傷を与える可能性もあり, ひいては解凍後の品質劣化を促進する恐れがある. この意味でも, 解凍時の品温管理は重要なことと考える[14].

3-2-3 酵素活性と機能成分

ニジマスおよびブリのミンチ肉を−10℃に貯蔵した場合, 遊離脂肪酸の増加が認められた (図 3-2-7A). 1ヶ月後の遊離脂肪酸増加量は魚種により異なり, 筋肉 1g あたりカツオでは 200μg を超えたが, メバチでは 30μg 以下であった. 加熱したミンチ肉ではこのような増加が認められなかったことからも, 酵素の作用の結果遊離脂肪酸が増加したものと考えられる. 凍結温度帯で作用する脂質分解酵素はシロザケ, ブリ, クルマエビ, メバチ, イトヨリ, ホタテガイでは主としてホスホリパーゼであり, マダラ, カツオではホスホリパーゼおよびリパーゼが作用していると報告されている[15]. 組織あたりの脂肪酸量と貯蔵中の遊離脂肪酸の増加量を日本食品脂溶性成分表 (科学技術庁資源調査会編) に記載されている魚種について検討すると, マダラ, カツオのようなホスホリパーゼおよびリパ

ーゼの両酵素の作用する魚種で比較的高い割合であった（図3-2-7B）[16]．

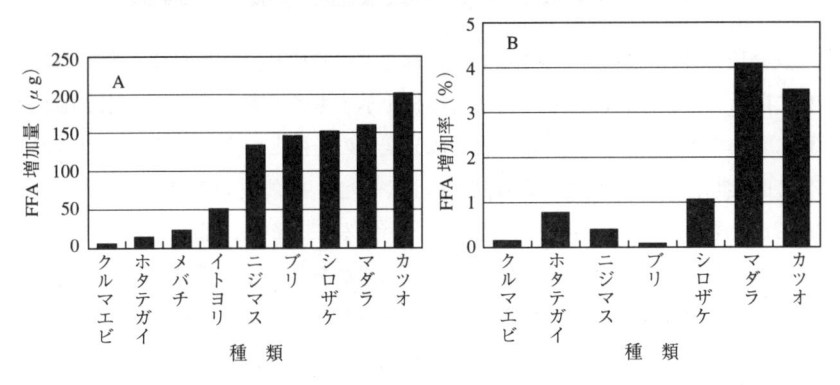

図3-2-7 凍結貯蔵中（−10℃）における遊離脂肪酸の増加量（A）および増加率（B）

3-2-4　光条件と機能成分

脂質の酸化を促進する要因の一つに光があげられる．すなわち，暗所に貯蔵する場合と比較し光照射条件下では脂質酸化が促進する．冷却貯蔵条件下（10℃）で光の脂質酸化に与える影響は，照射する光の波長により異なり，紫外部の波長（300〜400 nm）で強く脂質酸化を促進した．可視部波長においても短波長側の青色光（400〜500 nm）は赤色光（600〜700 nm）に比較し，より脂質酸化を促進する傾向が認められた（図 3-2-8）．これらのことは，流通中の食品および原料の置かれる光条件，それらの包装条件などにより機能成分の変化に与える影響が異なることを示している[17]．

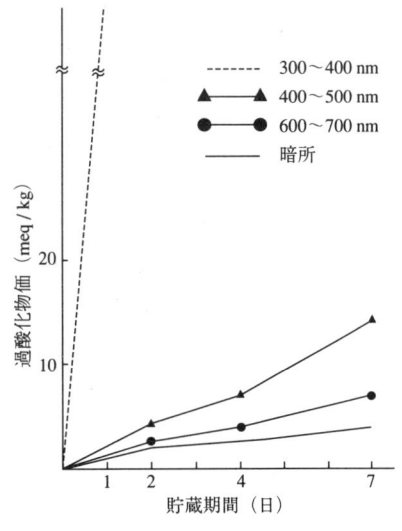

図3-2-8 異なる波長の照射条件下で貯蔵したギンザケ脂質の過酸化物価の変化（10℃）

3-2-5 貯蔵温度，貯蔵期間と機能成分の変化との関係

　魚介類を含む生物は，複雑ないわば複合系より成り立っており，その成分変化に関しても相互に関連した複雑な様相を示すものと考えられる．脂質酸化過程においても同様に複雑に絡み合う成分変化の一面といえる．これまで各温度帯で貯蔵した場合，魚種により酸化のしやすさ，機能成分の変化に特徴がみられることもこの一面を示しているものといえる．しかし，脂質酸化はここで述べてきた各脂溶性機能成分の変化と強い関連があり，その機能成分が脂質酸化に与える影響が魚種により異なることが予想される．また，機能成分間も互いに影響していると考えられるため，各機能成分の脂質酸化に与える影響の強さを多変量解析の重回帰分析により調べた[18]．

　表3-2-1 は，マイワシおよびサンマのPV，α-Toc 含量，PE の脂肪酸の不飽和度（DBI で表し，二価以上の不飽和度をもつ脂肪酸組成（％）×二重結合数の総和とした），アルデヒド含量の関係を示した．また，PV を目的変数，他の成分を説明変数とした時の標準偏回帰係数を示した．標準偏回帰係数の絶対値の大きい成分ほど目的変数に与える影響が大きい傾向にあると判断される．ここでは，マイワシの場合は PE の不飽和度であり，サンマの場合はアルデヒドである．こ

表3-2-1 冷凍貯蔵（−20℃）中における測定値相互間の相関行列および過酸化物価に対する標準偏回帰係数

マイワシ普通筋

相関行列	α-Toc	PE-DBI	アルデヒド	PV	標準偏回帰係数
α-Toc	1.0000				0.0289
PE-DBI	0.5696	1.0000			−1.0052
アルデヒド	0.6098	0.8857	1.0000		0.0334
PV	−0.5232	−0.9591	−0.8392	1.0000	

サンマ普通筋

相関行列	α-Toc	PE-DBI	アルデヒド	PV	標準偏回帰係数
α-Toc	1.0000				−0.2819
PE-DBI	0.8650	1.0000			0.1852
アルデヒド	0.9749	0.8083	1.0000		−0.7879
PV	−0.8898	−0.6955	−0.9131	1.0000	

の解析条件では，分析データが少なく，標準偏回帰係数自体の検定で差は認められなかったが，魚種により異なる傾向をみることができた．今後は，更に多くのデータの蓄積が貯蔵中に機能成分変化の予測のためには必要である．

　これらを貯蔵温度ごとに貯蔵期間，機能成分および PV の関係を求めた．マイワシを−20℃に貯蔵した場合を例にとって図 3-2-9 に示した．これらの図から，相互の関係がよくわかる．PE に結合した脂肪酸の不飽和度は貯蔵期間の延長に伴い徐々に減少し，同様に PV も上昇している（図 3-2-9A）．また，α-Toc は貯蔵のごく初期より減少し，その後に PV が上昇している（図 3-2-9B）．アルデヒドは，PV の上昇がおきると急激に減少する（図 3-2-9C）．つぎに，

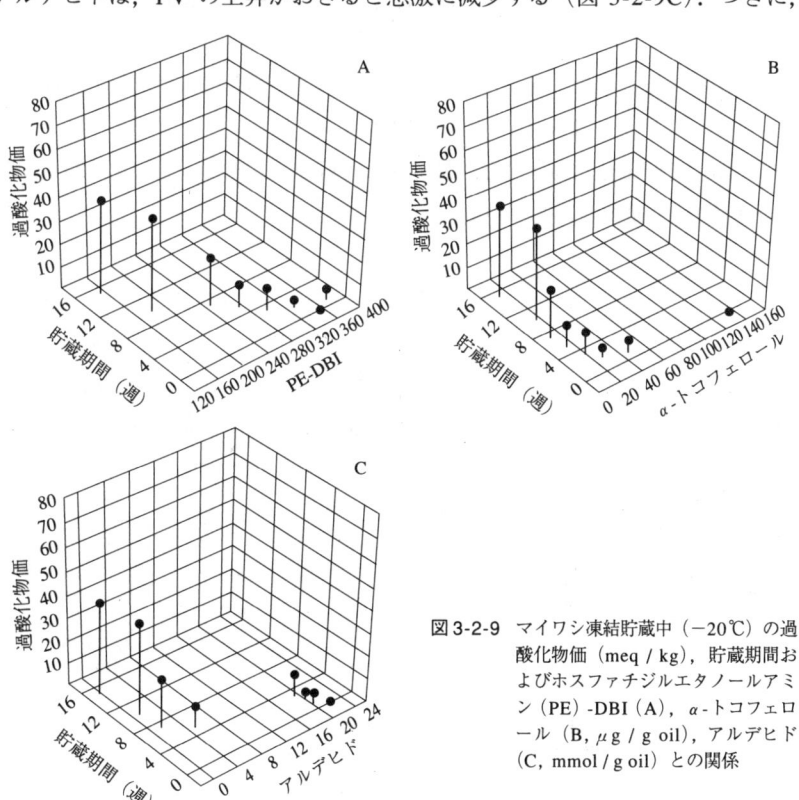

図 3-2-9　マイワシ凍結貯蔵中（−20℃）の過酸化物価（meq / kg），貯蔵期間およびホスファチジルエタノールアミン（PE）-DBI（A），α-トコフェロール（B, μg / g oil），アルデヒド（C, mmol / g oil）との関係

マサバを−20℃に貯蔵した場合の図 3-2-10A でみると，α-Toc は貯蔵開始 2 週目で脂質 1 g あたり 400 μg から 100 μg に減少し，3 週から 6 週にかけて α-Toc はほとんど消失し，PV は上昇する．このことは α-Toc がある程度減少した後に PV が上昇することを示唆している．したがって，貯蔵魚の PV の上昇が認められない場合でも，α-Toc の残存量により PV の上昇しない貯蔵可能期間が異なり，残存量が脂質グラムあたり 100 μg 以下の場合，長期間の貯蔵には向かないと考えられる．またマサバの品温を上昇させたときのPV，品温およびリン脂質のDHA組成の変化を同様に図 3-2-10B に示した．この図から，PV は−10℃から−5℃にかけて急激に上昇すること，リン脂質の DHA の割合は，−5℃から+5℃にかけて，とくに0℃から+5℃にかけて急激に減少していることがわかる．また，先に述べたマサバ−50℃貯蔵では，PV の上昇は認められなかったが，α-Toc は−20℃と同様に減少していた．このことは，かなり低い温度で貯蔵した場合でも，解凍すると鮮魚に比較して速やかに脂質の酸化が進行する可能性を示している．

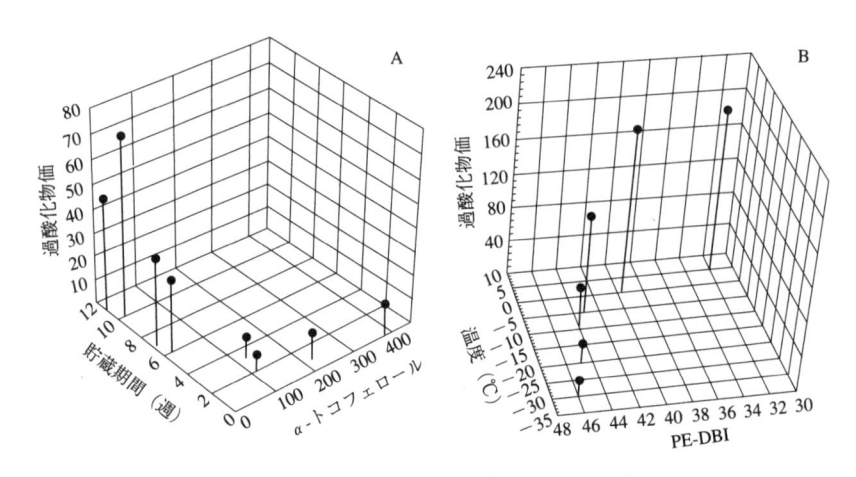

図3-2-10 A：マサバ凍結貯蔵中（−20℃）の過酸化物価，貯蔵期間およびα-トコフェロール量の関係，B：マサバ品温変化（Ⅳ区）における過酸化物価，品温およびリン脂質DHA組成との関係

3-2-6 貯蔵中の機能成分保持に向けて

　水産物の特徴の一つとして有用機能成分を多く含むことがあげられるが，一方で魚種が多様性に富むこと，同一魚種においても時季・成長段階などの違いによって成分含量が変化することなどもあげられる．機能性成分を含む成分含量の違いは保存性の良し悪しとして現れる．したがって，魚種によって，また同一魚種においても成分によって保存性が異なることは容易に想像できる．

　魚介類の流通を考えるとき，漁獲後ごく短時間に生鮮魚として消費される場合，その機能成分は魚種ごと，漁獲場所および時季ごとの情報により判断できるようにする必要がある．また，流通過程では，温度管理を厳密に行うことが重要であろう．冷凍貯蔵魚の場合は，魚種によって貯蔵中の脂質酸化に影響を与える成分が異なることを重回帰分析の標準偏回帰係数により求めることができ，魚種ごとに脂質酸化に大きな影響を与える成分を示すことができた．この要因を制御することで貯蔵性の向上をはかれる可能性を示した．これとは別に貯蔵の極めて初期から変化する成分も存在し，この成分をモニターすることで貯蔵可能期間の推定できる可能性を示した．すなわち，魚種ならびに貯蔵温度帯ごとに，PV，貯蔵期間および各種成分（機能成分を含む）との関係から，貯蔵履歴の判明している魚の貯蔵可能期間をおおよそ推定することができる．また，貯蔵履歴の判明していない魚は，初期に減少する成分を分析することで貯蔵可能期間のおおよその推定が可能であろう．そのためには，魚種および温度帯ごとの情報を蓄積し，貯蔵期間と成分変化の関係を明らかにしていく必要がある．

　機能成分の変化からみて，冷凍魚類の許容できる貯蔵期間についてつぎのようにまとめることができよう．

　生鮮魚として流通する場合は，漁獲場所および漁獲時期などがはっきりしていれば，おおよその機能成分の含量を推定できるように情報を蓄積したうえで，先にも述べたように，厳密な温度管理のもとで極短期間に消費する必要があろう．また凍結魚介類の場合は，漁獲場所・時期など，また，貯蔵履歴が明確な

ものは上述した関係図を基にして貯蔵可能期間を推定することが可能であろう．漁獲場所・漁獲時期または，貯蔵履歴の明確でないものの貯蔵管理は，まずその魚介類が酸化しやすい魚種であるか，しにくいものであるかを区別する必要がある．酸化しにくい魚種は，貯蔵中に変化する遊離脂肪酸組成やアルデヒド量などによって冷凍貯蔵期間をある程度推定できるであろう．また，酸化しやすい魚種については，魚種によっては $-50°C$ においても減少する α-Toc 含量を測定することで貯蔵可能期間をある程度予想できると思われる．

文 献

1) 科学技術庁資源調査会：食生活の体系的改善に資する食料流通体系の近代化に関する勧告（1965）．
2) 内山 均，江平重男，内山つね子：東海水研報，**94**，105-118（1978）．
3) 花岡研一，豊水正道：日水誌，**45**，465-468（1979）．
4) O. Fennema : Activity of enzymes in partially frozen aqueous system, in "Water Relation of Foods" (ed. by R.B.Duckworth) Academic Press, 1974, pp.397-413.
5) J. A. Lovern, J. Olley : *J. Food Sci.*, **27**, 551-559（1962）．
6) 田中利夫，小嶋秩夫：食品の低温による変化．食品冷凍工学（改訂版），恒星社厚生閣，1986，pp.272-282.
7) 佃 信夫：東海水研報，**84**，31-41（1976）．
8) 佃 信夫：東海水研報，**94**，51-58（1978）．
9) T. Ingemansson, P. Kaufmann and B. Ekstrand : *J. Agric. Food Chem.*, **43**, 2046-2052（1995）．
10) D. Reiss, K. Beyer and B. Engermann : *Biochem. J.*, **323**, 807-814（1997）．
11) B. Engelmann, C. Brautigam, J. Thiery : *Biochem. Biophys. Res. Commun.*, **204**, 1235-1242（1994）．
12) O. H. Morand, R. A. Zoeller, and C. R. Raetz : *J. Biol. Chem.*, **263**, 11597-11606（1988）．
13) H. Saito and M. Takeuchi : *Agric. Biol. Chem.*, **53**, 539-540（1989）．
14) 竹内昌昭：雰囲気温度による機能成分の変化，平成 8 年度水産物機能栄養マニュアル化基礎調査事業研究成果の概要，水産庁研究部研究課，1998，pp.127-132.
15) 横山雅仁，金庭正樹，村田裕子，桑原隆治：酵素による機能栄養の変化，平成 9 年度水産物機能栄養マニュアル化基礎調査事業研究成果の概要，水産庁研究部研究課，1999，pp.134-141.
16) 日本食品脂溶性成分表（脂肪酸・コレステロール・ビタミン E）（科学技術庁資源調査会）大蔵省印刷局，1989.
17) 小畑千賀志，小林徳光，高橋昭治，浅野勝志：光条件による機能栄養の変化，平成 6 年度水産物機能栄養マニュアル化基礎調査事業研究成果の概要，水産庁研究部研究課，1996，pp.129-135.
18) 有馬 哲，石川貞夫：多変量解析のはなし，東京図書，1987，pp.37-77.

3-3 加工中の機能成分の変化

滝口明秀

　魚介類に含まれる機能成分のいくつかは加工中に減少する．イコサペンタエン酸（EPA）およびドコサヘキサエン酸（DHA）などの高度不飽和脂肪酸（PUFA）は酸化によって，リン脂質およびATP関連物質は酵素反応によって，遊離アミノ酸などの水溶性成分は貯蔵水や調味液などに溶出して減少する．

　脂質酸化は温度，空気，圧力，光などの，酵素反応は温度，pH，圧力などの影響をそれぞれうけるため，魚介類の加工中における成分変化は，加工条件によって異なる．また，原料によって加工中の成分変化が異なる．このため，生鮮時の機能成分を保持した加工品を製造するには，加工条件および原料魚介類の性状による成分変化を明らかにし，これに対処しなければならない．しかし，魚介類加工品は種類が多く，すべての製品について加工中の成分変化が明らかにされているわけではない．このため，個々の製品について加工中の成分変化をきめ細かく解明することは，今後の重要な研究課題でもある．

　魚類乾製品は，日本および世界の各地で生産され，生産量も多く，水産加工品の中で重要な地位を占めている．そこで，ここでは乾製品を例として，加工工程における成分変化に及ぼす加工条件および原料性状の影響について述べる．

　魚介類乾製品は，加工方法によって素干品，塩干品，煮干品，節類，くん製品に分けられるが，大まかにはいずれの製品も原料の貯蔵，調理，調味，乾燥工程を経て加工され，製品は貯蔵の後消費される．

3-3-1　原料貯蔵中の成分変化

　加工品の原料魚のほとんどは，漁獲から加工までの期間を何らかの方法で貯蔵される．漁獲された魚が魚倉や市場などの保冷容器の冷却水に貯蔵される期間は，長いものでは数日に及ぶ．ここでは，鮮魚を冷凍機や砕氷で冷却した水

中に貯蔵したときの成分変化について述べる．

冷水中の魚肉では，各種の成分が酵素反応による分解や溶出などにより減少する．魚肉のアデノシン三リン酸（ATP）は，魚の死後比較的短時間のうちに分解し，アデノシン二リン酸（ADP），アデノシン一リン酸（AMP）を経てイノシン酸（IMP）が蓄積する．貯蔵期間が長くなるとIMPも減少を始め，イノシン（HxR）およびヒポキサンチン（Hx）が蓄積する．

貯蔵水の温度は，ATP 関連物質の変化に影響し，一般に酵素反応による成分変化は温度の低いほど遅いが，岩本ら[1]は，マダイやヒラメなど数種の魚について 0℃貯蔵より 10℃貯蔵の方が ATP の減少速度の遅いことを報告している．また，尾藤ら[2]は 14 種類の魚について ATP の減少と死後硬直の関係を調べ，死後硬直までの時間が，魚種によって異なることから，ATP の分解速度も魚種によって異なることを推測している．

冷水に貯蔵した魚では，エキスが酵素反応によって変化すると同時に，水中へ溶出して減少する．1℃の冷水に貯蔵したカタクチイワシでは，遊離アミノ酸が 25 時間の貯蔵期間をとおして減少傾向を示し，なかでもタウリンの減少が顕著であった（図 3-3-1）[3]．この遊離アミノ酸の減少は，主に貯蔵水への溶出によるもので，比較的鮮度の良好な魚でも起こる．また，同時に測定した IMP も，貯蔵期間をとおして減少し，減少した IMP の一部は，貯蔵水へ溶出したものと考えられる．

冷水中では，魚肉の脂質も酵素的加水分解をうけ，トリグリセリド（TG）およびリン脂質（PL）が減少し，遊離脂肪酸（FFA）が増加する．Lovern ら[4]は，砕氷中に 5 週間貯蔵したタラでは，PL

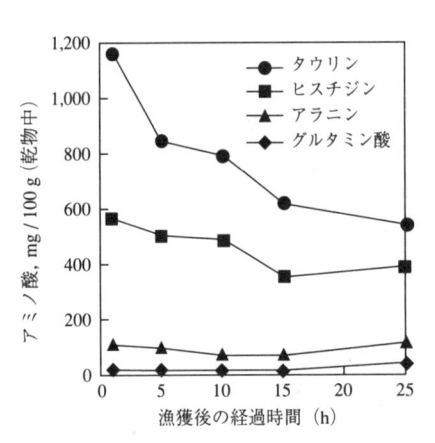

図 3-3-1 カタクチイワシの水氷貯蔵中における遊離アミノ酸の変化

の約70％が加水分解をうけて減少し，FFA が蓄積したことを報告している．なお，このときのホスファチジルコリン（PC）とホスファチジルエタノールアミン（PE）の加水分解速度はほぼ同じであった．

漁獲後の魚を貯蔵する魚倉には，貯蔵水として海水を使うことが多い．冷却のため氷を使用すると，貯蔵水の塩濃度は海水より低くなり，また魚体表面の艶をよくするため貯蔵水に食塩を添加すると，海水より高くなる．貯蔵水の塩化ナトリウム（NaCl）濃度は，魚肉の脂質酸化に影響し，NaCl 濃度の高い貯蔵水に浸漬したサンマやサバほど，トコフェロール，カロテノイドの減少が速く，脂質酸化（図3-3-2）が進行する[5]．真水に浸漬した魚では，脂質酸化の進行は遅いが，白っぽい外観を呈するため商品価値が低下する．

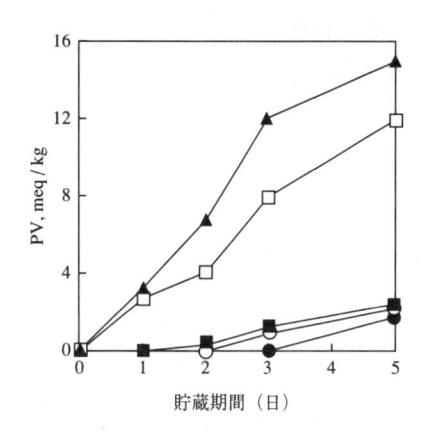

図3-3-2 食塩濃度の異なる冷水に貯蔵したサンマの皮脂質の過酸化物価（PV）の変化
図中の記号は●；0％，○；1.5％，■；3％，□；5％，▲；10％の濃度の食塩水に浸漬したものを表す

このようなことから，魚倉においてサバおよびサンマの貯蔵水として，脂質酸化を防止し，外観を良好に保つ塩濃度は1％から1.5％が適当である．

3-3-2 調理中の成分変化

魚類乾製品の調理は，身さばき，煮熟，水洗いなどによって行われ，これらの工程における成分変化について述べる．

乾製品の原料には，凍結魚を用いることが多く，包丁や割裁機による身さばきは，凍結状態や一部が解凍した一般に半解凍といわれる低温状態で，比較的短時間のうちに行われるため成分変化は少ない．しかし，この工程では魚肉が血液の付着によって汚れることがある．血液は，脂質酸化を促進するため，水洗いによってこれを除去することが，その後の加工工程および製品貯蔵中の酸

化防止に重要である．

　魚肉の脂質は，存在部位によって酸化に対する安定性が異なり，筋肉中の脂質に比べ皮下脂肪や腹腔内脂質は酸化しやすい[6]．さんま開き干しでは，腹腔内脂質組織の発達した原料を用いることが多い．腹腔内脂質は，乾燥などの加工中に液状となり，一部は酸化して筋肉に浸透し，筋肉中の脂質の酸化を誘発する．このため，身さばき時に腹腔内脂質を除去することが，製品の筋肉脂質を酸化に対して安定に保つうえで重要な作業となる．

　煮干品は，魚やエビなどの原料を薄い塩水中で煮熟した後，乾燥して製造する．煮熟水には，魚肉からATP関連物質や遊離アミノ酸などのエキス成分が容易に溶出する．このため，煮熟時間は魚体中心部のタンパク質が変性するまでの短い時間が設定される．カタクチイワシを原料とした煮干しいわしの煮熟工程では，5分の煮熟の間で20％から60％のIMPが溶出する（図3-3-3）[3]．煮干しいわしおよびしらす干しの原料には，生鮮魚が用いられ，鮮度低下した原料は煮熟時に身割れを起こし，品質の悪い製品となる．煮熟水への成分の溶

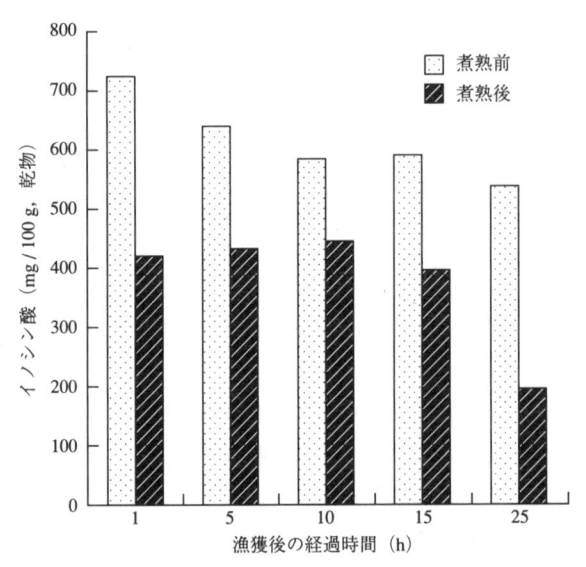

図3-3-3　煮干し用カタクチイワシの煮熟前後のイノシン酸量

出についても，原料魚の鮮度が影響し，鮮度低下した原料からは IMP および遊離アミノ酸の溶出量が多くなる傾向がある．

カタクチイワシを原料とした丸干し，煮干し，開き干しは，それぞれ脂質劣化の様相が異なる[7]．丸干しおよび開き干しは，製造および貯蔵中をとおしてPL および TG は加水分解をうけて減少し，FFA が生成する．これに対し，煮干しの脂質組成は，煮熟後ほとんど変化しない．室温に貯蔵した丸干しの脂質は，大部分が FFA に変化しするが，貯蔵中における PUFA の減少は煮干しとほぼ同程度で，脂質の加水分解は酸化速度にほとんど影響しない．開き干しの脂質は，丸干しに比べ酸化に対して安定で，この原因は酸化に対して不安定な腹腔内脂質が除去されたことによるものと考えられる．

このように，同一の魚種を原料としても，調理方法によって，その後の成分変化の内容が異なる．

3-3-3 調味中の成分変化

乾製品の調味は，塩干品は食塩水中で，調味干し品は各種の調味料を配合した調味液中で行われる．これらの液に浸漬した魚肉からは，水溶性成分が溶出する．魚肉から調味液へ溶出する成分の量は，浸漬の時間および温度などの条件によって異なる．さんま開き干しの塩漬け工程における食塩水の濃度と，温度および浸漬時間とエキス成分の溶出量の関係について鈴木・滝口[8]は，エキス窒素は高濃度の食塩水に短時間浸漬したものほど肉中の残量が多いことを報告している（図 3-3-4）．また，浸漬液の食塩濃度および浸漬時間が同じでも浸漬温度が高くなるほど肉中のエキス窒素量が減少し，この傾向は濃度の低い食塩水に長時間浸漬したものほど顕著であった．魚肉中の IMP も，高濃度の食塩水に短時間浸漬して調製したものほど含有量の多い傾向がある．IMP 含量は，20℃以下では温度による明瞭な変化の傾向がみられないが 30℃に浸漬したものでは極端に IMP 含量が減少した．このことは，食塩水中の魚肉の IMP は，溶出と同時に酵素反応によって生成および分解を起こしており，30℃では分解が急激に進行したためと推測される．

いわしみりん干しは，砂糖濃度が30％前後の調味液にカタクチイワシを浸漬して調製する．頭，内臓および背骨を除去して腹開きにしたカタクチイワシを調味液に15時間浸漬したところ，総エキス量の約3/4が溶出した．しかし，使用した調味液を沸とう後ろ過して繰り返して使用すると，調味液に魚肉のエキスが蓄積する．魚肉から調味液に移行して蓄積するエキス量は，繰り返し使用回数が多くなると飽和量に近づき，このような調味液で製造したみりん干しでは，浸漬によるエキスの損失はほとんどなくなる[9]．

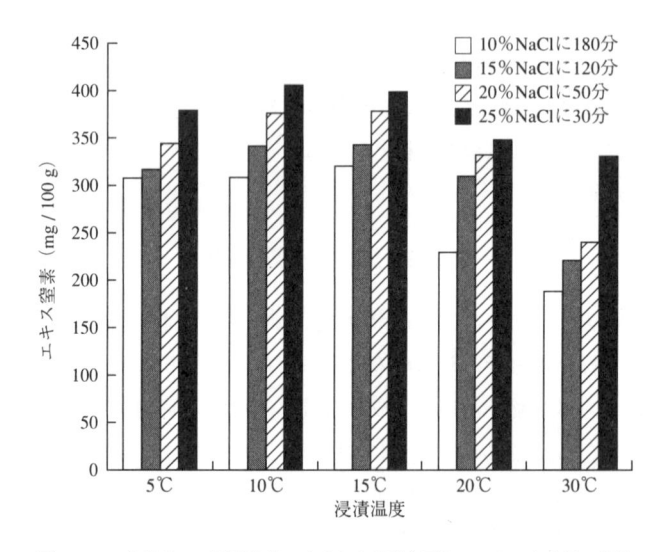

図3-3-4 食塩水への浸漬条件によるさんま開き干しのエキス窒素量の相違

魚肉加工品において食塩は，脂質酸化を促進することが知られている[10]．食塩濃度の異なるまいわし開き干しをいくつかの温度に貯蔵し，脂質の酸化および加水分解を調べたところ[11]，0℃以上の貯蔵では食塩濃度による酸化および加水分解の進行速度に相違はほとんどみられなかった．しかし，－20℃以下に凍結貯蔵した開き干しでは，食塩濃度の高いものほど酸化が進行してPUFAは減少したが，加水分解は抑制された．

3-3-4 乾燥中の成分変化

1）原料性状による成分変化の相違

魚類乾製品の乾燥法として一般的な天日乾燥や機械乾燥は，室温もしくはこれよりやや高い温度で魚肉から水分を蒸発させ，この蒸気を風によって除去して乾燥する．このため，乾燥中の魚肉では脂質酸化および酵素反応による成分変化が起こりやすい．

魚肉の脂質酸化速度は，魚種によって異なり，大まかには脂質含量の多い赤身魚では速く，脂質含量の少ない白身魚では遅い．6種類の魚を原料として塩干品を調製し，脂質酸化を比較したところ[12]，マイワシおよびゴマサバは短時間の乾燥でトコフェロールが消失し，酸化が進行してPUFAが減少した．これに対し，キンメダイおよびウマヅラハギは乾燥終了までトコフェロールが残存し，PUFAはほとんど変化しなかった．赤身魚の脂質酸化が速い原因として，ヘム鉄などの酸化促進作用が知られている[13]．キンメダイ，ウマヅラハギは白身魚で，脂質酸化促進因子が少ないのに加え，キンメダイの脂質はPUFAの組成比が低かったこと，ウマヅラハギは脂質含量が少なく，脂質は大部分をリン脂質が占めていたことが，両者の脂質が酸化に対して安定であった原因と考えられる．

多くの魚は，季節によって脂質含量が変化し，同一魚種でも乾燥中の脂質酸化は脂質含量によってその内容が異なる．脂質含量の異なるカタクチイワシの煮干しを製造し，乾燥中の脂質酸化を比較したところ[14]，脂質含量の少ないものではTGの酸化は進行するが，PLは比較的安定であった．これに対し，脂質含量の多いものでは，TGおよび

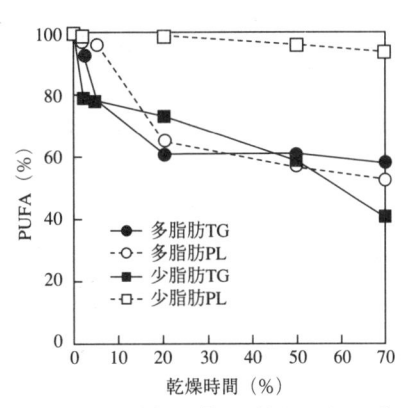

図3-3-5 脂質含量の異なる煮干しいわしの乾燥工程における高度不飽和脂肪酸（PUFA）の変化

PLはともに酸化し，特にPLの酸化が急激に進行し，脂質含量によって酸化の内容が異なった（図3-3-5）．この原因として，脂質含量の多い煮干しでは，乾燥に伴い皮下および腹腔内の蓄積脂質（TG）が酸化して，一部が筋肉中にしみ込み，筋肉内の組織脂質（PL）と接触し，組織脂質の酸化を促進する．これに対し，脂質含量の少ない煮干しでは，皮下脂質などの蓄積脂質が発達していないため，筋肉中の組織脂質は酸化した蓄積脂質とほとんど接触しないことによるものと考えられる．さらに，筋肉内の脂質はPLの組成比が高いため，PLの抗酸化作用によって，酸化に対して安定であったものと推測される．

乾製品の原料には，長期間の凍結貯蔵などにより，脂質酸化およびトコフェロールの減少を起こしているものを使用することがある．そこで，脂質酸化の程度が異なるマアジを用いて開き干しを製造し，乾燥中の酸化について調べたところ，酸化した原料ほど乾燥中の酸化が急激に進行した[15]．脂質酸化を起こしていない原料でも，トコフェロールの減少したものは，乾燥中の酸化が比較的速く進行した．魚肉中における脂質酸化は，トコフェロールがある程度以下に減少してから始まることが知られており[16]，乾製品原料の貯蔵に際しては，脂質酸化およびトコフェロールの減少防止が重要である．

2）乾燥条件による成分変化

魚肉は乾燥度合い（水分活性）によって，成分変化が異なる．水分活性（A_w）を調整したマイワシ肉では，A_wが0.45付近で脂質酸化の進行が最も遅く，PUFAの減少量も少ないが，A_wがこれより大きくても，小さくても酸化が進行し，PUFAが減少した[17]．食品における，A_wと脂質酸化の関係についてLabuzaら[18]は，酸化が遅くなるA_wの変曲点があることを報告しており，乾燥魚肉においてもこの関係のあることが示唆された．A_w 0.65以下の乾燥魚肉では，脂質組成およびATP関連物質組成はA_wが小さいほど変化が少なく，A_w 0.20ではほとんど変化しない（図3-3-6）．このことは，脂質組成およびATP関連物質の変化に関わる酵素は，低A_w域もしくは低水分域で活性が弱まり，A_w 0.2以下の乾燥状態では活性を失うことを示している．

乾製品の乾燥には，いくつかの方法が用いられる．ここでは天日乾燥，冷風

除湿乾燥，脱水シート乾燥，真空遠赤外線乾燥および真空凍結乾燥の 5 種類の乾燥法で製造したあじ開き干しにおける成分変化を比較した [19]．脂質酸化は，天日乾燥で最も進行し，この原因として乾燥温度が高いことおよび紫外線の酸化促進作用が考えられる．冷風除湿乾燥したもので，脂質酸化がある程度進行

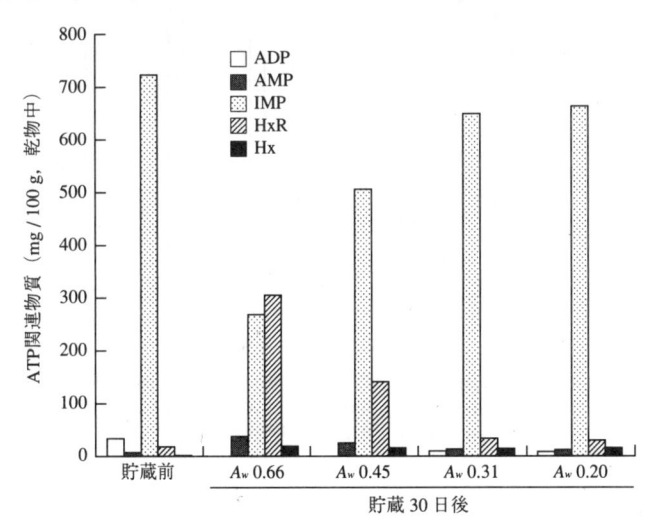

図 3-3-6 水分活性を調整したマイワシ乾燥肉の貯蔵（30 日）前後の ATP 関連物質

したが，真空環境で乾燥する真空遠赤外線乾燥，真空凍結乾燥および低温（0℃付近）で乾燥できる脱水シート乾燥では酸化はほとんど進行しなかった．IMPの減少は，乾燥温度が最も高かった天日乾燥で最も進行し，25℃で乾燥した冷風除湿乾燥および真空遠赤外線乾燥ではほぼ同程度進行し，低温下で乾燥した脱水シート乾燥および真空凍結乾燥では減少量が少なかった（図 3-3-7）．IMPは，酵素反応によって減少するため，乾燥温度が最も大きな減少因子であった．

塩干品の成分変化には，乾燥温度は重要な要因であるが，塩干品より高温で乾燥するフィッシュミールでも乾燥温度は成分変化に影響する．フィッシュミールは，乾燥中に脂質酸化および褐変が起こる．高温乾燥により褐変したフィッシュミールと低温乾燥により変色していないフィッシュミールを室温および凍結（−20℃）貯蔵して PUFA の変化を比較した [20]．高温乾燥したカタクチ

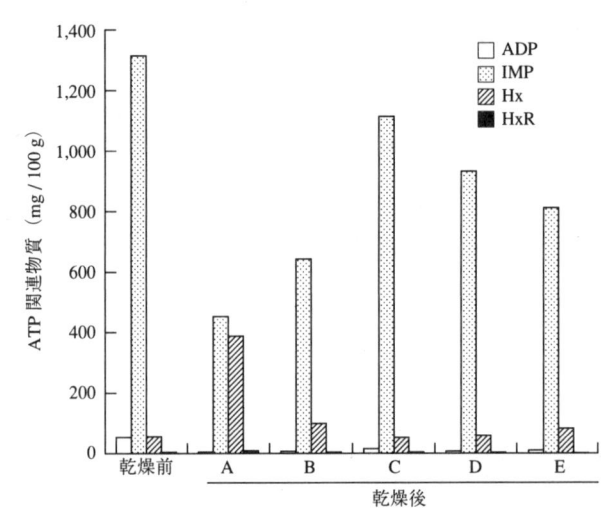

図3-3-7 各種乾燥法により調製したあじ開き干しのATP関連物質組成
A；天日乾燥，B；冷風除湿乾燥，C；真空凍結乾燥，D；脱水シート乾燥，E；真空遠赤外線乾燥

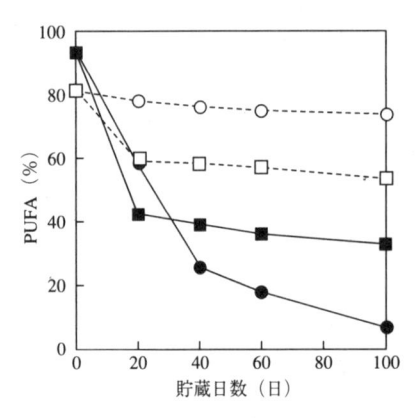

図3-3-8 カタクチイワシミールの貯蔵中における高度不飽和脂肪酸（PUFA）の変化
●；真空凍結乾燥品を−20℃貯蔵，
○；120℃乾燥品を−20℃貯蔵，
□；120℃乾燥品を25℃貯蔵

イワシのミールの脂質は，室温貯蔵では低温乾燥したものより酸化に対して安定で，PUFAの減少量が少なかった．また，凍結貯蔵した高温乾燥ミールの脂質は，非常に安定であったのに対し，低温乾燥したミールの脂質は貯蔵期間を通して酸化が進行し，貯蔵90日目には大部分のPUFAが消失した（図3-3-8）．乾燥温度を変えて調製した赤身魚ミールから乾燥直後に抽出した脂質は，高温で乾燥したミールから得た脂質ほど酸化に対して安定であった．このことから，高温での乾燥中に抗酸化

物質が生成したものと考えられる．この抗酸化物質は魚肉中のアミノ酸と還元糖や脂質酸化生成物のカルボニル化合物のメイラード反応生成物であろうと推測している．

　節類およびくん製品の焙乾およびくん乾といった乾燥は，木材を燃焼させた煙および熱を利用して行う．煙にはフェノール系の抗酸化物質の含まれていることが知られており，くん煙の脂質酸化防止効果が各種の食品で報告されている[21]．魚類乾製品の脂質酸化防止に対してもくん煙は効果があり，乾燥中にくん煙処理した煮干しいわしは，くん煙時間が長いほど脂質酸化が防止され，PUFAの減少も抑制された[22]．

3-3-5　乾製品貯蔵中の成分変化

　乾製品の貯蔵は，水分の多い半干品は冷凍で，水分の少ない上干品は室温で行われてきた．しかし，近年は上干品においても，長期の貯蔵に際し，冷凍されることが多い．

　あじ開き干しを$-20℃$に貯蔵したときのPVは，原料の脂質酸化の程度にもよるが，比較的酸化していない原料で製造しても1ヶ月間の貯蔵で約20 meq / kg程度まで上昇する．これに対し，同じ温度に貯蔵した原料魚のPVは，120日間の貯蔵で約3 meq / kgであった[18]．また，$-35℃$に貯蔵したマイワシでは脂質酸化はほとんど進行しない[23]が，まいわし塩干品では徐々に酸化が進行し，過酸化物が蓄積する．このように，乾製品は鮮魚より脂質酸化の進行が速い．この原因として，製造中に魚肉の抗酸化成分であるトコフェロールが減少すること，乾燥工程で脂質酸化がある程度進行すること，食塩などの酸化促進物質の添加されることなどが考えられる．

　煮干しいわしを$-20℃$で凍結貯蔵すると，過酸化物が蓄積し，PVはときに数百 meq / kgにも上昇し，PUFAも貯蔵期間をとおして減少する．しかし，凍結中の煮干しでは，褐変や遊離アミノ酸の減少は抑制される．この原因として，凍結中における脂質酸化時には，褐変原因となるカルボニルの生成量が少ないこと，生成したカルボニルとアミノ化合物とのメイラード反応が凍結下で

は進行の遅いことが考えられる[24]。

室温貯蔵の煮干しでは,貯蔵開始からしばらくの間,油焼けと呼ばれる褐変を伴う脂質酸化が進行し,PUFA が減少する。しかし,貯蔵期間が長くなると PUFA を多く残しているにもかかわらず,煮干しの脂質は酸化に対して安定化し,油焼けも進まなくなる[25]。油焼けの進行時には,遊離アミノ酸のヒスチジン,リジン,メチオニン,オルニチンなどが減少するが,脂質が酸化に対し安定化してからはこれらの遊離アミノ酸の減少も止まる。脂質酸化によって生成されるカルボニルと魚肉の遊離アミノ酸のメイラード反応生成物は,油焼けの原因の一つである。しかし,このようなメイラード反応生成物は,抗酸化作用をもつことから,室温貯蔵の煮干しでは,油焼けが脂質の酸化に対する安定化の原因の一つになっているものと考えられる[26]。

凍結中の煮干しでは,脂質が酸化して過酸化物を蓄積する。凍結中に脂質酸化した煮干しを解凍し,室温貯蔵すると脂質酸化が急激に進行し,PUFA および遊離アミノ酸が急激に減少する。しかし,凍結中に脂質酸化の進行した煮干しでも,解凍直後に窒素ガス置換や脱酸素剤とともに密封する除酸素包装を行うことで PUFA および遊離アミノ酸の減少を防止できる。なお,除酸素包装を煮干しの褐変防止の目的で行うとき,解凍直後の褐変度合いのできるだけ少ない時点で行う。ある程度脂質酸化および褐変の進行した状態で煮干しを除酸素包装すると,酸化は防止できるが赤味の強い褐変を起こすことがある[27]。

文 献

1) 岩本宗昭,山中英明,阿部宏喜,渡部終五,橋本周久:日水誌, **56**, 93-99 (1990).
2) 尾藤方通,山田金次郎,三雲泰子,天野慶之:東海水研報, **110**, 27-37 (1983).
3) 鈴木雅子,滝口明秀:千葉水試研報, **55**, 79-83 (1999).
4) J. A. Lovern, J. Olley, and H. A. Watson : *J. Sci. Food Agric.*, **10**, 327-337 (1959).
5) 滝口明秀:千葉水試研報, **53**, 51-54 (1995).
6) 山田充阿弥:東海水研報, **99**, 23-29 (1979).
7) 滝口明秀:日水誌, **53**, 1463-1469 (1987).
8) 鈴木雅子,滝口明秀:千葉水試研報, **52**, 79-83 (1994).
9) 滝口明秀,山口雅子:日水誌, **60**, 259-264 (1994).

10) 大島敏明, 和田　俊, 小泉千秋：日水誌, 52, 511-517 (1986).
11) 滝口明秀：日水誌, 55, 1649-1654 (1989).
12) 滝口明秀：千葉水試研報, 53, 73-79 (1999).
13) 里見弘治, 佐々木明男, 横山理雄：日水誌, 47, 599-603 (1981).
14) 滝口明秀：日水誌, 52, 1029-1034 (1986).
15) 滝口明秀：千葉水試研報, 54, 43-46 (1996).
16) T. Ohshima, Y. Fujita and C. Koizumi : *J. Am. Oil Chem. Soc.*, 70, 269-276 (1993).
17) 滝口明秀, 小林正三, 鈴木雅子, 網仲　仁：平成7年度水産物機能栄養マニュアル化基礎調査事業研究成果の概要, 水産庁研究部研究課, 1996, pp.105-117.
18) T. P. Labuza, N. D. Heidelbaugh, M. Silver and M. Karel : *J. Am. Oil Chem. Soc.*, 48, 86-90 (1971).
19) 滝口明秀：千葉水試研報, 56, 85-89 (2000).
20) 滝口明秀：平成10年度日本水産学会春季大会講演要旨集, 1998, p.189.
21) 梶本五郎, 中川すみえ：栄養と食糧, 13, 246-249 (1960).
22) 滝口明秀：日水誌, 54, 869-874 (1988).
23) 網仲　仁：千葉水試研報, 43, 75-79 (1985).
24) 滝口明秀：日水誌, 58, 489-494 (1992).
25) A. Takiguchi : *Fisheries Sci.*, 62, 240-245 (1996).
26) 滝口明秀, 山口雅子：千葉水試研報, 51, 75-79 (1993).
27) A. Takiguchi : *Food Sci. Technol. Res.*, 5, 204-209 (1999).

第4編 機能成分の食品素材化

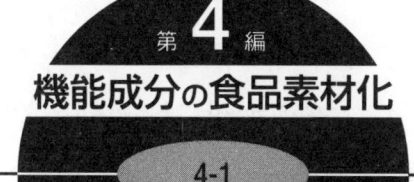

4-1 中間素材の開発

岡崎恵美子

　魚油に含まれる高度不飽和脂肪酸などの機能成分の効能や作用機作が徐々に明らかになり，成人病予防の観点からも魚油の積極的な摂取が望まれている．

　最も簡便で効率的な魚油の摂取方法として，抽出魚油を種々の加工食品製造工程中に添加する方法が考えられるが，高度不飽和脂肪酸を多く含む魚油は極めて酸化されやすく，不快な臭い・味の発生や健康への悪影響の防止が不可欠である．また魚油は高粘度の液体であり，食材として取り扱いにくいばかりでなく，通常の調理・加工方法では高水分系の素材中に混合しにくい．さらに，これまで魚肉に多量の脂質を添加するとゲル形成能の低下や油の分離によってこれを原料としたねり製品の品質劣化が避けられないと考えられてきた経緯もあり[1]，魚肉と魚油の混合利用については慎重に吟味すべき問題点が多い．

　以上のような背景から，近年になり，魚肉と魚油の混合利用のための研究が散見されるようになった．青森県水産物加工研究所[2]により高速攪拌を用いた魚肉すり身の混合攪拌が提唱され，富山県食品研究所[3,4]により，魚油と水とをエマルジョン化してすり身に添加混合する方法も提唱されている．

　本章では，機能成分としての魚油を多く含み，簡単に他の素材と混合することができ，しかも利便性・保存性に優れた中間素材の開発が必要であるという観点に立ち，魚肉タンパク質と魚油を乳化させたすり身型素材（ここでは「乳化すり身」と記載する）の開発に関連して行われた研究について紹介する．

4-1-1 エマルジョン化による脂質の安定化[5]

1）各種タンパク質の脂質安定化効果

水産物には多くの高度不飽和脂肪酸が含まれるため非常に酸化されやすく，抗酸化剤が使用されるが，これに代わる酸化防止法が望まれている．多糖類やタンパク質の皮膜による被覆が脂質の酸化防止効果に有効であることが近年明らかにされつつあるため，各種タンパク質についてその効果を調べた．

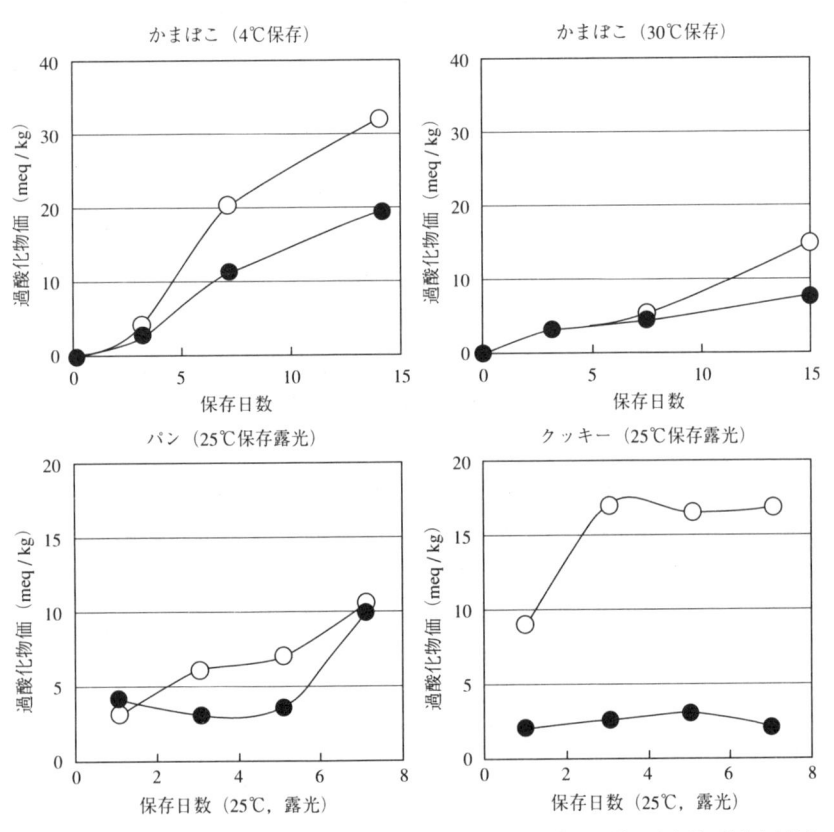

図4-1-1 W-2010（ホエータンパク質分解物）により乳化して各種加工食品に添加した魚油の酸化安定性[5]
●：乳化魚油，○：魚油

魚油に所定量のタンパク質またはペプチド（いずれも粉末状）を10％まで加え，ホモジナイザーで攪拌してエマルジョン化し，保存中における過酸化物価の上昇に対する抑制効果を調べたところ，植物タンパク質（とうもろこし，大豆，小麦など）の効果は非常に低かったが，乳タンパク質（ホエー濃縮物，カゼイン）ならびにその加水分解物（W-2010, C-800）については高い酸化防止効果が認められ，タンパク質の濃度に依存してその効果は高くなった．

2）食品に添加した乳化魚油の安定性

前述の方法で乳化した魚油を各種加工食品に添加したときの酸化安定性について調べた結果を図 4-1-1 に示す．魚油をホエータンパク分解物（W-2010）で乳化し，これを原料に混合して製造したかまぼこ，パン，クッキーのいずれも，魚油単独で添加した場合よりも保存中の過酸化物価は低く推移した．とくにクッキーでは効果が高く，過酸化物価の上昇はほとんどみられなかった．以上のように，タンパク質やペプチドで乳化した魚油は，加工食品中の加工工程中においても安定であり，魚油の酸化抑制に効果があった．

4-1-2　凍結耐性のある高脂肪含有すり身（乳化すり身）の製造[6]

1）乳化物の粘性と乳化方法の選択

乳化方法の選定にあたっては，乳化物の粘度などの性状が第一に考慮される．一般に，その系に含まれるタンパク質濃度が高いほど，また魚油の混合割合が高いほど，乳化物の粘度は高く，流動性が低い[7]．また，乳化系における脂質の分散状態によっても粘度は異なり，油球の粒子サイズが微小になるほど，乳化物の粘度は高くなる．さらに，混合するタンパク質の種類によっても乳化物の粘度は著しく異なる．乳化系の粘度が高くなると，これを十分に攪拌するための機械的な能力が要求される．また攪拌に伴い摩擦熱が発生するため，タンパク質の変性を抑えるための冷却が必要となる．このように，乳化物の調製にあたり，対象となる混合系に相応しい調製条件を選択する必要がある．

タンパク質の乳化力，乳化安定性などを求めるためのモデル実験では，しばしば希薄なタンパク質溶液系（1〜10 mg/ml）が用いられる[8]．これは，これ

らの乳化指標が透過光を用いた方法であることによる．乳化方法として，ポリトロン型ホモジナイザーや超音波処理[9]がしばしば用いられる．

一方，食品系の乳化物は一般的にこれよりタンパク質濃度が高く，また粘度が高いため，より高い攪拌力と剪断力が必要となる．大豆タンパク質（20 mg / ml）[10]や冷凍すり身（65 mg / ml）[11]でカップ式ブレンダーを使用した例がある．本研究ではこれ以上の高タンパク質濃度となるため，冷却式高速攪拌機[2]を用いた．

乳化状態を目視的に判断する方法として，乳化に用いる油脂を赤色色素（Oil Red O[12]，パプリカ[13]などを使用）で着色し，その分離状況を目視的に判断する方法が簡便である．低タンパク質濃度の溶液系では目視による判断がしばしば困難であり，電気伝導度の測定による方法[7, 10]が利用しやすい．これらの方法は，タンパク質の乳化力の指標として乳化容量を求める際に，O/W 型からW/O 型への転相点（乳化が破壊する点）の確認に用いられる．

2）すり身のタンパク質濃度と乳化可能な魚油の限界量

中間素材としての乳化すり身の製造を考えるとき，すり身中にできるだけ多くの魚油を含有することも利点の一つとなる．

青森県水産物加工研究所による研究の結果（図 4-1-2）は，すり身に対して添加する水の割合によって，魚油の添加のしやすさが変化することを示している[14]．水を全く加えないすり身（タンパク質濃度約 160 mg / g）では，33％の魚油添加により分離するが，水を 100％加えたすり身（タンパク質濃度約 80 mg / ml）では，魚油 100％添加時にも良好な混合状態が得られている．このことは，タンパク質の界面活性剤としての作用を考えると，一見矛盾した現象にみえるが，"添加した油が分離する際に水を加えると混合しやすくなる"ことはかまぼこ製造の現場では経験的に知られており，池内らもこれを報告している[15]．

図 4-1-3 は，スケトウダラの水溶性タンパク質濃縮物と，筋原線維タンパク質を主体とするすり身タンパク質のそれぞれについて，各種の濃度の溶液を調製して乳化させたときの，乳化可能な魚油の限界量を求めたものである．前者

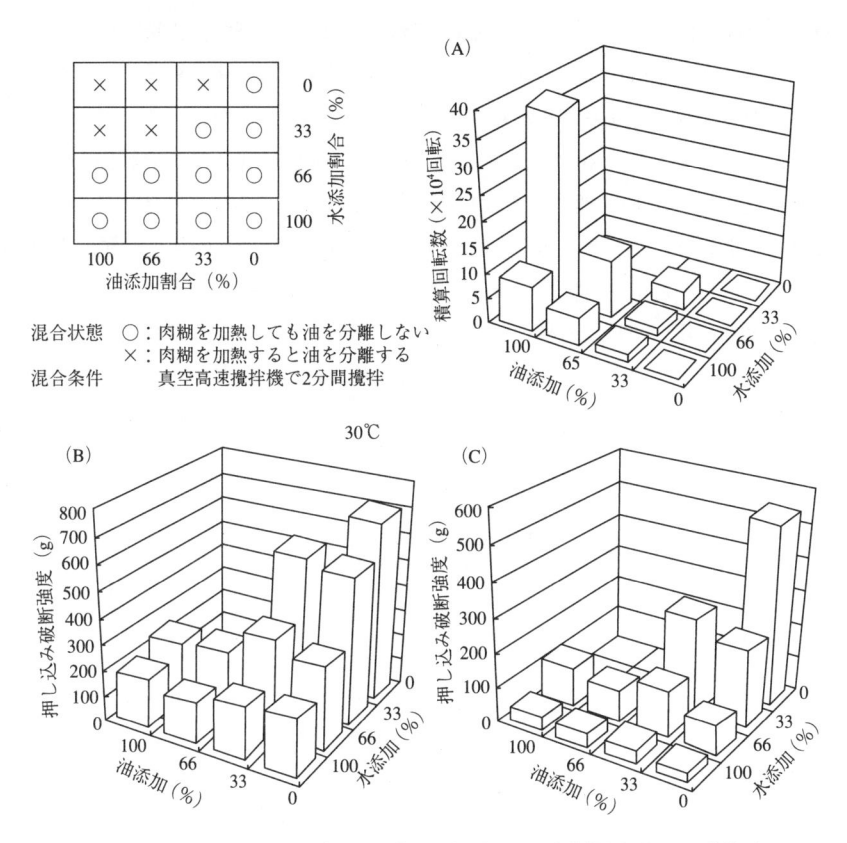

図4-1-2 水の混合割合を変えたすり身に対する魚油の混合状態と加熱ゲルの物性[14]
(A) 良好な乳化状態になるまでに要した積算回転数
(B) 30℃加熱ゲルの押し込み破断強度最大値
(C) 90℃加熱ゲルの押し込み破断強度最大値

の場合，タンパク質濃度が 30 mg / ml 以下であれば，タンパク質濃度と乳化可能な油量とは正の相関を示すが，それ以上の濃度では逆の傾向となる．一方，後者の場合には，タンパク質濃度の上昇に伴い乳化可能な魚油量が一方的に減少し，すり身と同等のタンパク質濃度（130 mg / ml）では，非常に低くなる[6]．

上記のようにタンパク質濃度が高い方が乳化可能な油量が少ない理由としては，高濃度タンパク質系の乳化物の粘性が非常に高く，一定量以上の油を安定

的に乳化物中に取り込むことが物理的に困難なため，良好な乳化状態をつくることができずに転相してしまうことによると推測される．筋原線維タンパク質のモデル系においては未変性の方が乳化力が高い[9]にもかかわらず，実際のすり身レベルの濃度では 80℃で加熱変性したすり身の方が多くの油を乳化できる現象[11]も，これと同じ理由によるものと解釈される．このようにタンパク質溶液が乳化することのできる油の量は，タンパク質の種類やその存在形態，変性度などタンパク質自身の特性による要因のほかに，タンパク質濃度，乳化系の粘度，乳化に用いる機器の攪拌能力など，各種要素の複合的な関与の結果決まるものといえる．したがって，実際の食品系における乳化力と，モデル系で得られる乳化力との結果が相反する場合もあることを理解するべきである．

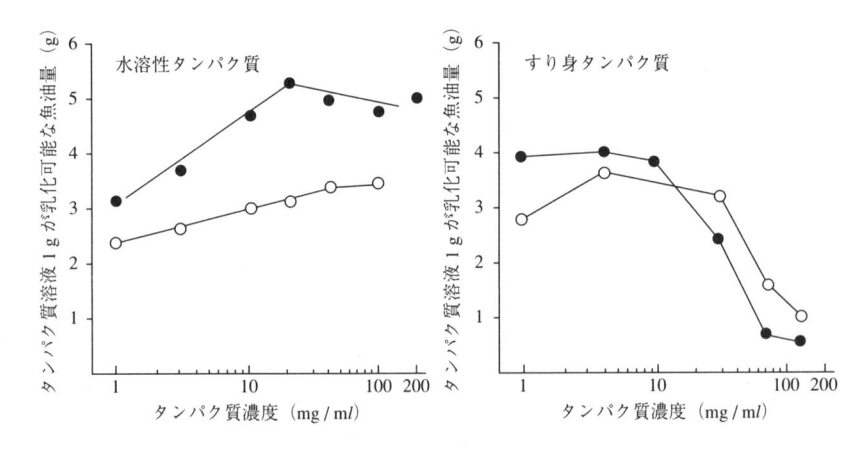

図 4-1-3　水溶性タンパク質およびすり身タンパク質の溶液濃度と乳化可能な魚油量との関係[6]
●：未加熱溶液，○：80℃で加熱した溶液

図 4-1-3 の結果によれば水を多く含むすり身ほど魚油を豊富に混合できるが，中間素材に適しているとはいえない．中間素材としては，高いゲル形成能を保持していることも必要な用件であり，上述のように水を多く含むすり身はタンパク質濃度が相対的に低く，当然の結果として素材自身のゲル形成能は低い．

3）タンパク質組成の改変によるすり身の乳化容量の向上

上述したように，すり身のような高タンパク質濃度系において筋原線維タン

パク質が乳化できる魚油の量は著しく低いが、これと同じ濃度の水溶性タンパク質はこれよりも遙かに多くの油を乳化することができる。この現象を利用して、これら両者を混合することによりすり身の乳化力を改善できる[16]。またこのとき、ゲル化の主体となる筋原線維タンパク質の比率は低減せざるを得ないが、置き換えるタンパク質の種類の選択により、初期のゲル形成能を保持することも可能である。例えば水分80％の冷凍すり身100％を用いた場合には、すり身に対し50％の魚油添加が限界であったが、すり身タンパク質の30％を他種タンパク質で置き換えた場合、魚肉水溶性タンパク質濃縮物で185％、牛血漿タンパク質で170％、乳清アルブミンで145％、カゼインナトリウムで140％、卵白で100％の魚油を乳化することができ、乳化力の改善効果がみられた。

4）糖の添加による凍結貯蔵中の乳化状態の安定化

乳化したすり身を中間素材として活用するためには、凍結貯蔵中のタンパク質の変性防止と、乳化状態を安定的に保つことが必須であるが、多量の魚油を含む場合には、凍結貯蔵中に魚油を分離しやすい。例えば、魚油を40％の割合で混入した乳化すり身に対し、種々の濃度（0～10％）でソルビトールを添加し、7日間凍結保存後に解凍したとき、ソルビトールの添加量が4％以下の場合は解凍した乳化すり身は魚油を分離したが、6％以上では肉眼的な分離は認められなかった。また、糖添加量の少ないものほど乳化状態が不安定化し、油球の合一によりサイズが大きくなった。各種の糖アルコールについて比較した結果によれば、凍結解凍後の魚油分離量の対数値と糖アルコールのモル濃度との間には負の相関があり、また平均分子量が小さいほど油の分離に対する抑制効果が高い傾向がみられている*。

以上のように、タンパク質の冷凍変性防止剤として通常用いられているソルビトールなどの糖類は、同時に凍結貯蔵中における乳化すり身の魚油分離の防止にも有効である[6]。

---

* 山下浩史・木内秀和・畑山静夫・形浦浩一・阿部洋一・岡崎恵美子：平成11年度日本水産学会春季大会講演要旨集, p.168.

4-1-3 乳化すり身の加熱ゲル化特性

池内, 清水の研究結果によれば, 魚肉に油を添加した場合, その加熱ゲルの弾力は弱くなり, 破断強度も凹みも低下することが報告されている[1]. この考え方は, 今でもねり製品業界の中に根強く存在し, 「油を混入すると, ねり製品の足が低下する」ということが常識として考えられている. しかし, 上記報文は1950年代に行われた研究であり, 実験に用いた攪拌機は通常の擂潰機を用いているであろうことから, 近年用いられている攪拌機とは回転能力が相当に異なり, 得られる乳化物の性状も異なることが予想される. また, 油添加の影響をみるために, 油添加含量を徐々に変化させているが, これに伴い混合系におけるタンパク質含量が低下することには言及されていない. さらに, この一連の論文のなかには, 油を添加すると確かに足が低下するものの, ある程度 (約15%) の油添加量まではゲル形成能が一定であることに注目し, 油が乳化することによる効果の可能性が述べられている[17]. そこで, 魚肉すり身に対する油の乳化がその加熱ゲル形成能に対してどのように影響するのかについて確認するために, 油脂の添加条件を詳細に設定し, 検討した.

1) 油の添加による効果の考え方

一連の乳化物の調製における魚油の添加比率の考え方として, 図 4-1-4 に示すように, A と B の 2 種類の方法を採用した[18]. すなわち, (A) の方法は, 最終的に得られる乳化物中のタンパク質濃度が一定となるように, また含まれる水と魚油の合計量が一定となるように魚油を種々の添加割合で混合したものを比較する方法で, 魚油の添加量が多いものは, 結果として乳化物中の水に対するタンパク質濃度は高いものとなる. これに対し, (B) の方法は, 乳化物中のタンパク質濃度と水の濃度を一定とするために, タンパク質濃度を一定に調整したすり身に魚油を種々の割合で添加していく方法であるが, 魚油の添加量が多いものほど, 乳化物全体に対するタンパク質濃度は低いものとなる. この (A), (B) 両方の比較方法を用いて, 乳化による効果を明らかにしようとした.

2) 加熱ゲルの物性

AとBの組成にしたがって塩ずり身に魚油を乳化させ，85℃で20分加熱したゲルの物性の変化を図4-1-4に示した．

Aの比較方法を用いた場合は，いずれのタンパク質濃度のすり身を乳化させた場合も，魚油乳化量の増加に伴って加熱ゲルの破断強度は著しく上昇した．とくにタンパク質濃度が40 mg / g のすり身では，油無添加ではゲル化しなかったが，魚油の乳化によって弾力のあるゲルを形成することが確認された．

一方，Bの比較方法を用いた場合には，魚油を一定量添加（タンパク質濃度105 mg / g の場合には魚油5％添加）したところで破断強度・凹みが最大値を示し，それ以上の添加により徐々に物性が低くなった．Bの場合，魚油の乳化による物性増強効果と，魚油を添加することにより系全体のタンパク質濃度が低くなることによる影響の両方が反映されたものと考えることができる．

このように，A，B，いずれの比較方法によっても魚油を乳化したものは高いゲル物性を示したことから，すり身中への魚油の乳化は，加熱ゲル形成性を阻害するものではなく，むしろ物性増強効果を示すということができる．

3) 加熱ゲルの保水性

魚油を乳化したすり身の加熱ゲルは，押しても水が滲み出しにくい特徴がある．圧搾試験により保水性を調べたところ，魚油の乳化量が多くなるほど遊離水分量が減少した．そこで，これをさらに詳細に確認するために，赤羽らの方法[19]によって圧搾時間に対する圧出水分の変化から圧搾曲線を描き，「束縛されていない自由な水」「加圧すると容易に圧出する水」「圧出しにくい水」に分類した[20]．乳化したものでは「束縛されていない自由な水」の割合が減少し，圧出時間も遅延される効果もみられたことから，乳化は，加熱ゲル中の圧出しやすい水の拘束度を高め，保水性を向上させる効果のあることがわかった．

4) 各種加熱温度帯におけるすり身のゲル化

上記のように，すり身を乳化することによって加熱ゲル物性や保水性を向上させることができるが，その効果は高温域において強く発現するようである．

前述のA，Bの方法によってすり身に魚油を0～10％添加した乳化物を，

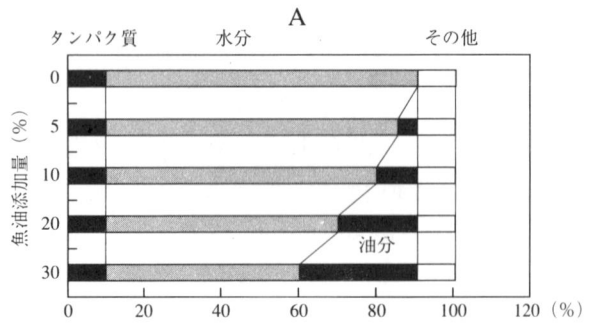

全体に対するタンパク質濃度を一定にした乳化物中の組成比（A）

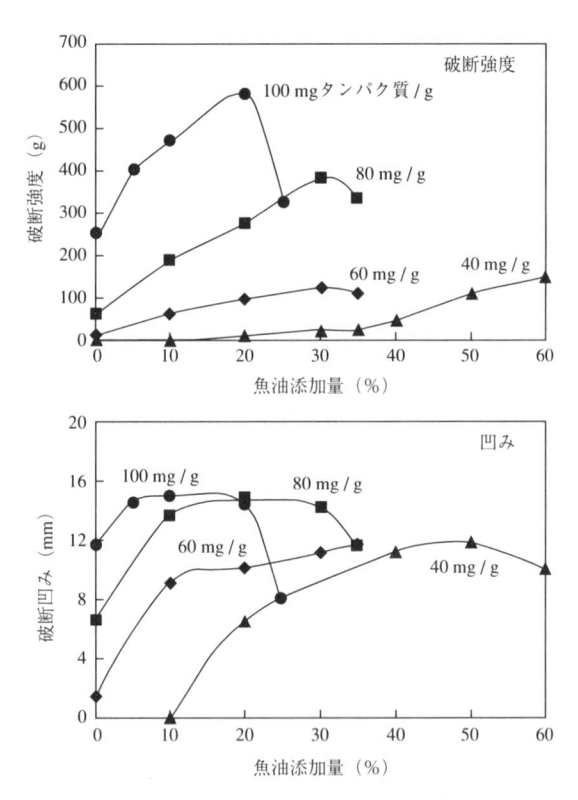

図4-1-4 魚油含量の異なる乳化すり身の

194 ─────────────────────────────── 4. 機能成分の食品素材化

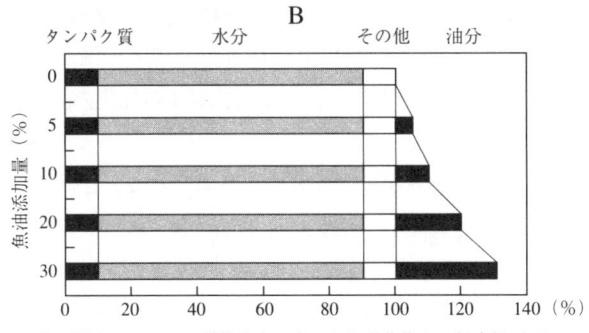

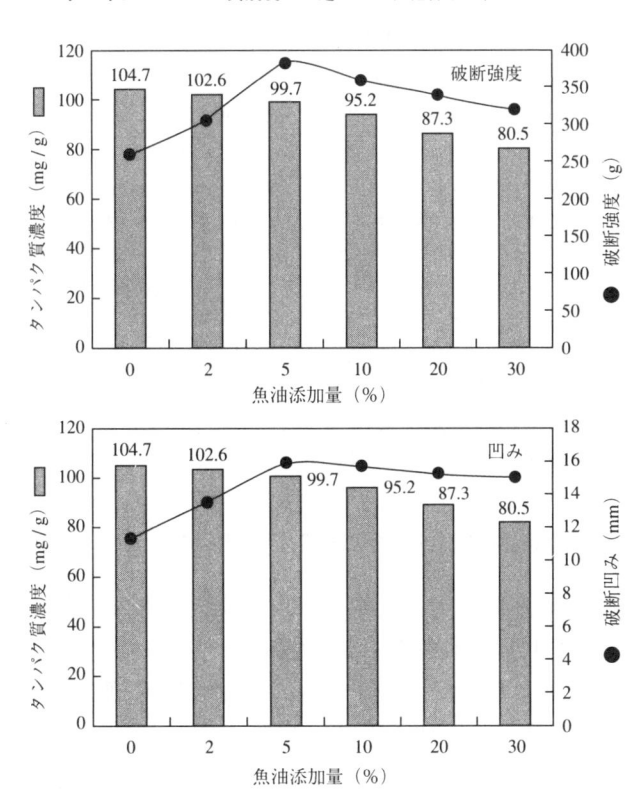

組成（A，B）と，加熱ゲルの破断試験結果

4-1 中間素材の開発

85℃，60℃，40℃，30℃のそれぞれの温度帯で加熱した場合，85℃，60℃では乳化によるゲル強度の増強効果が明瞭にみられるが，坐りの温度帯である40℃，30℃ではその効果が不明瞭であり，坐り反応に対する乳化の直接的な影響はほとんどないものと考えられた．

以上のような，乳化すり身の加熱ゲルの特徴を，表4-1-1 にまとめた．

表4-1-1 乳化すり身加熱ゲル[*1]の特徴

項　目	特　徴
破断応力	魚油の乳化により加熱ゲル全体のタンパク質濃度が低下するのにもかかわらず，乳化量の増加に伴って増加した[*2]
凹み	破断応力と同様に，魚油乳化量の増加に伴って増大した
引張り伸び	破断応力と同様に，魚油乳化量の増加に伴って増大した
保水性	破断応力と同様に，魚油乳化量の増加に伴って増大した
顕微鏡観察 （油球の分散）	魚油の乳化物中に5μm以下の油球として分散しており，加熱後もゲル中に油球として安定的に存在していた
魚油の遊離	圧搾しても加熱ゲル中からの魚油の滲出は殆どなかった（エーテル抽出法により，0.3％以下）
官能的特徴	魚油量の多い乳化すり身ゲルほどプリプリした弾力があった．また，押しても水分が滲み出しにくい特徴があった

[*1] 乳化すり身に 2.5％NaCl を加えて塩ずりし，ケーシングチューブ（直径25 mm）に充填して加熱（85℃，20 min）．タンパク質・水・魚油の組成は図4-1-4 参照．

[*2] 加熱ゲルの物性向上効果は，高温加熱（60〜80℃）で顕著であり，坐り加熱温度帯（30℃）における影響はほとんどない．

4-1-4　各種機能成分を含む複合型中間素材 [13]

これまでに述べてきたように，魚油を多く含むすり身型中間素材の製造が可能であるが，これには同時に他の多くの機能栄養成分を含むことが望ましい．ここでは，水産物に由来する機能栄養成分を食品に効率的かつ簡便に添加するための中間素材として，嶌本らが試作した複合型中間素材について紹介する．

1）複合型中間素材の製造

機能性成分として，マグロ魚油，キトサン粉末（原料：カニ殻），タウリン

粉末, フィッシュカルシウム粉末 (原料:カツオ中骨) のそれぞれを図 4-1-5 の配合で含む①〜④の複合型中間素材が試作された. 半解凍した冷凍すり身に水分 86％, 糖含量 0.5 M になるようにシュクロース溶液を添加混合した後, 魚油を加えて撹拌・乳化し, 最後に他の機能性成分を加えて混合したものである.

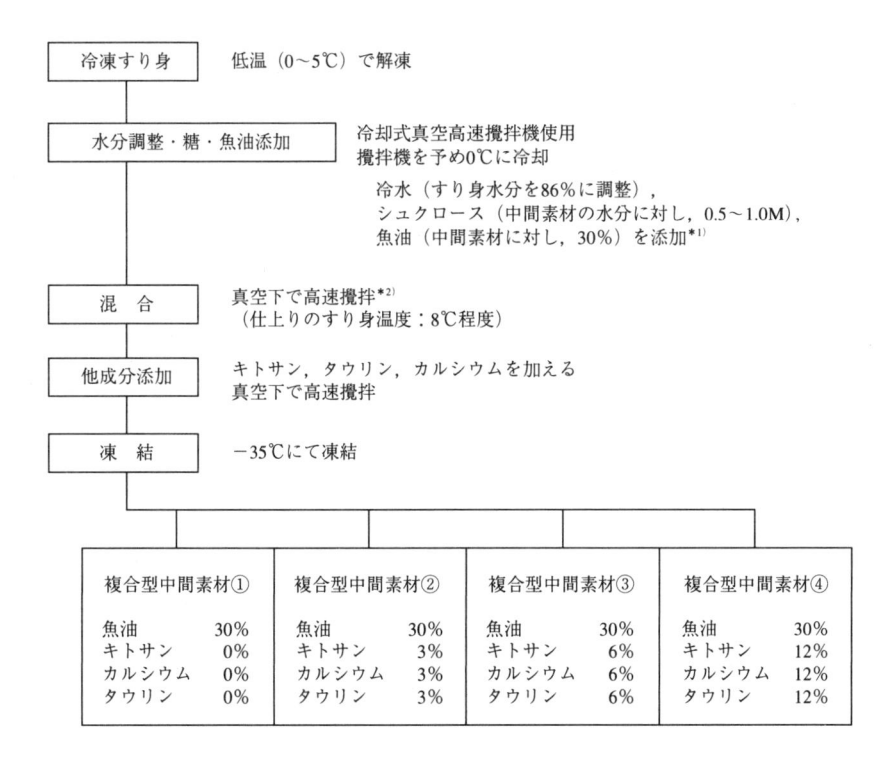

```
冷凍すり身 ── 低温 (0〜5℃) で解凍
   │
水分調整・糖・魚油添加 ── 冷却式真空高速撹拌機使用
   │                     撹拌機を予め0℃に冷却
   │                         冷水 (すり身水分を86％に調整),
   │                         シュクロース (中間素材の水分に対し, 0.5〜1.0M),
   │                         魚油 (中間素材に対し, 30％) を添加*1)
   │
混 合 ── 真空下で高速撹拌*2)
   │     (仕上りのすり身温度:8℃程度)
   │
他成分添加 ── キトサン, タウリン, カルシウムを加える
   │         真空下で高速撹拌
   │
凍 結 ── −35℃にて凍結
```

複合型中間素材①	複合型中間素材②	複合型中間素材③	複合型中間素材④
魚油 30%	魚油 30%	魚油 30%	魚油 30%
キトサン 0%	キトサン 3%	キトサン 6%	キトサン 12%
カルシウム 0%	カルシウム 3%	カルシウム 6%	カルシウム 12%
タウリン 0%	タウリン 3%	タウリン 6%	タウリン 12%

図4-1-5 各種機能性成分を含む複合型中間素材の製造方法
*1) 良好な乳化状態が得られる撹拌条件は撹拌機により異なるので, 必要に応じ, 魚油は分割して添加する必要がある.
*2) 撹拌条件 (撹拌速度・時間) についても, 予め良好な乳化状態の得られる条件を設定しておく必要がある.

2）複合型中間素材を用いた加熱ゲルの特徴

表 4-1-2 に，①〜④の複合型中間素材に，タンパク質・シュクロース含量が同等になるようにすり身と水とを加えて調製した加熱ゲルの配合，色調，物性，ならびに官能評価の結果を示す．対照区よりも魚油のみ多く含むⅠ区では白色度が高く，他の機能成分を含むⅡ〜Ⅳ区では白色度が低下した．物性値は破断

表 4-1-2 組織化食品の配合および性状[13]

		対照区	試験区			
			Ⅰ	Ⅱ	Ⅲ	Ⅳ
配合	複合型中間素材①	0	200	0	0	0
	複合型中間素材②	0	0	218	0	0
	複合型中間素材③	0	0	0	236	0
	複合型中間素材④	0	0	0	0	727
	シュクロース	26	0	0	0	0
	すり身	746	651	651	651	651
	水	399	319	301	283	247
	食塩	30	30	30	30	30
成分計算値（％）	水分	79.3	75.0	73.5	72.0	69.0
	タンパク質	10.0	10.0	10.0	10.0	10.0
	シュクロース	2.1	2.1	2.1	2.1	2.1
	魚油	0	5.0	5.0	5.0	5.0
	キトサン	0	0.0	0.5	1.0	2.0
	タウリン	0	0.0	0.5	1.0	2.0
	カルシウム	0	0.0	0.5	1.0	2.0
色調	L 値	77.0	87.2	85.6	84.1	82.1
	a 値	−3.1	−1.6	−1.4	−1.3	−0.9
	b 値	1.6	5.1	7.9	10.0	12.7
	白色度	76.7	86.1	83.5	81.2	78.0
物性測定	破断荷重（g）	217	251	279	405	384
	破断変形（mm）	12.9	13.5	13.4	14.7	13.2
官能検査*	色	—	◎	○	△	×
	臭い	—	○	○	○	△
	味	—	○	○	○	×
	舌触り	—	○	△	×	×
	弾力	—	◎	○	○	△
	嗜好性	—	◎	◎	○	○

* 対照区と比較したときの評価（◎：よい ○：ややよい △：やや悪い ×：悪い）

荷重・破断変形ともに機能成分を多く含むほど高くなっているが，これは機能成分の添加により固形分が増加したことのみならず，魚油の乳化により物性の増強効果があることを示している．また，官能評価の結果では魚油添加区で高い嗜好性がみられたが，これは魚油の乳化によってなめらかさや弾力が向上したことを反映するものであろう．粉末状の機能性成分の添加量が多くなると味や舌触りに影響し，その評価も低くなるが，各々0.5％（3者の合計1.5％）以下の添加であれば，十分に受け入れられるものと思われる．

3）**中間素材の利便性**（すり身との混合しやすさ）

中間素材を用いるメリットは，魚油などの機能成分を簡便に他の加工原料に混合できる点にある．表4-1-3は，中間素材と冷凍すり身とを1：2の割合で混合する場合（中間素材区）と，でき上がりが同じ成分組成となる量比の冷凍すり身・魚油・水・シュクロースを混合する場合（魚油混合区）の両者について，均一な混合物が得られるための混合条件を比較したものである．

表4-1-3　混合試験結果 [3]

試験区	中間素材区	魚油混合区
1,800 rpm 15秒1回目	直ちに分散しているが，すり身の小さな塊が残っている	乳化はしていないが，油は全体に分散している
1,800 rpm 15秒2回目	ほぼ混合している	同上
3,600 rpm 10秒1回目	完全に混合している	乳化していない
3,600 rpm 30秒1回目	同上	乳化が確認できた 色が白くなる

目標脂肪含量を10％として調製し，油脂性パプリカ系色素（アイゼン製　カプロチンL）18 mg / 油1 gを使用
中間素材区：中間素材400 g，冷凍すり身800 g
魚油混合区：冷凍すり身905.3 g，水88.1 g，シュクロース86.6 g，魚油120 g

すり身に魚油などの各成分を直接混合しようとする場合には，中間素材を用いた場合よりも遙かに強い攪拌力と攪拌時間とを必要とするのに対し，中間素材を用いた場合には，わずかな攪拌によって均一に両者を混合することができる．このように，魚油を多量に含む中間素材を用いることによって，攪拌力の低い擂潰程度の機械しか保有していないような製造業者でも，中間素材を利

用した製品を簡便に製造することができる．

 4）中間素材の保存性（タンパク質・脂質の安定性）

　マグロ眼窩油またはカツオ抽出油 30％を含む中間素材を凍結保存した場合，-20℃ならびに -40℃で 6ヶ月保存後も POV はほとんど変化せず 10（meq/kg）以下であったことから，中間素材の状態での脂質安定性は高いものと思われる．また，色調，ゲル形成能，官能評価にも大きな変化はみられなかったことから，-20℃，6ヶ月程度の保存は十分可能なものと思われる．

 5）中間素材を用いた加工品の試作と評価

　複合型中間素材を利用した製品として，黒はんぺん，リテーナかまぼこ，テリーヌなどが試作され，消費者テストに供された．

　黒はんぺん：サバ落とし身に中間素材を混合し，魚油 10％を含む黒はんぺんを製造した．中間素材はすり身より軟らかく，擂潰機による混合が容易であった．この製品は本来油が多く入っていることもあり，2,000 人の一般消費者による試食の結果，魚っぽい味も違和感なく受け入れられ，よい評価が得られた．

　リテーナかまぼこ：複合型中間素材とすり身とを混合し，魚油 5％を含むリテーナかまぼこを製造した．消費者 196 人によるアンケート調査で，ほとんどの人に好意的に受け入れられた．また，DHA やカルシウム，キトサンを含むことに対して多数がその健康性への意義を認め，「値段が少し高くても食べたい」「同価格なら食べたい」との回答が 95％を占めた．

　テリーヌ：大豆タンパク質と魚油のエマルジョンをすり身と混合した生地を用い，これを中間素材と混合し，さらにスライスしたニジマスやウナギ蒲焼きと組み合わせて，約 11％の魚油を含むソフト感のあるテリーヌを試作した．この製品は，-45℃，2ヶ月の凍結保管後も品質の劣化が認められず，良好な食感を保持していた．また消費者 124 人によるアンケート調査により，味付け，食感，風味のいずれも高い評価が得られた．また，67％が「買ってみたい」との購買意欲を示し，90％が「値段がそこそこなら食べたい」と回答した．

　以上のように，いずれの製品についてもかなり高い評価が得られており，本

中間素材の応用性は広いものと考えられるため，経済性に関する問題が解決できれば，その実用化も可能なものと考えられる．

文　献

1) 池内，清水：*Bull. Jap. Soc. Sci. Fish.*, **20**, 814-815 (1955).
2) 福田ら：平成元年度青森県水産物加工研究所研究報告，pp.27-28 (1991).
3) 川崎ら：超高圧(低温)処理による魚肉と脂質の組織化，平成5年度水産物健康性機能有効利用開発研究の成果の概要，水産庁研究部研究課，1995, pp.41-51.
4) 舩津ら：水産ねり製品技術研究会誌，**21**, 65-69 (1995).
5) 石下，鮫島：乳タンパク質等を基材とする中間素材，平成6～10年度水産物機能栄養マニュアル化基礎調査事業総括報告書，水産庁資源生産推進部研究指導課，2000, pp.333-344.
6) 岡崎ら：魚肉を基材とする中間素材の開発，平成6～10年度水産物機能栄養マニュアル化基礎調査事業総括報告書，水産庁資源生産推進部研究指導課，2000, pp.319-332.
7) 岡崎，福田：肉を基材とする中間素材の開発，平成6年度水産物機能栄養マニュアル化基礎調査事業総括報告書，水産庁研究部研究課，1996, pp.170-177.
8) 斎藤ら：日食工誌，**34**, 223-228 (1987).
9) 川合ら：日水誌，**53**, 665-671 (1987).
10) 山内ら：日食工誌，**25**, 446-450 (1978).
11) 及川，福田：ペースト化による栄養成分の効率的利用，平成4年度水産物健康性機能有効利用開発研究の成果の概要，水産庁研究部研究課，1993, pp.131-138.
12) W. H. Marshall ら：*J. Food Sci.*, **40**, pp.896-897 (1975).
13) 蔦本ら：すり身型中間素材の開発，平成6～10年度水産物機能栄養マニュアル化基礎調査事業総括報告書，水産庁資源生産推進部研究指導課，2000, pp.297-318.
14) 石川ら：平成2・3年度青森県水産加工研究所研究報告，pp.76-102 (1993).
15) 池内，清水：*Bull. Jap. Soc. Sci. Fish.*, **25**, 316-318 (1959).
16) 岡崎ら：特許第3118556号
17) 池内：*Bull. Jap. Soc. Sci. Fish.*, **30**, 272-278 (1964).
18) 野田，岡崎：日水誌，投稿中 (2001).
19) Y. Akahane, Y. Shimizu：*Nippon Suisan Gakkaishi*, **54**, 1237-1241 (1988).
20) 野田，岡崎：日水誌，投稿中 (2001).

4-2 組織化技術

北川雅彦

　水産物は国民の全タンパク質供給源の約40％を占め，わが国における重要なタンパク質供給源であるが，水産物がもつ特性を最大限に利用するためには，水産物を単なるタンパク質供給源とする食品と捉えるばかりでなく，近年，明らかにされてきた水産物の健康性機能という優れた特性を最大限に利用したヘルシー食品として捉えることも，国民の健康増進と水産物の利用拡大にとって極めて重要なことである．そこで健康性機能成分を有効利用する手段の一つとして，それら成分を大量に取り込ませた水産食品の開発が課題となる．すなわち，既存の加工技術により機能栄養成分の強化を図る技術，素材の形態を崩さずに機能栄養成分の強化をはかる技術，ねり製品に適さず加工用途が限定される原料を成型すると同時に機能栄養成分の強化をはかる技術の確立が必要となる．ここではそれらの技術を組織化技術とし，そのうち浸漬および注入技術の改良による技術，エクストルーダを応用した技術についての試験研究の概要について述べる．

4-2-1　浸漬および注入技術の改良による機能栄養の強化

1）浸漬技術

　原料形状を維持させながら機能栄養成分の強化をはかる場合，原料を機能栄養成分を含む調味液に浸漬するか，あるいはそのような調味液を注射器などで注入することが考えられる．浸漬，および注入のどちらの方法においても，機能栄養成分を最終製品に取り込ませて残存させるためには，製造工程や最終製品からのドリップ発生を如何に抑えるかが問題となる．鍋島ら[1]は浸漬および注入条件を検討し，機能栄養成分が強化された魚肉ボイル品や調味乾製品の製造方法を報告した．それによると，クロカジキのブロック肉をモデル魚肉

(2.5×2.5×15 cm)とし，これを機能栄養成分として水溶性成分ではタウリン，グリシン，アルギニンを，脂溶性成分では EPA および DHA 含量が高いカツオ油，レシチン，ビタミン E を含んだ調味液に浸漬し，それら成分の魚肉への取り込みについて観察した．表 4-2-1 にそれら水溶性および脂溶性機能栄養成

表4-2-1 機能栄養成分を強化した調味液の組成

機能栄養成分 および調味料	水溶性機能栄養成分 強化調味液（％）	脂溶性機能栄養成分 強化調味液（％）
タウリン	1.5	―
グリシン	1.5	―
アルギニン	1.5	―
DL-リンゴ酸	0.5	―
カツオ油	―	10.0
レシチン	―	1.0
ビタミンE	―	0.5
食塩	2.9	2.9
ショ糖	8.6	8.6

分を強化した調味液の組成を示した．魚肉と機能栄養成分強化調味液の比を 2：1 とした常圧での浸漬法では，水溶性成分は魚肉中に浸透しやすいため強化されやすかったが，脂溶性成分は表面に付着し，魚肉内部までの浸透は低かった．したがって，浸漬法は水溶性機能栄養成分の強化には効果を示すが，脂溶性機能栄養成分の強化には適さないと判断された．クロカジキブロック肉と表 4-2-1 に示した水溶性機能栄養成分を強化した調味液の比を 1：1 とし，浸漬を 100 および 300 MPa の高圧あるいは 1,330 Pa の減圧環境下で行い，常圧の場合と比較した結果を図 4-2-1 に示した．高圧下で浸漬処理した場合，いずれの圧力でも短時間（10 分間）で常圧浸漬より機能栄養成分の浸透量が多かったが，長時間（60 分間）では相違がなかった．これは高圧処理の初期に魚肉表層のタンパク質が変性し，それ以降の浸透を抑制するためと考えられる．減圧浸漬も高圧浸漬の場合と同様に，浸漬時間の短縮に有効であったが，長時間では常圧浸漬と差はなかった．減圧処理の場合は減圧し始めた最初の瞬間に魚肉内に調味液が浸透するため，その後，処理時間が長くなっても変化しないことによるものと推測される．

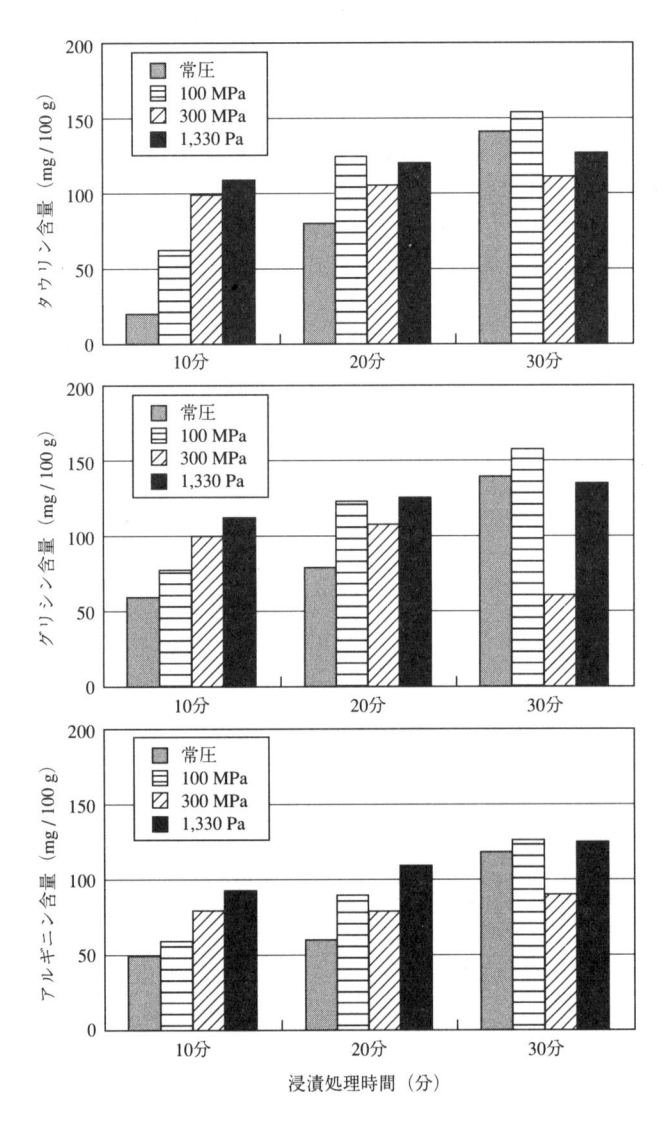

図 4-2-1 高減圧下での浸漬処理による調味乾燥品の水溶性機能栄養成分の変化

2）注入技術

クロカジキのブロック肉（2.5×2.5×15 cm）に対して，φ3 mm の注射針を装着した注射器により魚肉重量の 1/7 の調味液を注入した結果，水溶性および脂溶性機能栄養成分とも強化されることが認められた．調味液を用いて注入処理した魚肉を真空包装し，タンブリング処理（30 分間，2 回）後，一晩放置

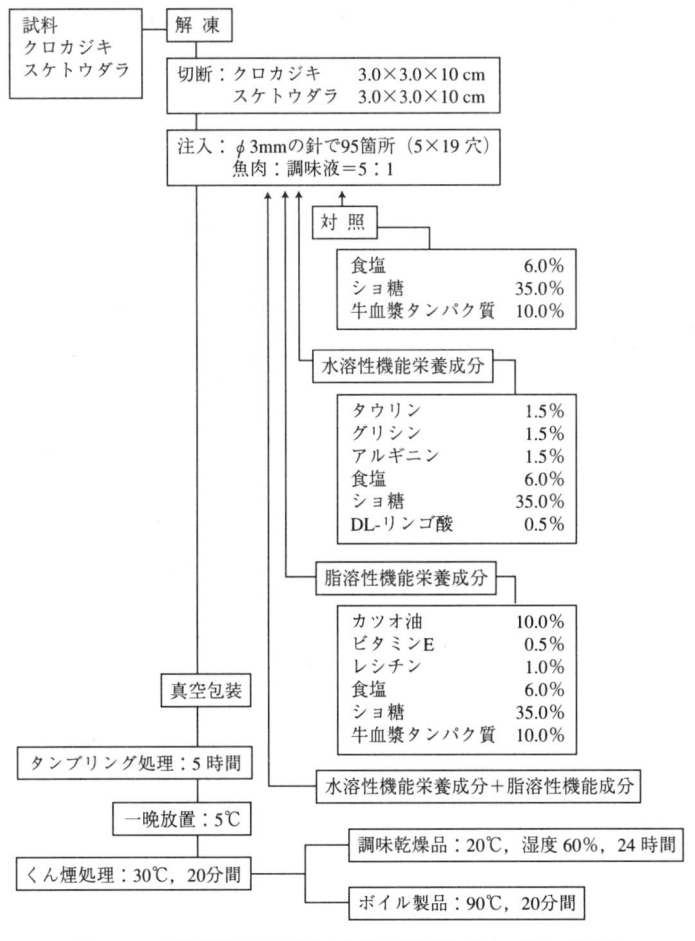

```
試料                  解 凍
クロカジキ
スケトウダラ     →    切断：クロカジキ    3.0×3.0×10 cm
                       スケトウダラ    3.0×3.0×10 cm

                      注入：φ3mmの針で95箇所（5×19穴）
                         魚肉：調味液＝5：1
                      ┌──────┬──────┐
                      │      │      │
                     対 照
                     ┌─────────────────┐
                     │ 食塩         6.0%  │
                     │ ショ糖      35.0%  │
                     │ 牛血漿タンパク質  10.0% │
                     └─────────────────┘

                     水溶性機能栄養成分
                     ┌─────────────────┐
                     │ タウリン      1.5%  │
                     │ グリシン      1.5%  │
                     │ アルギニン    1.5%  │
                     │ 食塩         6.0%  │
                     │ ショ糖      35.0%  │
                     │ DL-リンゴ酸   0.5%  │
                     └─────────────────┘

                     脂溶性機能栄養成分
                     ┌─────────────────┐
                     │ カツオ油     10.0%  │
                     │ ビタミンE     0.5%  │
                     │ レシチン      1.0%  │
                     │ 食塩         6.0%  │
                     │ ショ糖      35.0%  │
                     │ 牛血漿タンパク質  10.0% │
                     └─────────────────┘

真空包装                  水溶性機能栄養成分＋脂溶性機能成分
  ↓
タンブリング処理：5 時間
  ↓
一晩放置：5℃          ┌─ 調味乾燥品：20℃，湿度 60%，24 時間
  ↓                  │
くん煙処理：30℃，20分間 ─┤
                      └─ ボイル製品：90℃，20分間
```

図 4-2-2　機能栄養成分を強化した調味乾燥品とボイル製品の製造法

(5℃, 24時間) してボイル製品 (90℃, 20分間) と調味乾燥品 (20℃, 湿度60%, 24時間) を製造したが, 機能栄養成分の強化が認められるものの, ボイル製品に加熱時の離水がみられた. これは浸漬処理した魚肉の場合も同様であった. そこでクロカジキ肉 (3×3×10 cm), スケトウダラ肉 (3×1.5×10 cm) について注入法における注入条件, 調味液組成, タンブリング条件などを検討した結果, 注入する調味液は魚肉重量の 1/5, 注入場所を 3 cm×10 cm とする魚肉表面の 95 箇所 (針穴間隔 8 mm, 19 行×5 列) とし, 調味液におけるショ糖濃度が 35%, 脂溶性機能栄養成分を強化する調味液には牛血漿タンパク質粉末 (HPD) を 10%添加すること, タンブリング処理を 5 時間とすることで, 加熱時の離水が顕著に抑制できることを見出した. また, タンブリング処理後にくん煙処理 (くん煙材：カシ, 30℃, 20分間) して 5℃で 1月貯蔵した場合, ボイル製品中の一般生菌数および脂質の POV はそれぞれ, <100 CFU / g, 10 meq / kg 以下であった. したがって, くん煙処理は貯蔵中の脂質劣化の抑制や腐敗防止など, 製品の貯蔵性向上のために有効であることがわかった. 以上から, 機能栄養成分を強化したボイル製品, および調味乾燥品の製造マニュアルを図 4-2-2 に示した. また, 図により機能栄養成分を強化したクロカジキ肉およびスケトウダラ肉のボイル製品と調味乾燥品中の成分量を, 無添加の魚肉から調製したそれらと比較して表 4-2-2 に示した. 注入した機能栄養成分はどの製品も強化された. 調味乾燥品においては, クロカジキ肉

表 4-2-2 機能栄養成分を強化した各種製品中の成分量

クロカジキボイル製品

成　分	対照	水溶性機能栄養成分強化調味液	脂溶性機能栄養成分強化調味液
水　分 (g / 100g)	60.8	61.6	59.4
塩　分 (g / 100g)	1.6	1.4	1.2
タウリン (mg / 100 g)	28.4	207.7	—
グリシン (mg / 100 g)	5.7	223.6	—
アルギニン (mg / 100 g)	5.3	231.4	—
脂質 (g / 100 g)	0.4	—	3.5
EPA (mg / 100 g)	20.1	—	176.2
DHA (mg / 100 g)	71.5	—	625.2

スケトウダラボイル製品

成　分	対照	水溶性機能栄養成分 強化調味液	脂溶性機能栄養成分 強化調味液
水　分 (g / 100 g)	72.9	65.2	68.3
塩　分 (g / 100 g)	1.8	2.3	2.7
タウリン (mg / 100 g)	110.5	238.5	—
グリシン (mg / 100 g)	42.8	269.0	—
アルギニン (mg / 100 g)	6.1	299.9	—
脂質 (g / 100 g)	1.0	—	2.4
EPA (mg / 100 g)	37.4	—	89.8
DHA (mg / 100 g)	132.8	—	318.6

クロカジキ調味乾燥品

成　分	対照	水溶性機能栄養成分 強化調味液	脂溶性機能栄養成分 強化調味液	水溶性＋脂溶性 機能栄養強化調味液
水　分 (g / 100 g)	62.7	59.6	60.5	62.4
塩　分 (g / 100 g)	1.2	1.5	1.4	1.2
タウリン (mg / 100 g)	12.7	280.8	—	253.6
グリシン (mg / 100 g)	11.9	310.3	—	253.9
アルギニン (mg / 100 g)	7.1	278.2	—	209.0
脂質 (g / 100 g)	0.9	—	3.5	2.7
EPA (mg / 100 g)	12.9	—	81.0	55.9
DHA (mg / 100 g)	121.3	—	353.4	257.9

スケトウダラ調味乾燥品

成　分	対照	水溶性機能栄養成分 強化調味液	脂溶性機能栄養成分 強化調味液	水溶性＋脂溶性 機能栄養強化調味液
水　分 (g / 100 g)	68.5	61.3	65.0	64.1
塩　分 (g / 100 g)	1.5	1.1	1.4	1.9
タウリン (mg / 100 g)	187.4	323.7	—	472.2
グリシン (mg / 100 g)	64.0	265.1	—	349.6
アルギニン (mg / 100 g)	10.8	104.9	—	155.9
脂質 (g / 100 g)	1.1	—	2.3	2.7
EPA (mg / 100 g)	125.3	—	199.4	275.4
DHA (mg / 100 g)	132.9	—	372.5	401.7

では水溶性または脂溶性機能栄養成分を単独で強化した場合が，それら両方を強化した場合に比べて効率よく機能栄養成分が強化された．逆に，スケトウダラでは水溶性，脂溶性機能栄養成分の両方を強化した製品が，それらを単独で強化した製品よりも効率よく機能栄養成分が強化された．

4-2-2 エクストルーダを応用する組織化技術

1）エクストルーダの概要

エクストルーダは押出し機と訳され，パスタやスナック，シリアルなどの食品製造，ポリバケツや家電製品のボディーなどの樹脂製品の成型，また核燃料処理施設から排出される廃液のアスファルト固化には不可欠の装置である．エクストルーダにはスクリューが1本の1軸型と2本の2軸型，さらに3本以上の多軸型があり，廃液アスファルト固化では4軸型を使用している．2軸型には2本のスクリューが同方向に回転するものと，異方向に回転するものがあり，前者は原料の混合，混練に優れ，後者は搬送性に優れている．食品加工においては1軸型，2軸型いずれも使用されているが，2軸型で同方向回転のものが主流である．それは2軸型が1軸型に比べて高水分原料（水分約60％）の混練，搬送や，本体の加熱制御が可能であることに由来する．図4-2-3に2軸型エクストルーダ（以下エクストルーダとする）の概略図を示した．エクストルーダ

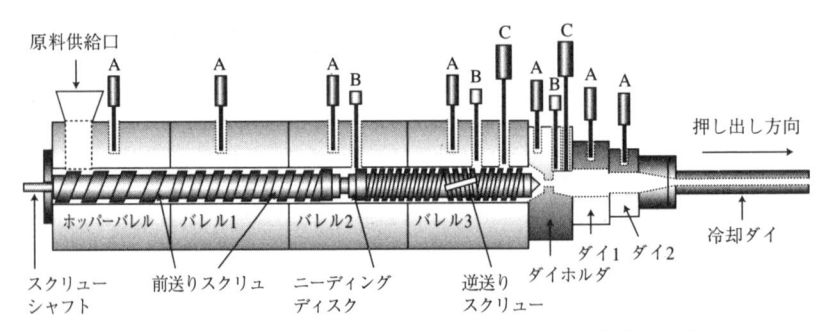

A：温度制御用熱電対，B：材料温度測定用熱電対，C：材料圧力感知器

図4-2-3 2軸エクストルーダの構造

はバレルと呼ばれる加熱および冷却機能を備えた金属製密閉容器の中に2本の噛み合ったスクリューが貫通し，このスクリューが回転することで原料を装置前方へ搬送するギアポンプである．バレルおよびダイにはエクストルーダ内部の原料の温度，圧力を計測する熱電対や感知器，加熱制御のための熱電対が装着されている．また，バレルには必要に応じてバレル内の原料に液体を供給するための注入口が用意されている．図には示さないがこの他にスクリューシャフトの背後には，モータと動力伝達装置，運転制御盤，記録装置が備えられている．また，コンピュータを組み込み，最適運転条件の抽出や自動運転を行う機種もある．2本のスクリューは原料の特性や処理条件に合わせて，ピッチ，フライト形状，および長さの異なるエレメントを適宜選択して組み上げられる．基本的にスクリュー先端部に行くに従い，そのピッチが狭くなるように組み合わせる．これによりエクストルーダ先端部では原料が圧縮されると同時にバレルから加熱されるため，高温高圧環境が生み出される．このとき適切な加熱温度が設定されていると原料は装置先端部で溶融する．たとえば魚肉と大豆タンパクの混合物では，その温度は160℃前後である．装置内での原料の処理時間を長くするために，原料を部分的に搬送方向とは逆方向へ送り返す逆送りスクリューを組み込むことがある．また，混練機能の向上が要求される場合，スクリューのフライトの一部を切り欠いたり，フライトの替わりにピンを打ち込んだスクリュー，あるいはニーディングディスクなどを用いる．原料供給口から投入された原料は，装置内部で粉砕，混合，混練，加熱，加圧，溶融，殺菌され，装置先端部に装着されたダイから押し出される．なお食品用2軸型エクストルーダの加熱温度および圧力の限界値はそれぞれ約300℃，約200 kg / cm^{2}であることが多い．

2) 組織化

冷却ダイは，溶融した原料を冷却しながら成型して押出し物とすると同時に，これに押出し方向に沿った繊維構造を構築することができる．このため押出し物は押出し方向に沿って裂けやすい．ここではこのような構造をもつ押出し物を組織化物とする．組織化物から押出し方向に沿った断面の凍結切片を調製し，

光学顕微鏡で観察した結果を図 4-2-4 に示した．この組織化物はスケトウダラすり身と脱脂大豆タンパクを原料とするもので，タンパク質を含んだ繊維構造

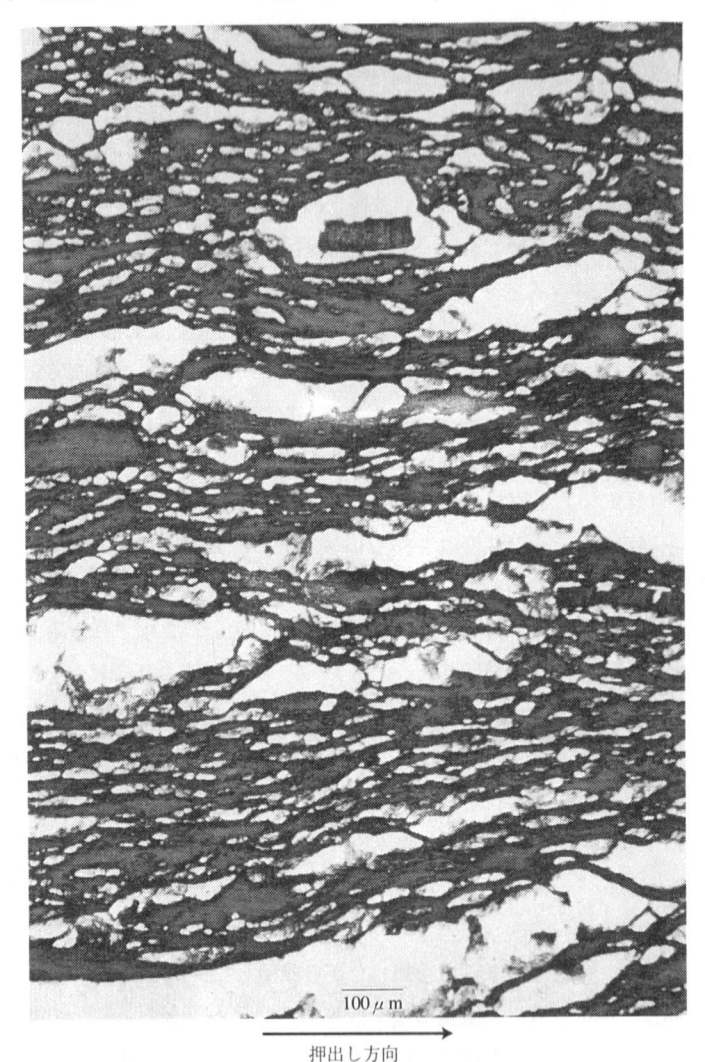

図 4-2-4　組織化物の押出し方向に沿った断面（96 倍）
スケトウダラすり身：脱脂大豆タンパク＝70：30

がメチレンブルーにより染色されている．繊維構造中に点在する空間部分には水あるいは脂質などが存在していたと考えられる[2]．五十部ら[3]は脱脂大豆粉（水分60％）による組織化物を細断し，再びエクストルーダに供して押出しを繰り返した．その結果，3回目の繰り返し押出しにおいても組織化できることが判明した．これはエクストルージョン処理においてタンパク質が溶融，成形を繰り返せること，すなわちプラスチックと同様に熱可塑性を有することにほかならない．また，この現象を利用してエクストルーダを溶融成形機としてとらえ，冷却ダイの替わりに油圧シリンダを備えた射出成形金型を用い，$\phi 50\times 250$ mm の円柱状組織化物を製造した[4]．また，飯田ら[5]は蒸煮（95℃，40分間）して加熱変性させたスケトウダラすり身と脱脂大豆タンパクを混合し，これにマイワシ油を8％添加した原料をエクストルージョン処理し，未変性のすり身を用いて処理した場合と同様な組織化物を得た．これは魚肉タンパク質についても五十部らが示したように熱可塑性が存在することを示唆するものであろう．

一方，魚肉とカゼインナトリウムを混合し，これに低脂肪牛乳，DHA濃縮魚油，チーズ風味濃縮物を添加して120℃で押し出すことで，チーズ様組織化物が得られることが報告されている[6]．スケトウダラすり身とカゼインナトリウムを7：3に配合した原料では，脂質（DHA濃縮魚油を使用）の添加限界量が23％であり，スケトウダラすり身を単独で使用する場合や，イトヨリダイやブナサケすり身をスケトウダラすり身に等量混合した場合でもチーズ様組織化物が得られた．チーズ様組織化物の色調はブナサケすり身を使用したものでは淡黄橙色を呈したが，それ以外ではプロセスチーズに似た淡黄色を呈した．いずれも1～2分間の電子レンジによるマイクロ波加熱により溶融したため，熱可塑性を有することがわかった．チーズ様組織化物の凍結切片をメチレンブルーとズダンⅢで二重染色して光学顕微鏡で観察すると，赤く染色された直径5～20μm の微細な油滴が均一に分散している状態がみられた．しかし，加熱温度170℃（高温条件）での組織化物でみられた押出し方向に沿う繊維構造は観察されなかった．これらチーズ様組織化物にはエクストルージョン処理による

全タンパク質のアミノ酸組成および全脂質の脂肪酸組成に著しい変化は認められなかった．また，タンパク質の SDS-ポリアクリルアミドゲル電気泳動の結果から，それの著しい重合あるいは分解はみられなかった．

3）膨 化

一方，冷却ダイの替わりに膨化ダイを用いると，高温・高圧下にある溶融物は常温・常圧に直接押し出されるため，溶融物中の水分が瞬時に気化し，押出し物中に気泡が形成される．スナックでは気泡が細かく多数形成されることでサクサクした好ましい食感が得られる．膨化ダイは直径 1～10 mm の孔，あるいは厚さ 1～5 mm のスリットが 1 あるいは数個あけられたものがある．コンブやホタテ貝外套膜を粉末化してでん粉と混合してエクストルーダにより膨化させる場合，スナック菓子様の好ましい食感を得るためには，それら粉末の添加量を原料の 10% 以内とすることが必要である[7,8]．また，でん粉は小麦粉でん粉，馬鈴薯でん粉，トウモロコシでん粉などを利用できるが，膨化物の風味を考慮するとトウモロコシでん粉が適当であると考えられる．

4）エクストルーダの実用化

エクストルーダの特徴は単独で原料を最終製品まで連続して加工できることや，バレル，スクリュー，ダイなどのハードウェアとスクリュー回転数，加熱温度などのソフトウェアを総合したエクストルージョン処理条件を検討することで，様々な食品製造に応用できることである．このため，ヨーロッパ共同研究（1979 年）や農林水産省の指導による食品産業エクストルージョンクッキング技術研究組合（1984～86 年）において装置開発や食品開発に関する研究が行われた[9]．パスタ，スナック，シリアル，一定方向に裂けやすい特徴を有するチーズや[10]，大豆タンパクあるいはそれと魚肉の混合物からの畜肉様組織化物，魚肉すり身を原料とするホタテ貝柱やかに脚のアナログ[10]，魚肉とカゼインナトリウムを混合したチーズアナログなどがエクストルーダにより製造され，その大部分が商品としてすでに市場に登場している．また，組織化や膨化以外でのエクストルーダの応用は，脱液用バレルの組み込みによる原料の固液分離があげられる．固液分離機能を付加したエクストルージョン処理は野菜ジ

ュースや植物油，魚肉フレークの製造に利用されている[12, 13]．魚肉フレークでは既存の製造行程の省力化がはかられ，その概要は落とし身と調味料などを脱液装置を装着したエクストルーダで混合，加熱，脱水，殺菌し，1分間以内でフレーク製品にするものである．そのほか様々な形状と食感をもつペットフードや浮力をコントロールした養魚用配合飼料の製造にも利用されている．

5）エクストルーダによるスルメイカ肉の組織化

スルメイカはタウリンを多く含み，また EPA，DHA を結合したリン脂質を含有するが，ねり製品原料には適さず，粕漬け，漬け物，塩辛，珍味などと加工品が限られている．このような原料は，エクストルーダによる組織化が考えられる．スクリュー直径 50 mm，バレル全長 1,200 mm，冷却ダイ（全長500 mm）を装着した2軸型エクストルーダ（神戸製鋼所製，TCV-50L（L/D＝24）を用いて表 4-2-3 に示した条件でエクストルージョン処理を行った．生鮮状態

表 4-2-3　エクストルージョン処理条件

スクリュー回転数（rpm）	バレルおよびダイ加熱温度（℃）						
	ホッパーバレル	バレル1	バレル2	バレル3	ダイホルダ	ダイ1	ダイ2
100	水冷	160	165	170	130	120	120

注）冷却ダイ（全長 500 mm，スリットサイズ 5 mm×35 mm）を使用

のスルメイカを加熱温度 170℃（高温条件）でエクストルージョン処理すると，高水分原料のためフラッシング（原料のダイからの爆発的な突出）を生じて組織化できない．また，加熱せずに乾燥して水分を 50%，あるいはそれ以下に調整した原料でも，フラッシング，ダイ閉塞を生じて組織化できない．そこでスルメイカを単独で組織化するためには，エクストルージョン処理前に 5 分間以上煮熟した後，冷風乾燥して水分を 50% 以下にすることが必要であることを見出した[14]．特に 15 分間煮熟後，乾燥して水分を 40% 以下にした原料は，エクストルージョン処理直前に水分を 58% まで再調整しても組織化可能であった．これらのことから，煮熟により加熱変性したスルメイカ肉のタンパク質を乾燥させてさらに変性させることにより，そのタンパク質が組織化されやすい状態に誘導されると考えられる．変性後のタンパク質の構造などは不明である

が，これらの変性を受けたタンパク質は，エクストルージョン処理におけるタンパク質の溶融と配向による繊維構造の構築を容易に行うことができ，さらに乾燥度合いを増加させることで，水分の分離によるフラッシングを抑制する能力が向上すると推測される．しかし，製造コストを視野に入れると図 4-2-5 に示した原料調製方法が適当であろう．得られた組織化物は暗紫色を呈したが，剥皮した原料ではベージュ色であり，いずれも細かい繊維構造が押出し方向に沿って観察され，この方向に沿って裂けやすく，干したタラ肉に類似したが，食感は軟らかく，エクストルージョン処理による異味，異臭は感じられなかった（図4-2-6：口絵参照，4-2-7）．表 4-2-4 に原料および組織化物の一般成分および人工消化率を，また表 4-2-5 および表 4-2-6 にそれぞれ，胴肉からの原料および組織化物のアミノ酸組成，それらの全脂質の脂肪酸組成を示した．組織化物のペプシン塩酸液による人工消化率は 92〜96％であり，これを食品として摂取した場合，その

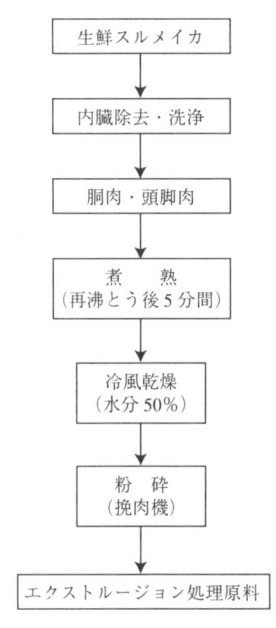

```
        ┌──────────────┐
        │  生鮮スルメイカ  │
        └──────┬───────┘
               ↓
        ┌──────────────┐
        │  内臓除去・洗浄 │
        └──────┬───────┘
               ↓
        ┌──────────────┐
        │  胴肉・頭脚肉  │
        └──────┬───────┘
               ↓
        ┌──────────────┐
        │    煮  熟      │
        │(再沸とう後5分間)│
        └──────┬───────┘
               ↓
        ┌──────────────┐
        │   冷風乾燥    │
        │  (水分50％)   │
        └──────┬───────┘
               ↓
        ┌──────────────┐
        │    粉  砕      │
        │   (挽肉機)    │
        └──────┬───────┘
               ↓
        ┌──────────────┐
        │エクストルージョン処理原料│
        └──────────────┘
```

図 4-2-5　エクストルージョン処理原料の調製工程

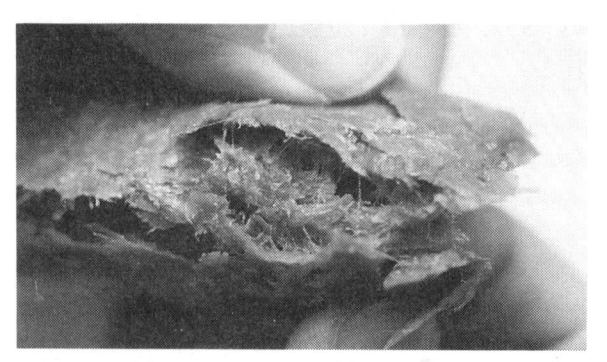

図 4-2-7　高温条件によるスルメイカ組織化物を引き裂いた状態

消化性には問題ないと考えられる．生鮮時の胴肉におけるアミノ酸の主要構成成分は Glu（+Gln），Pro，Asp（+Asn），Leu，Lys，Arg で，この順に多く含まれている．煮熟あるいはエクストルージョン処理により Pro の顕著な減少がみられるが，それ以外では顕著な増減が観察されない．また，アミノ酸自動分析計から得られた結果には，アミノ酸の分解や重合などによる未知成分ピークは検出されていない．生鮮胴肉の脂肪酸組成をみると 22：6（DHA）が 43.4％と最も多く含まれ，次いで 16：0 が 26.2％，20：5（EPA）が 15.0％とこの順に多く含まれ，これらで全体の 80％以上を占めた．この傾向は煮熟，

表4-2-4 スルメイカ胴肉の原料および組織化物の一般成分，消化率と各処理後の歩留り

試料	水分(%)	タンパク質(%)	脂質(%)	灰分(%)	pH	消化率(%)	歩留り(%)
生鮮肉	77.5	20.3	1.6	1.6	6.00	—	100
5分間煮熟肉	70.6	25.3	2.7	1.9	6.40	—	60.8
原料	50.9	44.4	4.2	2.9	6.44	97.0	36.9
組織化物	48.8	45.7	5.5	3.2	6.75	96.0	—

表4-2-5 胴肉からの原料および組織化物のアミノ酸組成　（mg / 100g）

アミノ酸	生鮮	5 分煮熟	原料	組織化物
Asp（+Asn）	1,483	2,513	3,342	3,900
Thr	556	967	1,286	1,496
Ser	507	870	1,159	1,338
Glu（+Gln）	1,858	3,034	4,028	4,670
Gly	768	1,237	1,603	1,947
Ala	924	1,438	1,874	2,213
Val	650	1,175	1,531	1,539
Cys	74	160	173	191
Met	432	738	1,008	1,102
Ile	727	1,287	1,658	1,983
Leu	1,182	2,042	2,631	3,162
Tyr	150	608	549	1,009
Phe	640	1,040	1,333	1,632
Pro	1,647	1,553	3,658	2,504
Lys	1,116	1,873	2,482	2,751
His	546	879	1,016	869
Arg	936	1,657	2,146	2,488
Hypro	tr [1]	153	339	316
Total	14,196	23,224	31,816	35,110

[1] trace

表 4-2-6 スルメイカ胴肉における原料および組織化物の全脂質の脂肪酸組成
(%)

脂肪酸	生鮮	5分煮熟	原料	組織化物
14:0	1.3	1.3	1.4	1.4
15:0	0.4	0.4	0.3	0.3
16:0	26.2	25.2	26.5	25.4
17:0	0.2	0.3	0.3	0.3
18:0	4.6	5.1	4.6	4.5
17:1	tr[1]	tr	tr	tr
18:1	3.0	3.2	3.2	3.3
18:2	0.1	0.1	0.1	0.1
18:3+20:1	3.5	3.5	3.4	3.4
20:2	0.1	0.1	0.1	0.1
22:1+20:4	1.5	1.8	1.6	1.5
22:2	tr	tr	tr	tr
20:5	15.0	14.6	15.2	15.1
24:1	0.2	0.2	0.3	0.3
22:4	0.2	0.2	0.2	0.2
22:5	0.3	0.3	0.3	0.3
22:6	43.4	43.7	42.5	43.7
Σ飽和酸	32.7	32.3	33.1	31.9
Σ不飽和酸	67.3	67.7	66.9	68.1

[1] trace

乾燥およびエクストルージョン処理によってもほとんど変化しなかった．組織化物はEPA，DHAをそれぞれ約0.5 g / 100 g，1.5 g / 100 g，またタウリンを400〜600 mg / 100 g含み，これらの供給源として期待される．

信太ら[15]は剥皮したスルメイカ生鮮肉とカゼインナトリウムの配合比を70:30あるいは70:25とした原料から，加熱温度100℃（低温条件），スクリュー回転数100 rpmとしたエクストルージョン処理により，チーズ様組織化物を製造した（図4-2-8：口絵参照）．また，機能栄養成分としてキトサン，乳酸カルシウム，魚油（EPA濃縮油），ビタミンB_1とD_3を原料に添加し，加熱温度170℃（高温条件）でのスルメイカ肉単独の組織化，およびカゼインナトリウムを加えた低温条件での組織化におけるそれらの挙動を検討した．チーズ様組織化物には，加熱温度170℃（高温条件）での組織化物でみられた押出し

方向に沿う繊維構造は観察されなかった．この組織化物の物性は，キトサン，魚油（EPA 濃縮油），乳化剤を添加することで軟化したが，食塩の添加によりわずかに硬くなる傾向がみられた．高温条件での組織化における機能栄養成分の添加限界は，キトサンおよび乳酸カルシウムがいずれも3％，魚油が1％であった．しかし，ビタミンB_1とD_3を添加した場合，それらの残存率はそれぞれ15％，58％と低かった．低温条件における組織化ではキトサン7％，魚油を15％まで添加しても組織化できた．またビタミンB_1およびD_3の残存率も

表4-2-7 チーズ様組織化物および市販プロセスチーズの一般成分

試料	水分(%)	タンパク質(%)	脂質(%)	灰分(%)
チーズ様組織化物	40.5	34.9	12.2	3.6
市販プロセスチーズ	45.0	22.7	26.0	5.0

表4-2-8 チーズ様組織化物および市販プロセスチーズのアミノ酸組成　(mg/100g)

アミノ酸	チーズ様組織化物	市販プロセスチーズ
Asp (+Asn)	2,690	1,700
Thr	1,430	830
Ser	1,740	1,100
Glu (+Gln)	6,860	5,000
Gly	970	440
Ala	1,330	670
Val	1,840	1,600
Cys	270	120
Met	950	580
Ile	1,580	2,300
Leu	3,090	1,200
Tyr	1,620	1,300
Phe	1,520	1,200
Pro	3,550	2,600
Lys	2,690	1,900
His	980	720
Arg	1,580	820
Hypro	140	ND[1]
Total	34,830	24,080

[1] not detected

それぞれ84％，96％と高温条件と比較して顕著に改善された．スルメイカ生鮮肉とカゼインナトリウムの配合比を70：25とし，これにEPA濃縮油9.0％，乳化剤2.0％，食塩1.5％，ナチュラルチーズ濃縮物0.2％を添加した原料から，市販プロセスチーズに類似した物性を示す組織化物が得られた．表4-2-7にこの組織化物の一般成分を，また表4-2-8にそれのアミノ酸組成を示した．チーズ様組織化物のタンパク質含量は34.9％で，市販プロセスチーズのそれより1.5倍多く含まれていたが，脂質含量は12.2％と市販プロセスチーズのそれの約1/2であった．アミノ酸組成をみるとチーズ様組織化物ではGlu（+Gln）が最も多く含まれ，Pro，Leu，Lys，Asp（+Asn）が主要な構成アミノ酸であった．市販プロセスチーズでは主要構成アミノ酸がLeuではなくIleである点を除き，チーズ様組織化物と類似したアミノ酸組成であった．表には示さないがチーズ様組織化物の遊離アミノ酸組成，および全脂質の脂肪酸組成を検討した結果，この組織化物は100 g中にタウリンを230 mg，EPAおよびDHAをそれぞれ2.2g，および1.1 g含むものであった．

4-2-3 まとめ

浸漬および注入技術は魚肉に対する機能栄養成分の強化法として技術開発された．しかし，この技術の利点は，機能栄養成分の含有量が低い素材に対して，その成分を強化するばかりでなく，味，匂い，色の調節が同時に行えることである．機能栄養成分を豊富に含み，おいしく食べられる魚肉フィレーや切り身などを製造するための品質改良技術として利用できよう．エクストルーダによる加工の特徴は，タンパク質を含んでいるがねり製品など既存の加工技術では好ましい食感を造り出せない原料に対し，新規な食感を与えて食品化できることであり，同時に機能成分を強化できることである．繊維構造を有する組織化物を製造する場合，原料に対して多量の機能栄養成分の添加は期待できないが，機能栄養成分を高含有する原料を一部代替することで改善できると考えられる．チーズ様組織化物では，エクストルージョン処理時に機能栄養成分を多量に添加できるため，機能栄養成分を強化したチーズアナログの開発が期待される．

文　献

1) 鍋島ら：平成10年度水産物機能栄養マニュアル化基礎調査事業研究成果の概要，水産庁資源生産推進部研究指導課，1999, pp.183-190.
2) 飯田訓之ら：平成3年度水産物健康性機能有効利用開発研究成果の概要，水産庁研究部研究課，1992, pp.380-394.
3) 五十部誠一郎，野口明徳：日食工誌，**34**, 456-461（1987）.
4) 五十部誠一郎，野口明徳：日食工誌，**35**, 471-479（1988）.
5) 飯田訓之ら：平成3年度北海道立釧路水産試験場事業報告書，1992, pp.159-169.
6) 北川雅彦ら：平成5年度水産物健康性機能有効利用開発研究成果の概要，水産庁研究部研究課，1995, pp.27-40.
7) 飯田訓之ら：平成元年度北海道立釧路水産試験場事業報告書，1990, pp.245-254.
8) 北川雅彦ら：平成4年度北海道立釧路水産試験場事業報告書，1993, pp.141-150.
9) 食品産業エクストルージョンクッキング技術研究組合編：エクストルージョンクッキング　2軸型の開発と利用，光琳（1987）
10) 木村利昭ら：*Nippon Nogeikagaku Kaishi*, **64**, 177-186（1990）.
11) 日本水産特許・特許番号第2628220号・(1997（登録年）).
12) 五十部誠一郎：2軸スクリュー装置による食品加工に関する研究，学位論文，北海道大学大学院，1992, pp.86-110.
13) 北海道特許・特許番号第2628220号・(1997（登録年）).
14) 北川雅彦ら：平成8年度水産物機能栄養マニュアル化基礎調査事業研究成果の概要，水産庁研究部研究課，1998, pp.206-218.
15) 信太茂春ら：平成10年度水産物機能栄養マニュアル化基礎調査事業研究成果の概要，水産庁資源生産推進部研究指導課，1999, pp.165-170.

4-3 水産リン脂質強化すり身の組織化

今野久仁彦

　水産物脂質に高濃度に含まれている高度不飽和脂肪酸の健康機能性が注目されて以来 [1,2]，これらを含む機能強化食品の開発が行われている．本章では水産脂質を魚肉タンパク質の熱ゲル化反応を利用し，組織化する技術の開発とその問題点について述べる．添加する脂質としてトリグリセリド（TG）およびリン脂質（PL）を用い，組織化物のゲル物性に及ぼす影響について検討した．その結果，とりわけ心臓および脳の血管障害に起因する疾患の予防に効果的であると報告されている PL の方にゲル形成時の坐りを阻害して熱ゲルの物性を低下させるという問題が生じた．そこで，PL 添加組織化物に焦点を絞り，阻害の解消を目指し，阻害機構の探究を行った．

4-3-1　TG と PL 添加肉糊の熱ゲル化

　すり身の熱ゲル化に対する TG と PL の影響を比較した．マイワシ油を TG として，シロサケ卵から抽出したアセトン不溶化画分を PL として使用した．スケトウダラすり身から調製した肉糊とパレットナイフを用いて均一に攪拌混合した．なお，PL はエタノールに溶解してからでないと均一な添加はできなかった．得られた脂質添加肉糊を 25℃の恒温水槽で坐り処理した後，90℃で 20 分加熱し，坐り加熱ゲルを作成した．そして，組織化物の破断強度，破断へこみを測定した．その結果，10％程度の TG の添加は坐りの進行にはまったく影響を与えず，無添加と同等のゲル物性を有する加熱ゲルが形成された．一方，PL 添加の場合は，坐り効果を消失させるようにしてゲル物性を低下させることがわかった．そこで，PL による坐り消失作用を明らかにするため，坐り特性が異なるスケトウダラ SA 級，および陸上 2 級すり身を使用して PL 添加の影響の違いを比較検討した．図 4-3-1 に示すように，SA 級すり身の場合は坐りによ

り破断強度は大きく上昇した．しかし，PL 添加により大きな坐り阻害が認められた．一方，2 級すり身では坐りによる破断強度の上昇は小さいものであったが，PL の添加はこの坐りも消失させるように作用した．なお，いずれのすり身を用いても直加熱ゲルの破断強度の低下はともに認められなかったので，坐り効果の大小にかかわらず，坐り過程を阻害するものと推定された．

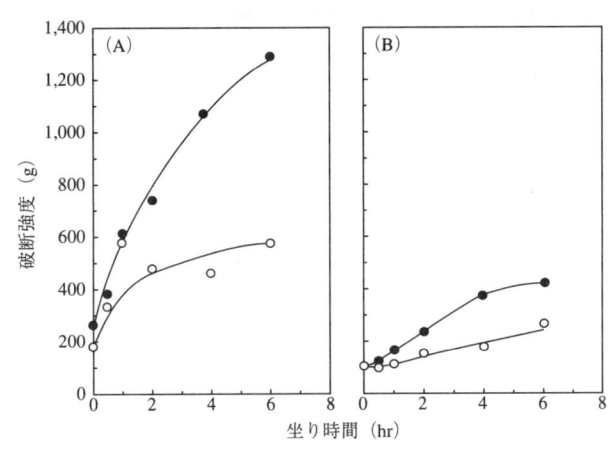

図 4-3-1　スケトウダラ SA および陸上 2 級すり身の熱ゲル化に及ぼす PL の影響
25％加水，2.5％NaCl で肉糊を製造．25℃で坐らせ，90℃で 20 分加熱．(A)：SA 級，(B)：陸上 2 級すり身．(●)：PL 無添加，(○)：サケ卵 PL5％添加．

そこで，PL による坐り阻害が定量的なものかどうかを添加 PL 量を変えて破断強度への影響を調べた．いずれのすり身を用いても破断強度は添加 PL 量に依存して低下し，SA 級すり身では約 7％の添加で坐り効果が消失した．一方，2 級すり身を用いた場合は 3％の添加で，ほとんど坐り効果が消失し，坐り効果が小さい方が少量の PL で阻害された．イトヨリ，シログチなど，スケトウダラ以外の冷凍すり身でも本質的には同じ坐り阻害作用が検出された．

また，坐り温度を変化させることで (15，25，35℃)，坐りパターンを変え，PL の影響の現れ方に違いが生じるかを検討したが，坐りを阻害するという点で共通していた．

これらの結果から，PL 添加はすり身の種類，坐り条件によらず，坐りという現象を普遍的に阻害するようにして加熱ゲルの物性を低下させることが結論された．

4-3-2　PL 中の坐り阻害に関与する因子の検索

PL による坐り阻害を引き起こす原因物質の解明を試みた．用いた PL の主成

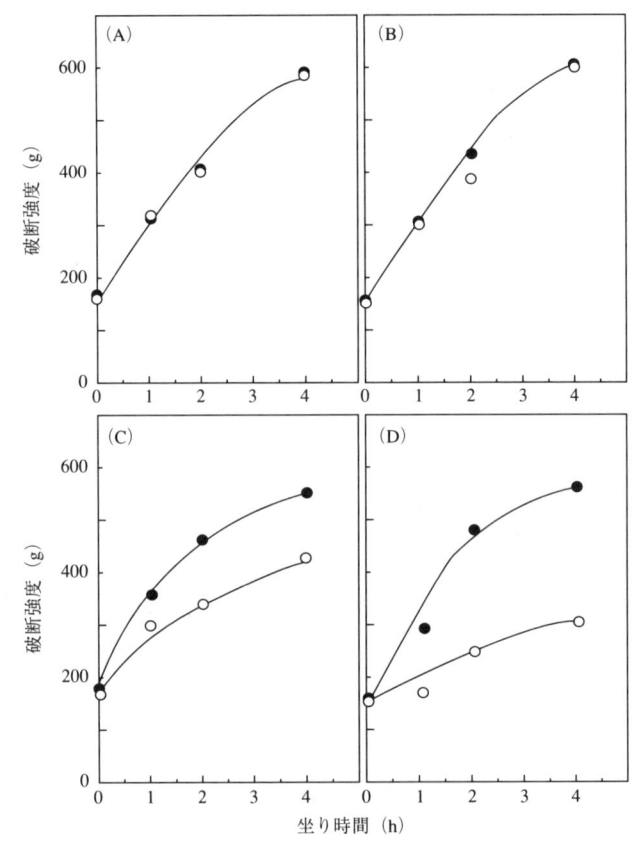

図 4-3-2　PC構成成分の坐りへの影響
5% PC（D）に相当する量の Ch（A），PCh（B），LPC（C）を添加．
（●）：無添加．坐り条件などは図 4-3-1 に同じ．

分はホスファチジルコリン（PC）であるので，これが阻害原因物質であろうと推定し，さらに，阻害を起こさない TG と PC の構造上の差である親水性ホスフォリルコリン部分に注目し，PC の構造のうち坐り阻害には PC のどの構造，成分が必要か検討した．用いたものは塩化コリン（Ch），ホスフォリルコリン（PCh），リゾホスファチジルコリン（LPC）および PC である．それらを PC 換算で 5%に相当する量を添加し，坐りへの影響を調べたところ（図 4-3-2），PC の添加は破断強度を低下させたので PL 中の坐り阻害物質は PC であることがまず結論された．脂肪酸を 1 分子欠く LPC でも PC ほどではないが阻害が明らかに認められた．しかし，Ch にも PCh にも坐り阻害はまったく認められなかった．これらの結果から，PC の親水性部分が阻害作用を示すというより，分子内に疎水性（脂肪酸）と親水性（ホスフォリルコリン）を有する両親媒性構造が坐り阻害発現に必須であることが結論された．

4-3-3　PL による坐り阻害機構の解明

肉糊の坐り中にミオシン重鎖（HC）の多量化反応が起こり，これが坐り効果と関連していることが知られている[3〜5]．そこで，PL による坐り阻害の原因が HC の多量化阻害に基づく可能性を検証した．図 4-3-3 に示すように，PL 添加区でも HC の減少に伴う HC2-HC5 などの多量化物の生成が認められ，多量化反応は阻害を受けておらず，多量化阻害が原因という考えは否定された．

多量化の進行は同じでも，PL 存在下で形成された多量体が非存在下で形成されたものと架橋部位などに違いがある可能性がある．そのことを確かめるため，PL 無添加，添加肉糊から調製した HC2 量体の V8 プロテアーゼによる断片化パターンを比較したが差は認められず，架橋部位も同じで，多量体の性情が異なるためでもないことが結論された．

このようにして，PL による坐り阻害は HC の多量化反応の阻害では説明できなかった．そこでミオシンの変性，凝集反応など非共有結合に影響を及ぼしている可能性についても検討した．坐り肉糊のホモジネートを用いて坐り中のミオシン Ca-ATPase の失活の様子を比較したが，PL 添加にかかわらず 2 時

間までに失活していた．また，それに先行して塩溶解性の消失も両条件で同様に起こり，PL 添加の影響は認められなかった．さらに，塩溶性を失ったミオシンの変性凝集体が PL 添加区では違うのかどうか，8M 尿素溶液に対する溶解性の変化から検討した．坐りを行わない肉糊中のミオシンは 8M 尿素にほぼ完全に溶解したが，坐りとともに尿素に溶解しなくなり，かなり強固な凝集体が形成されていた．しかし，PL 添加の影響はあまり認められなかった．

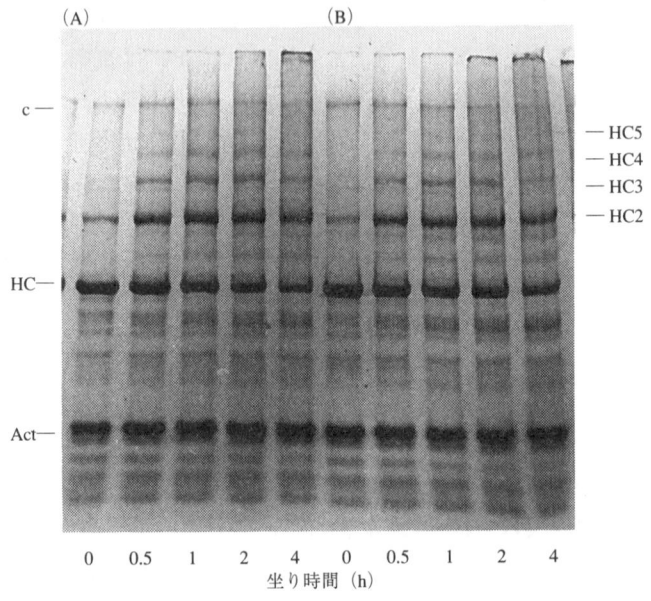

図 4-3-3 ミオシン HC の多量化反応に及ぼす PL の影響
(A)，PL 無添加，(B)，5％サケ卵 PL 添加．c, HC, Act はコネクチン，ミオシン重鎖，アクチン．HC2, HC3, HC4, HC5 は HC の 2-5 量体．2.5％ポリアクリルアミド/0.5％アガロース支持体による SDS-PAGE 法使用．

4-3-4 肉糊中の PL の存在様式と坐り阻害

これまでの結果から，PL による坐り阻害は HC の多量化，ミオシン変性や凝集など分子レベルでの影響では説明できず，もっとマクロな影響であることが推定された．極性分子である PC（PL）は肉糊など水溶液中ではリポソーム

粒子として存在していると予想される．この形態の PL リポソームがゲルのネットワーク構造に影響を与える可能性を推定せざるを得なくなった．もし，水中での PL の分散状態が阻害の原因であるとすれば，これを根本的に解消することは不可能となる．

そこで，次善の策として，PL の存在状態を変えることにより阻害を軽減する手段を探ることにした．これまで，肉糊と PL の混合は「付け包丁」を模したパレットナイフを用いて行ってきた．この際，用いたサケ卵 PL はオレンジ色を呈しているため，色が均一になった時点を混合の終点と判断できた．この混合をより強化し，PL リポソームの分散状態を変える試みをした．結果を図 4-3-4 に示す．これまでの混合程度では（攪拌程度 A，約 1 分），PL 添加で破断強度は大きく低下する現象が再現されている．しかし，混合をさらに 2 分続けた場合は（攪拌程度 B），PL 添加区の破断強度は明らかに上昇し，阻害軽減効果が認められた．しかし，それ以上さらに 3 分の混合を続けても（攪拌程度 C），効果は拡大せず，この方法での完全な阻害の消失はできなかった．

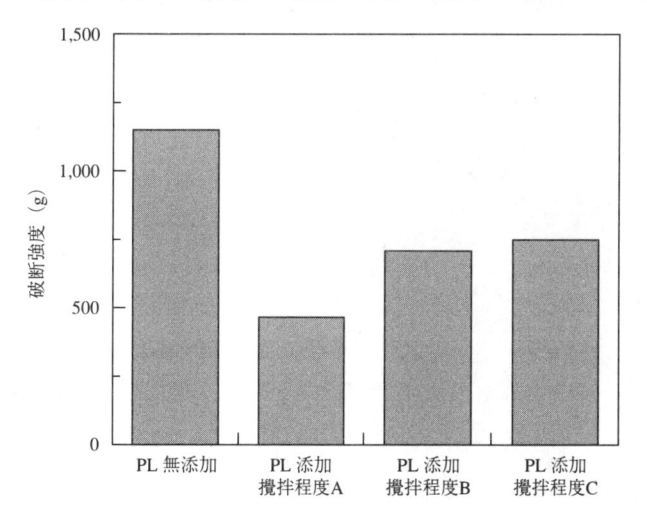

図 4-3-4　PL による坐り阻害に対する攪拌程度の影響
(A)，パレットナイフで PL のオレンジ色が均一になるまで混合（約 1 分），
(B)，さらに 2 分混合，(C)，さらに 3 分混合．他の条件は図 4-3-1 に同じ．

この攪拌程度が違う肉糊中での PL の存在状態を位相差顕微鏡で観察した．図 4-3-5 に示すように，PL を添加していない肉糊ではほとんど何も観察され

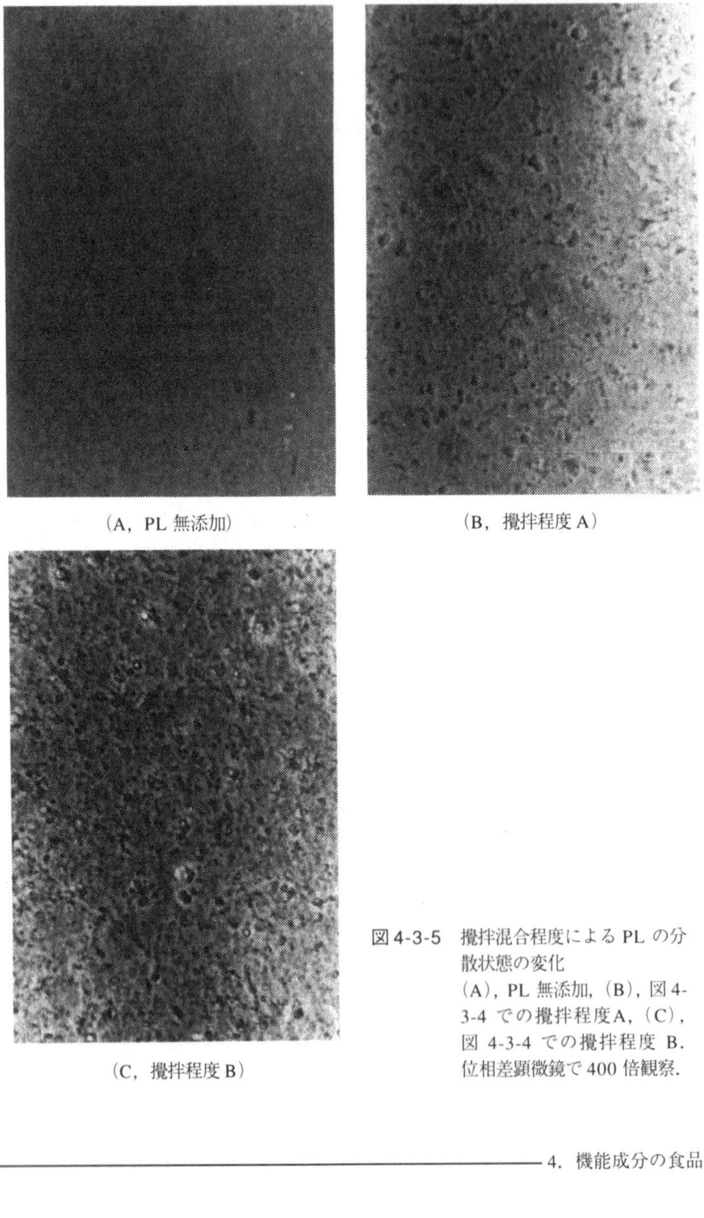

(A, PL 無添加)　　　　　　(B, 攪拌程度 A)

(C, 攪拌程度 B)

図 4-3-5　攪拌混合程度による PL の分散状態の変化
(A), PL 無添加, (B), 図 4-3-4 での攪拌程度 A, (C), 図 4-3-4 での攪拌程度 B. 位相差顕微鏡で 400 倍観察.

ないが，PL 添加区では 1〜数 μm のリポソーム粒子が分散しているのが観察された．従来の攪拌混合（攪拌程度 A）では PL 粒子が部分的に集合し，不均一さが認められた．一方，強く攪拌した場合は（攪拌程度 B）PL 粒子がより均一に分散していた．

4-3-5　PL の懸濁による坐り阻害の軽減化

サケ卵 PL は「にかわ状」を呈しているため，肉糊に均一に混合するためには前もってエタノールに溶解する必要があった．このエタノール溶解 PL をさらに水懸濁液（PL 懸濁液）として，それを添加することで，肉糊中の PL の分散状態を変える有効性の検討を行った．結果を図 4-3-6 に示すが，従来の弱い攪拌 A を使用する限りでは，溶解 PL でも懸濁 PL でも大きなゲル物性の低

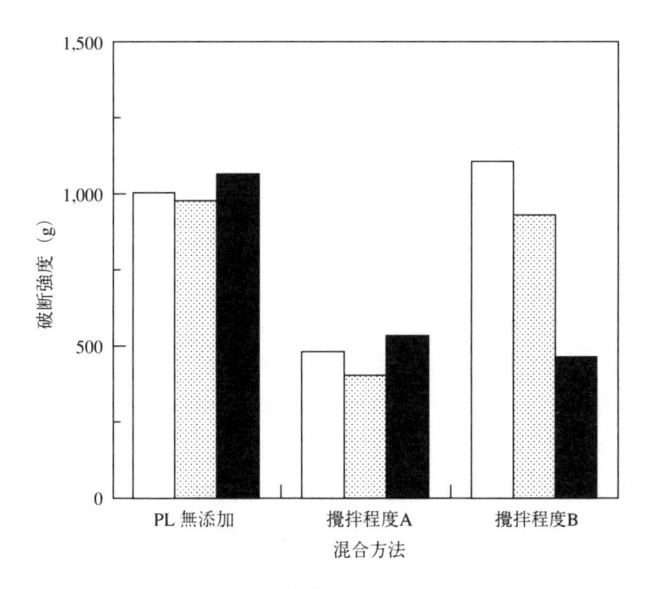

図 4-3-6　PL の状態が坐り阻害に及ぼす影響
□，エタノール溶解 PL を水懸濁液として添加；▒▒，エタノール溶解 PL を添加，■；エタノール溶解 PL を添加後，懸濁と同量の水添加．攪拌程度は A，B は図 4-3-4 と同じ．PL 無添加はエタノールのみを添加（攪拌程度 B）．

下が起こり，懸濁した効果は認められなかった．一方，強い攪拌を用いた場合は，すでに述べたように溶解 PL でもかなり阻害が小さくなっている．さらに，懸濁 PL の形で添加するとさらに坐り阻害が小さくなり，高い破断強度が得られるようになった．このとき，溶解 PL を添加した後に，懸濁に用いた同量の水を後で加えたところ，破断強度は攪拌程度 A と同じレベルにまで低下し，攪拌強化による阻害軽減効果さえ消失してしまった．

これまでの阻害軽減の試みは PL の状態や混合方法を変える部分に限定してきた．これは「付け包丁」による混合方法を採用しているので，現実的に肉糊以外への均一な添加はできなかったからである．しかし，強力な混合力をもつフードカッターを使用したところ，肉糊にする前のすり身に直接 PL を均一に混合することが可能となった．これは現実のねり製品製造工程ではサイレントカッターによる混合に対応する．なお，PL は懸濁液として添加した．すなわち，製造工程の加水の際に水の代わりに PL 懸濁液を添加することを想定した．そのときの坐り阻害について検討したところ，溶解 PL を肉糊に添加した場合と同程度の明らかな坐り阻害が起きた．それゆえ，すり身に直接添加するという方法も坐り阻害の解消手段とはならなかった．しかし，この結果は強力な攪拌力をもつカッターや高速攪拌機を用い，PL 懸濁液を前もってすり身に混合しておくことも可能であることを示している．

本研究では PL の坐り阻害が顕著に検出されるようにかなり大量の PL（5%）を添加して実験を行ってきた．この添加量は肉糊中のタンパク質含量が 10〜13% 程度であることを考えれば，その半分に相当し，いかに添加量が多いかがわかる．実際の PL 添加組織化物ではこれほどの PL を添加することはないと予想される．もし，添加量をタンパク質量の 1% とすれば，PL 添加量は約 0.1% となる．この程度の添加量ではどのような混合方法を採用しても坐り阻害は無視することができると考えられる．そして，少し多量の PL を添加する場合にはなるべくリポソームを均一に分散させるべく，PL を懸濁液とし，攪拌混合を強く行えばほとんど消失することになる．

また，PL の添加方法についても，本研究では肉糊に PL を添加するということを中心に検討し，その条件での最善の方法を見い出したが，この添加方法の難点は，PL 溶液あるいは懸濁液を毎回作成する必要があることである．上記の量が現実的な添加量だとすれば，強力な攪拌機を用い中間素材として 5% 程度の PL を含んだすり身を作成しておくということも可能であろう．そうすれば，熱ゲル製造時に PL 添加すり身を通常のすり身に少量混合することで，PL 添加組織化物を容易に製造できることになる．これは毎回の PL 調製の繁雑さから解放された現実的な方法と思われる．さらに，高度不飽和脂肪酸はバルクでは酸化されやすいが [6,7]，かえって水系では酸化されにくいという特徴があることが最近明らかにされた [8]．このことは，すり身に添加して保存するという方法は，PL の長期保存という観点からも優れた方法といえる．さらに，現実的に添加する PL は経済的な問題から PC を主成分としたその他のリン脂質を含む粗リン脂質となろう．さらに，これらに加え，少量の TG もが混入しているかもしれない．TG を含む PL は「にかわ状」とはならず，粘稠な液体となるため，懸濁などの処理がかえって容易になり，逆にメリットと考えられる．

文　献

1) J. E. Kinsella, B. Lokesh and R. A. Stone : *Am. J. Clin. Nutr.*, **52**, 1-28 (1990).
2) A. Leaf and P. C. Weber : *N. Engl. J. Med.*, **318**, 549-556 (1988).
3) T. Numakura, N. Seki, I. Kimura, K. Toyoda, T. Fujita, K. Takama and K. Arai : *Nippon Suisan Gakkaishi*, **51**, 1559-1565 (1985).
4) N. Seki, H. Uno, N-H. Lee, I. Kimura, K. Toyoda, T. Fujita and K. Arai : *Nippon Suisan Gakkaishi*, **56**, 125-132 (1990).
5) I. Kimura, M. Sugimoto, K. Toyoda, N. Seki, K. Arai and T. Fujita : *Nippon Suisan Gakkaishi*, **57**, 1386-1396 (1991).
6) S. Y. Cho, T. Miyashita, K. Miyazawa, K. Fujimoto and T. Kaneda : *J. Am. Oil Chem. Soc.*, **64**, 876-879 (1987).
7) K. L. Fritsche and P. V. Johnston : *J. Nutr.*, **118**, 425-426 (1988).
8) K. Miyashita, M. Hirano, E. Nara and T. Ota : *Fisheries Sci.*, **61**, 273-275 (1995).

4-4 魚骨の軟化技術

平岡芳信

　カルシウム（Ca）は日本人に唯一不足している栄養源で，骨粗鬆症やその他の疾病予防のために摂取量を増やすことが推奨されている．第1編4章で加藤らが述べているように，魚骨は成長期の骨の機能を維持するために必要なCa源としてはリン酸カルシウムと同等の効果を有しているが，リン酸カルシウムと異なり，生体内のミネラル代謝，特に鉄の吸収を妨げない優れたCa源である．さらに，高齢化モデルの動物に魚骨を摂取させると，骨粗鬆症の予防の他に血中の中性脂質，中性脂質を運搬するリポタンパク質（VLDL）や総コレステロールを低下させる傾向が認められている[1]．

　魚を原料とした加工品の中で，魚の缶詰，佃煮，揚げかまぼこ（ほねく，ジャコ天ぷらなど），酢漬け（ママカリ）などは骨まで食べることができる加工品である．しかし，魚種，大きさによって骨の硬さに差があり，全ての魚種でこれらの加工条件によって骨も食べることができる加工品が製造できるとは限らない．なぜなら，これらの食品は骨を食べるために開発されたものではなく，それらの加工方法によって副次的に骨が軟化された結果にすぎないからである．これまで魚骨の軟化法として，本杉と鈴木[2]，畑江ら[3,4]，渡辺ら[5]の研究がある．畑江らは茶や食酢による軟化を研究しており，渡辺らの研究は加熱によるサバの骨の軟化が見掛け上の一次反応になることを報告している．

　近年，ハマチの流通形態が変化してきており，フィレーで出荷される割合が増加している．これに伴い，生産地には頭部，中落とし，内臓，シラコ，卵などが残されているが，ほとんど利活用されていない．このような現状からも魚骨の利用促進が望まれているのである．

　そこで，ここでは，中骨の新しい利用方法を取り上げた．ハマチの中骨には，Caが多く含まれているが，さらに本研究の結果によると脂質が比較的多く含

まれているので，EPA，DHA 源としての利用も期待ができる．しかし，脂質を含有したままで魚骨を乾燥，粉末化することは容易でなく，レトルト，油ちょうあるいは減圧下マイクロ波加熱乾燥して骨の軟化脆弱化を行い，次いで凍結乾燥，粗粉砕，微粉砕するなど新しい粉砕法を開発し，利用化について検討したので，その研究成果について述べる．

4-4-1 魚骨の脆弱化とその機構

1）レトルト処理

缶詰中の骨が軟化していることから，レトルト処理による中骨の軟化のメカニズムを明らかにする目的で，ハマチの中骨を用いて行われた研究について述べる．

養殖ハマチ中骨をそのまま加熱温度と時間を変えてレトルト処理し，骨の硬度を測定した結果を図 4-4-1 に示した．ここで用いたテクスチュロメーター（(株)全研 製）の値が 2.0 kg/v 以下になると骨を容易に食べることができるようになることから，ハマチの中骨を可食化するためには，130℃で 11 分，125℃で 22 分，120℃で 40 分，115℃で 60 分の加熱が必要である．そこで，

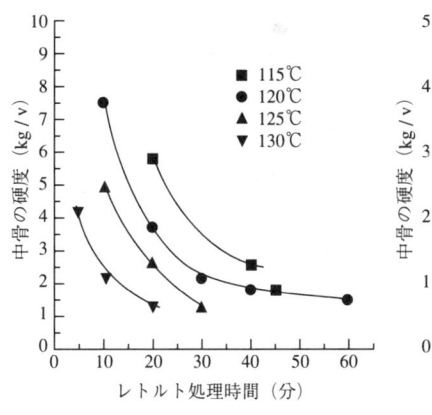

図 4-4-1 養殖ハマチ中骨の硬度の変化に及ぼすレトルト処理時間の影響

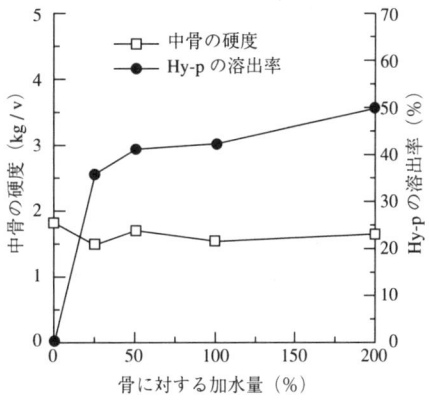

図 4-4-2 養殖ハマチ中骨の硬度に及ぼす加水量の異なるレトルト処理の影響
加熱条件，120℃，40分．

軟化の機構を知るためにその原因を詳細に検討した.

ハマチ生の中骨の一般成分（表 4-4-1）は他の魚種の中骨と異なり，脂質（36.7％（乾物中））が多く，Ca 以外に健康機能成分である EPA や DHA を多量に含むことが判明した．この中骨のレトルト処理（加水 50％）を行った場合，灰分は変化しないで，加えた水分の増加に対応して，タンパク質の減少が認められた．タンパク質量が著しく低下することから，特にコラーゲンがゼラチン化して溶出し，軟化することが予測されたので，コラーゲンの主要構成アミノ酸であるヒドロキシプロリン（Hyp）を指標にしてその変化を調べた．また，同時に骨の主成分である Ca と P の変化を調べた．

図 4-4-2 に示すように，レトルト処理を 120℃で 40 分間行った場合は，加水量に関わりなく，中骨は軟化していることがわかった．したがって，加水し

表 4-4-1　養殖ハマチ中骨の各処理後の成分分析

	生	レトルト処理後 (120℃ 40 分)	油ちょう処理後 (180℃ 15 分)
水分 (g/100g)	39.2	47.3	0.8
タンパク質 (〃)	14.4	9.4	14.2
脂質 (〃)	23.2	21.2	22.1
炭水化物 (〃)	3.1	2.6	4.3
灰分 (〃)	20.1	19.5	17.6
EPA (〃)	1.2	1.1	0.5
DHA (〃)	2.3	1.7	0.3
Linoleic acid (〃)	0.0	0.0	6.4
Ca (〃)	6.2	6.1	4.3
P (〃)	3.0	3.0	2.4
Hyp (mg/100 g)	889	483	840
Na (ppm)	1662	1032	834
Cu (〃)	0.5	0.4	0.3
Fe (〃)	6.5	5.2	5.5
Zn (〃)	23.4	24.5	20.7
K (〃)	519	216	604
Mg (〃)	1095	1078	1112
髄核残存率 (％)	100	100	14.9

（生 100 g に対して）

ない場合でも中骨の軟化は起き，この時は Hyp はほとんど溶出しないことから，レトルト処理を行った場合は，コラーゲンがゼラチン化することによって骨は軟化し，同時に起きる Hyp（ゼラチン）が骨から溶出することは軟化の直接原因ではないが，加水量が多くなると溶出量は増大する．しかし，骨の Ca や P はレトルト処理で溶出しないことが示された（表 4-4-1）．骨はコラーゲンからなる基質に Ca と P からなる結晶が沈着してできている．骨中の Ca は，第二リン酸カルシウムと水酸化第三リン酸カルシウムからなる非結晶性の相と，結晶性ハイドロキシアパタイト $Ca_{10}(PO_4)_6(OH)_2$ として存在し，Ca：P 比率は，ほぼ 2：1 で一定であるといわれている [5]．中骨は骨と脊髄で構成されており，図 4-4-3 に示すようにレトルト処理を行う前の骨の軟 X 線撮影図によると，中骨の錐体と錐体の間には髄核の存在が認められるが（写真：矢印），この構造は

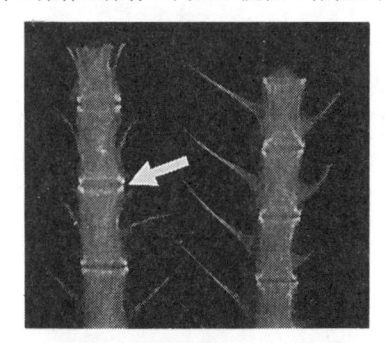

(a) 生

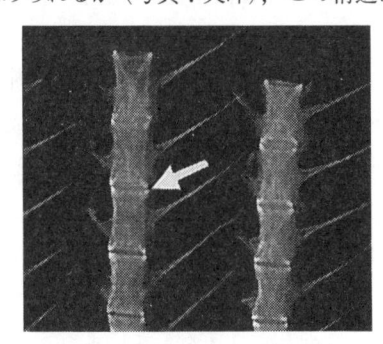

(b) レトルト処理後（120℃ 40分）

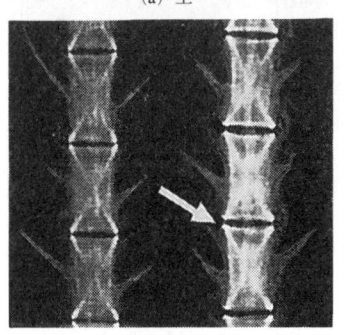

(c) 油ちょう処理後（180℃ 15分）

図 4-4-3　養殖ハマチ中骨のレトルト処理後の軟 X 線撮影

レトルト処理することによって消失しないことが示された．これは加水を行わなかった場合はレトルト処理が閉鎖系であるため，脱水が起こらず，Ca, P のような骨成分の流出がほとんど起こらないので骨の見掛けの構造変化が小さいためである．したがって，レトルト処理による中骨の軟化はコラーゲンのゼラチン化によるものであると推定され，加水処理を行った場合のみ，軟化した中骨からゼラチンの溶出が起こることが推定された．

また，ハマチの中骨をレトルト処理（120℃）した場合の亜鉛，ナトリウム，カリウム含量などの変化を表 4-4-1 に示したが，処理時間が 40 分でナトリウムが約 40％，カリウムが約 60％溶出したが，亜鉛，鉄，銅，マグネシウムは処理後もほとんど変化がなかった．

ハマチ中骨には脂質が生重量の約 23％存在しており量的にも多い．さらに，DHA と EPA の含量も高いことから（表 4-4-1），Ca 以外の機能栄養成分としての利用が考えられる．レトルト処理では脂質の減少がなく，DHA，EPA 量の低下も少ないことから，これらの成分の利用方法として評価できる．これまで骨の脂質については注目されたことがないので，新たな資源としての活用が考えられる．

2）油ちょう処理

養殖ハマチの中骨を食用化するために，油ちょうすることによって，骨を脆弱化させることを検討した．

中骨を常圧で油ちょう（素揚げ）した時の硬度に及ぼす揚げ油温度と時間の影響を図 4-4-4 に示した．また，油ちょうした中骨を前歯でかみ，食べることができるかどうかを官能的に判断した．その結果，140℃で 20 分，160℃で 16 分，180℃で 13 分，200℃で 10 分，220℃で 5 分の

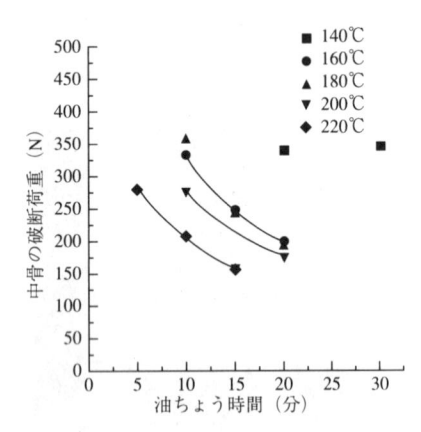

図 4-4-4　養殖ハマチ中骨の破断荷重の変化に及ぼす油ちょう処理時間の影響

油ちょうが必要であることがわかった．140℃を除き図 4-4-4 に示した材料試験機による機械的な硬さの測定値が 290N 以下の破断荷重であれば，食べることができ，粉砕も容易である．中骨を油ちょうによって食べられる状態にするには，油ちょう温度と時間は反比例的な関係にあることが示された．

　生の中骨を油ちょうした時の一般成分の変化を表 4-4-1 に示した．油ちょう時間が長くなるにしたがって水分は減少し，15 分の油ちょう品では 0.8％に減少し，明らかに脱水が起こっておりほとんど無水物となった．この水分の大きな減少はレトルト処理の場合と異なっていた．すなわち骨は軟化というよりも脆く脆弱化している．脂質については中骨を油ちょうすることで揚げ油が骨内に浸透したり，付着することで脂質は増加することが予想されるが，その増加が見られないことは骨中の脂質が流失した可能性が大きく，灰分も流失したことが考えられる．

　中骨を油ちょうした時の Ca，P，Hyp の変化（表 4-4-1）を見ると，油ちょう時間の経過とともに，Ca 濃度は 15 分後には約 20％増大したが，P 濃度

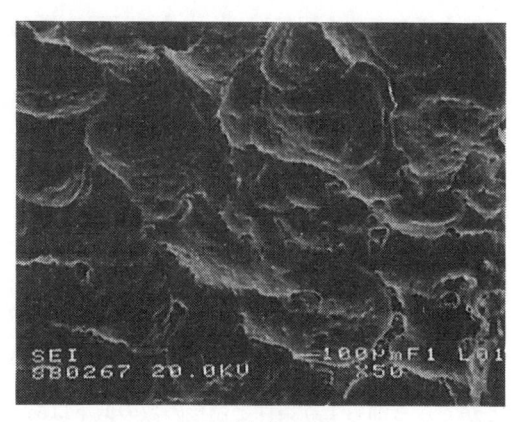

(a) 生

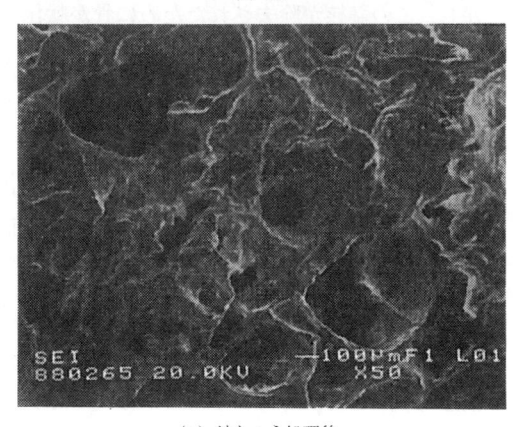

(b) 油ちょう処理後

図 4-4-5　養殖ハマチ中骨の断面の走査電子顕微鏡写真

は約20％, Hypは約10％減少した．Ca濃度の増大は脱水の影響による見かけの増大のように思われるが，Pに比較すればCaの低下は少ないことが推定された．コラーゲンはHypの変化から加熱によりゼラチン化し，脱水に伴って一部（10％）が流失するがその量はあまり多くはないように推定された．

　以上の結果から判断すると，油ちょうの場合も中骨に何らかの組織崩壊が生じたものと考えられる．そこで，走査電子顕微鏡と軟X線写真により油ちょうに伴う組織変化を観察した．中骨の断面の電子顕微鏡写真（図4-4-5）によると，油ちょうすることで，生の時には見られなかったホール（黒く抜けているところ）が，数多くみられ，加熱によるゼラチン化によるものと推定された．ホールの大きさは約 $500\,\mu m$ の大きさであり，骨が脆くなる原因の1つと考えられる．次に，中骨の外観を軟X線で撮影し図4-4-3に示した．油ちょう前（図4-4-3a）では，中骨の錐体と錐体の間には髄核（写真：矢印）の存在が認められるが，油ちょう後（図4-4-3c）には空隙となり抜けてなくなっていることが判明した．さらに，髄核の残存率の測定結果から，油ちょう温度と時間が増すにつれて髄核の消失量が増大していることが示されており，前述した食べることができる油ちょう条件と髄核の数の低下はある程度一致するように思われる．しかし，この髄核が除去されたために骨が軟化して食べられるようになったとは考えにくく，髄核が除去されたために，脊髄中のタンパク質，脂質などの成分が流出しやすくなり，同時に揚げ油が浸透することで中骨全体の水分が除去され骨中にホールを生じ骨の構成がポーラス化（骨が脆くなる）し食べられる状態になるものと考えられる．このことは，各油ちょう温度とも髄核の残存率の低下する時間は，中骨の食し得る油ちょう時間よりも少し早いことで裏付けされている．

　油ちょうした時のCaやP以外の無機成分の変化を表4-4-1に示した．Zn, Cu, Fe, Naは減少傾向が見られたが，K, Mgでは変化が見られなかった．

　前述（表4-4-1）したように，中骨には約23％の脂質が含まれているが，油ちょうすることでEPA, DHAは時間とともに減少し，15分後には75％が消失していた．この原因は，油ちょう中の分解よりは揚げ油である大豆白絞油に

特異的に含まれているリノール酸（骨中には微量）が経時的に増大しているので，骨中の脂質が流出し，大豆白絞油と置換されたためであると推定できる．

3）減圧下マイクロ波加熱乾燥処理

ここでは骨ごと食べることができるマアジ乾燥品の製造条件を検討するとともに，乾燥による中骨の脆弱化のメカニズムを明らかにするため，通常の熱風乾燥と減圧下マイクロ波加熱乾燥法で条件を変えて乾燥した骨付フィレーの中骨の成分および組織変化について述べる．マアジの生の中骨の水分量は53.3％，硬度はテクスチョロメータによると6.5 kg / v であった．

両乾燥法による中骨の硬度変化を調べた（表4-4-2）．2枚に卸したマアジの骨付きフィレーを，常法にしたがって塩漬けした後，フィレーの肉の水分が15％以下になるまで20時間熱風乾燥（70℃）を行った．この時のマアジ中骨の水分は4.5％で硬度は3.7 kg / v であり，食べられる状態にはなっていなかった．このことから，熱風乾燥法では，乾燥時間がかかる上に，マアジ中骨を食べられる状態まで脆弱化することは無理であると判断された．

表4-4-2 マイクロ波加熱乾燥によって乾燥したマアジ乾燥品中骨の成分変化

	生	乾燥条件						
		熱風乾燥	マイクロ波加熱乾燥					
		70℃ 常圧 20時間	40℃ 6.7 kPa 215分	50℃ 6.7 kPa 75分	60℃ 6.7 kPa 65分	70℃ 6.7 kPa 58分	50℃ 20.0 kPa 210分	50℃ 39.9 kPa 220分
水分 (g / 100g)	48.6	4.5	24.3	6.9	6.9	6.5	9.4	8.2
タンパク質 (〃)	16.8	33.4	29.1	32.3	35.5	41.4	34.3	37.5
脂質 (〃)	6.9	13.9	13.9	10.7	6.8	8.8	7.8	5.4
灰分 (〃)	24.4	48.1	30.4	45.0	47.2	39.2	45.7	46.0
官能試験	硬い	硬い	硬い	脆い	脆い	脆い	硬い	硬い
骨の硬さ (kg / v)	6.5	3.7	6.4	2.3	2.1	2.0	3.0	4.4
Ca (g / 100 g)	16.7	17.4	15.1	13.9	12.2	9.8	—	—
P (〃)	9.7	9.6	9.0	8.3	8.1	7.4	—	—
Hyp (〃)	1.6	1.6	1.4	1.5	1.5	1.4	—	—
髄核残存率 (％)	100	64.4	95.0	22.2	17.7	15.9	48.3	75.0

（Ca，P，Hyp は固形分中の含量）

次に、塩漬けした骨付きフィレーを用い、マイクロ波加熱乾燥装置で異なった加熱温度および真空度で乾燥品を作成し、その時の中骨の硬度を表 4-4-2 に示した。真空度を 6.7 kPa、出力を 1 kW と一定にして、加熱温度を 40℃から 70℃まで変えて、肉の水分が 15％以下になるまで乾燥した。その時の中骨の硬度は、40℃加熱で 6.4 kg / v となり、生の 6.5 kg / v と比べてほとんど低下しておらず、食べられる状態ではなかった。これに反し、50℃、60℃、70℃に温度を上昇させるにしたがって、硬度が急に低下し、容易に食べることができる状態になった。この実験で骨を脆くし、食べられる状態にするには、50℃以上で加熱する必要があった。この装置の温度調節は、2 枚に卸したマアジ肉の表面温度を 50℃、60℃、70℃に設定しているが、マイクロ波加熱なので内部、特に骨の内部にかかる温度は設定温度よりも高くなるものと推定される。70℃以上で加熱した方がより速く骨が脆くなることが推測されたが、70℃以上の加熱は、フィレーの肉質が硬くなりすぎ、50℃、60℃に比べマアジ乾燥品としてかえってよくないため[6]、上限の温度を 70℃と設定した。

次いで、同じ骨付きフィレーを用い、加熱温度を 50℃に設定し真空度を 39.9 kPa で 220 分、20.0 kPa で 210 分、6.7 kPa で 75 分の条件で乾燥した。中骨の硬度はそれぞれ 4.4、3.0、2.3 kg / v に低下した。また、加熱温度を 60℃に設定し真空度を 39.9 kPa で 75 分、20.0 kPa で 70 分、6.7 kPa で 65 分に変えることによって、骨の硬度はそれぞれ 2.1 kg / v まで減少した。さらに加熱温度を 70℃とし真空度を 39.9 kPa から 6.7 kPa まで変えても、中骨の硬度は 2.0 kg / v にしか減少せず、条件差はみられなかった。以上、マアジの骨付フィレーの中骨を食べられるようにするためには、加熱温度とともに真空度も重要であることが分かり、2.1 kg / v 以下の硬度にすると食べることができる目安となったが、同一温度であれば真空度が高いほど中骨の硬度が低下する傾向を示した。

表 4-4-2 の結果より、中骨の水分と骨の硬度とに相関があるように推定されたので、乾燥（50℃－6.7 kPa－1 kw）中の水分と硬度の変化を測定し、図 4-4-6 に示した。背肉の水分は乾燥中に徐々に減少し 40 分後に約 55％になり、

その後急激に減少した．中骨の水分は生の約 52％から徐々に減少し，40 分後には約 18％に，50 分後には約 10％，乾燥が終わる 60 分頃には，1～3％の水分となっていた．中骨の硬度（図 4-4-6）は背肉の水分が 20％（減圧下マイクロ波加熱乾燥で約 50 分後），中骨の水分が 10％に減少するまでは僅かに低下していたが，その後急激に脆くなりわずか 10 分たらずの間に生の骨の 1/4 の硬さとなり，食べられる状態になった．すなわち，肉および中骨の水分が 5％以下になった時，硬度は 1.9 kg / v となり食べられる状態になることがわかった．

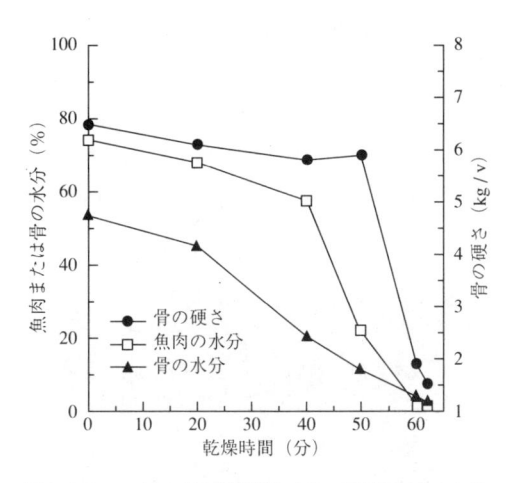

図 4-4-6 マイクロ波加熱乾燥によるマアジ乾燥品の中骨の水分と硬さの変化

骨が脆くなる原因を調べるために，骨付きマアジを 5％食塩水に 2 時間浸漬した後，熱風乾燥（70℃，20 時間）を行った時の一般成分などの変化と，マイクロ波加熱乾燥を行った時の変化を表 4-4-2 に示した．熱風乾燥を行った時の中骨成分は，水分が 4.5％とかなり減少しており，これにしたがって他の成分は濃縮されて増加していることが示されている．一方，マイクロ波加熱乾燥でも条件によって異なるが 6.7 kPa で 50～70℃，20.0，39.9 kPa で 50℃の条件では，水分は 6.5～9.4％に減少し，他の成分も濃縮，増大しており，熱風乾燥と類似の成分組成を示していた．しかし，熱風乾燥した中骨は，硬くて食べられない状態であるのに対し，マイクロ波加熱乾燥では容易に食べられる状態になっており，品質的な差が明らかに認められ，単に水分の減少だけが中骨の硬さ，軟らかさに関与しているのではないことが示唆された．

マアジ中骨の Ca，P，Hyp 含量（表 4-4-2）は熱風乾燥で水分が 4.5％以下

になった時にも生の中骨の固形分中の含量とほとんど差がなく、乾燥中に変化していないことが示された．

しかし，減圧下マイクロ波加熱乾燥した時に，食べることができる硬度になる50℃加熱で，Ca濃度は約17％，P濃度は8％減少し，さらに加熱温度を70℃まで上昇させるとCa濃度は約40％，P濃度は約24％の著しい減少が認められた．しかし，Hyp濃度の減少は加熱条件によらず僅かであった．

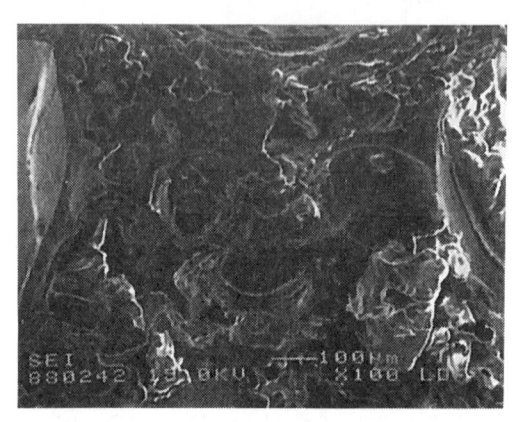

減圧下マイクロ波加熱乾燥を行ったマアジの中骨の走査電子顕微鏡写真を図4-4-7に示した．生の骨の写真に比べて50〜100μmのホールが多くあいていることが認められた．マイクロ波加熱乾燥を行うことによって，不均一に加熱され，水分の移動，蒸発に伴ってCa，Pおよびコラーゲン（ゼラチン）の局所的な移動沈着などにより，多孔質となっているものと思われた．つまり，骨が多孔質になることによって構造が脆くなり，骨の硬度が低くなったものであると推定される．

フィレーの減圧下マイクロ波加熱乾燥品による髄核の残存率は低下し，それに

(a) 生

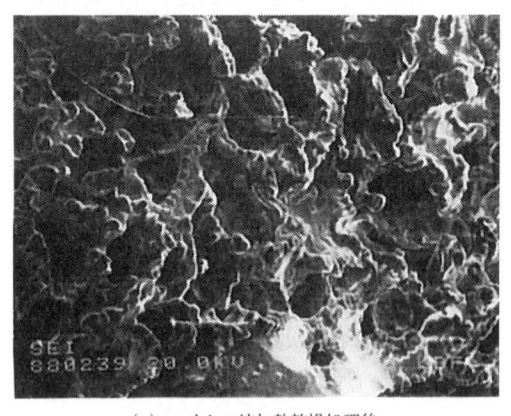

(b) マイクロ波加熱乾燥処理後

図4-4-7 マアジ中骨の断面の走査電子顕微鏡写真

伴い，骨の硬度も低下し，骨が脆くなっていることが分かった（表4-4-2）．マイクロ波加熱乾燥の場合は，直接骨の内部より加熱されるために，髄核も骨の内部もほぼ同時に加熱され，その後，錐体の水分が減少し，中骨が多孔質になっていることが断面写真からもわかる．中骨は局部的に加熱され，コラーゲンの加熱ゼラチン化，再固化によって多孔質となり，水分の流失に伴ってCaやP溶出による減少が認められた．結果的に「タガ」がゆるむために骨が脆くなると推察された．

マイクロ波加熱乾燥の場合は骨も食べることができるマアジ乾燥品の製造を試みた．骨が脆弱化される条件で乾燥した乾燥品の品質については，肉の表面温度を70℃以下に設定することで，従来品（熱風乾燥）と比較して，肉質がソフトでサクッとした食感があり，喉越しのよいものを作成することができた．

本章では，骨の軟化および脆弱化方法について3つの方法（レトルト処理，油ちょう処理およびマイクロ波加熱乾燥処理）を検討したので，これらの方法の違いによるCa，P，コラーゲン（Hyp含量）および脂質の変化を比較して示した（表4-4-3）．

表4-4-3 中骨中のCaとP，Hyp，脂質に及ぼす加熱処理方法の影響

処理方法	Ca	P	コラーゲン(Hyp 濃度)	脂質
レトルト処理	変化なし	変化なし	ゼラチン化	変化なし
油ちょう処理	減少	減少	ゼラチン化僅かに減少	揚げ油と置換
マイクロ波加熱乾燥処理	減少	減少	ゼラチン化僅かに減少	減少

畑江ら[3]は，サケの鼻軟骨を食酢に浸漬したときの軟化について検討している．この中で食品として好ましいテクスチャーになる浸漬時間は24時間で，ムコ多糖とCaが酢酸処理によって30％も減少するが，コラーゲンはほとんど減少しなかったと報告している．

このように，骨を軟化あるいは脆弱化して食する方法には，高温加熱法や酢漬けなどがあるが，方法によって骨の軟化機構はそれぞれ異なり，それによって食感も異なってくるので，それぞれの特徴を生かした製品を製造することが重要である．

4-4-2 魚骨の利用

養殖ハマチの廃棄物の一つである中骨の有効利用の方法として，レトルト処理や油ちょう処理を行うことによって骨を軟化脆弱化させ，さらに中骨を微粒化することによってかまぼこおよびジャコ天ぷらへの利用を試み，その時の骨に含まれる機能性成分の消長について検討した．

1) 骨の微粒化とペースト化

レトルト処理後凍結乾燥した乾燥骨や油ちょう処理によって得られた乾燥骨の粉砕を，ウイレー粉砕機で20メッシュ程度に粗粉砕した．しかし，粗粉砕骨には脂質が多量に含まれているため粘性があり，通常の方法では微粒化することは困難であったので，さらに微粒化するために，加水してバイオミキサーでホモジナイズを行った．このホモジネートを顕微鏡で観察すると図4-4-8に示すように，微粒化した骨（図4-4-8b）の大きさは，5～150μmであり，油滴（図4-4-8a）の大きさは5～20μmの大きさであった．しかし，バイオミキサーで微粒化する方法は大量処理は困難であるので，骨の粉砕方法として，ミク

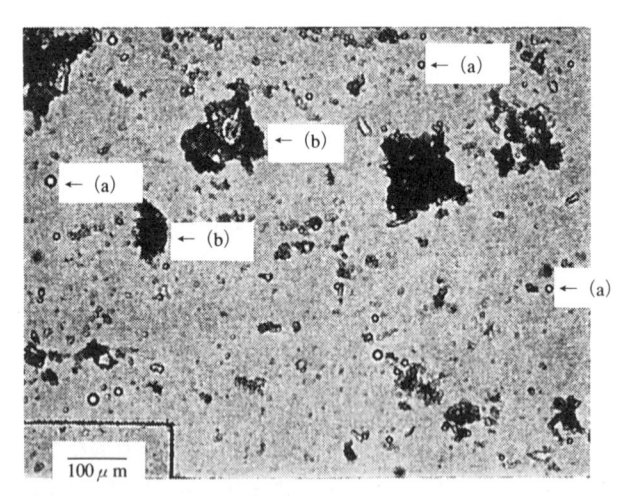

図4-4-8　バイオミキサーで粉砕した微粒化骨と油滴
(a) 油滴，(b) 微粒化骨

ロカッターやマスコロイダーなどの使用を検討している．以下にハマチ微粒化骨を用いた食品の試作と貯蔵性について述べる．微粒化骨を加熱・冷却することによって，ペーストを作成することができる．これは微粒化骨に含まれるゼラチンの冷却凝固によるものであるが，Ca，EPA，DHA源として食品の中間素材としての利用が可能である．

2）Ca強化かまぼこ

バイオミキサーで微粒化ペースト化した骨の利用方法の一つとして，これを添加したCa強化かまぼこの製造を試みた．かまぼこ中のスケトウダラすり身由来の魚肉タンパク質量が一定量になるように，微粒化骨ペーストを凍結乾燥した骨に換算して0から9.9％添加した肉糊から2段加熱（40℃20分，90℃20分）によってかまぼこを製造した．そのかまぼこのゲル物性を表4-4-4に示した．かまぼこ中のすり身由来の魚肉タンパク質量を一定（11.4％）にしたが，骨の添加に由来するタンパク質が加わるために，かまぼこ中のタンパク質濃度は13.3％まで増大した．微粒化骨を0〜9.9％添加したかまぼこの破断強

表 4-4-4 スケトウダラすり身かまぼこゲルの物性に及ぼす養殖ハマチ中骨の微粒化骨の添加の影響

	骨の添加量（％）				
	0	2.4	4.9	7.4	9.9
折曲テスト	5	4	5	4	3〜4
凹み（mm）	9.5	8.2	8.5	7.8	7.6
破断強度（g）	199	218	262	313	342
水分（g/100g）	79.8	77.4	75.0	72.8	70.5
タンパク質（〃）	11.4	12.1	12.7	12.7	13.3
脂質（〃）	0.2	1.6	2.2	3.4	4.0
灰分（〃）	2.9	4.1	5.2	6.2	7.3
塩分（〃）	2.7	2.7	2.7	2.8	2.6
Ca（mg/100g）	6	434	947	1255	1697
EPA（〃）	—	137	185	279	324
DHA（〃）	—	229	304	462	548
白度（％）	77.5	79.2	79.7	79.9	79.9
黄色度（〃）	8.1	11.0	12.9	14.4	15.6
官能試験	5軟らかゲル	5軟らかゲル	5軟らかい	5少し硬め	3つみれ脆い

度は，微粒化骨の添加濃度の増加に伴って，199 g から 342 g まで増加したが，逆に凹みは 9.5 mm から 7.6 mm に低下し，折り曲げ試験も 5 から 3 まで低下し，ゲルは脆くなり明らかにゲル形成能が低下した．白色度は 77.5％から 79.9％まで増加し，黄色度も 8.1％から 15.6％まで増加した．すり身のタンパク質濃度を 11.4％に一定にした時には官能評価は 10 段階評価で 5 と軟らかいかまぼこであるが，ハマチ中骨の添加量を増加させれば，ゲル強度は高くなるが，しなやかさを喪失し，かまぼこ型のゲルを形成しなくなった．

　中骨を微粒化後，添加したかまぼこのゲル物性は，水分含量，タンパク質含量によって微妙に異なり，添加量の違いによって硬いゲルから軟らかいゲル，ツミレなど目的に応じて，いろいろな物性の製品を製造することができた．かまぼこのタンパク質含量を一定にして，微粒化骨を添加した場合，その量が多くなるほどかまぼこの破断強度は増加し，凹みが減少し，硬めの脆いゲルへと変化する傾向が見られた．

　中骨の粉砕物を添加したかまぼこ中の脂質および EPA，DHA は，かまぼこ製造中に減少することなく，ほとんど残存することが分かった．ただ，レトルト処理を行った微粒化骨の方が，油ちょう処理を行った微粒化骨より EPA や DHA などの残存率が高く，同じ骨の量を添加したかまぼこを製造した場合，レトルト処理を行った微粒化骨を添加した方が，Ca および脂質組成などの機能性成分の強化量は高かった．

3）微粒化骨添加ジャコ天ぷら

　ハマチの中骨を添加したジャコ天ぷらを油ちょうした場合，中骨をバイオミキサーで微粒化（5～150 μm）することによって 14.5％添加してもざらつき感がなく，違和感もないジャコ天ぷらを作成することができる（表 4-4-5）．ジャコ天ぷらの場合は，元来ざらつき感があるので，中骨を微粒化しなくても使用可能であるが，弾力などを考慮すると中骨の粗粉砕物の添加量は約 20％が最適であった．ハマチの中骨を添加した場合は，Ca の強化だけではなく，EPA や DHA の付与も同時にできることが特徴である．

　Zn は味覚障害の予防になるといわれているが，1 日に 12～15 mg 食べるこ

とが必要である．ハマチ中骨には，Zn が 24 mg / 100 g 含有されており，かまぼこやジャコ天ぷらに添加することによって Zn の強化を図ることができ機能性を付与することができる．

表 4-4-5 ハマチ微粒化骨を添加したジャコ天ぷらの成分

	微粒化骨の添加量（%）			
	0	7.8	11.0	14.5
水分（g / 100g）	72.7	71.2	69.0	70.0
タンパク質（〃）	18.1	18.4	18.3	17.5
脂質（〃）	5.3	4.9	6.0	5.7
灰分（〃）	3.8	5.4	6.1	6.3
Ca（mg / 100g）	6	434	947	1255
EPA（〃）	48	71	102	108
DHA（〃）	205	234	308	353
官能試験	滑らかゲル 弾力あり	滑らかゲル 弾力あり	滑らかゲル 弾力あり	滑らかゲル 弾力あり

4）貯　蔵

　魚骨の粉末やペーストを安定供給するために，特に骨に含まれる脂質の酸化について調べ，それらの保存方法について検討を行ったところ，中骨の粉砕物を真空包装または窒素置換包装後，−35℃，10℃で 3 ヶ月保存しても中骨中の脂質の過酸化物価は 3.0 meq / kg 以下，カルボニル価は 10 meq / kg 以下で，魚骨に含まれる脂質は酸素のない状態で安定的に保存できることがわかった．また，微粒化魚骨ペースト（20% 加水，90℃で 20 分間加熱処理）を，真空包装して 0℃，10℃，25℃で 30 日間保存した場合も，腐敗することなく保存でき，過酸化物価は 5.0 meq / kg 以下であった．魚骨のペーストに含まれる脂質は真空包装または窒素置換包装することで安定的に保存できることがわかった．次に，中骨の微粉砕物を添加したジャコ天ぷらを真空包装または窒素置換包装し，0，5，10，20℃で 1 週間保存した場合も，過酸化物価は 10 meq / kg 以下であり，安定的に保存できることがわかった．

　以上のことより，ハマチの中骨は，他の魚種の中骨と異なり，脂質（36.7%（乾物中））が多く，EPA や DHA を多量に含むことが判明し，利用価値が高

いことがわかった．そこで，ハマチの微粒化骨を水産ねり製品などに添加することによって，CaとEPA，DHAの機能性を同時に付与することができ，付加価値を高めることができる．

文　献

1) 加藤秀夫ら：平成6-10年度水産物機能栄養マニュアル化基礎調査事業総括報告書（水産庁），pp.111-121（2000）．
2) 本杉正義，鈴木敏博：静岡県工業技術センター研究報告，32，151-152（1987）．
3) 畑江敬子，大沼葉子，鼻田淳子：日食工誌，37，505-510（1990）．
4) 畑江敬子，佐藤辰江，吉松藤子：家政学雑誌，31，88-93（1980）．
5) 渡辺尚彦，武輪正彦，高井睦雄，酒井應夫：日水誌，51，2047-2050（1985）．
6) 江澤郁子：食の科学，143，49-53（1990）．
7) 平岡芳信，菅　忠明，平野和恵，黒野美夏，岡　弘康：日水誌，64，1020-1026（1998）．

索　引

●ア行
RNA 分画　73
IMP　174
青じそ　134
アジ　129
味細胞　80, 82, 88
味神経　87
味の情報　89
アデニル酸　97
アテローマ性動脈硬化　28
油っこさ　124
油焼け　182
アミノ-カルボニル反応　132
アミノ酸　134
アユ　109
アルドステロン　64
α-トコフェロール（α-Toc）　156, 157
アンジオテンシンI変換酵素　58
EPA　28
イカ　33, 126
イコサペンタエン酸（EPA）　77, 95, 139, 156
イコサペンタエン酸
イソロイシン　132
一夜干し　129
イノシン酸ナトリウム　79
イワシ　129
インスリン　4
うま味　77, 78
エイコサノイド　77
ATP 関連物質　172

エキス　99, 100
　──成分　175
エクストルーダ　208
エタノールアミン　149
エビ類　103
エマルジョン　78, 140
エマルジョン化　185, 186, 187
塩基性　150
塩溶性　224
オリゴペプチド　105
オレイン酸　95

●カ行
解凍　163
　──温度条件　163
カイロミクロン　5, 9
過酸化物価（peroxide value, PV）　145, 157
過酸化物分解剤　149
カゼインナトリウム　191, 211, 216
カタクチイワシ　172
カツオ　49
かつお節　104
褐変　179
カテプシン　108
　──L　108, 109
　──D　111
加熱ゲル　192
かまぼこ　242
カルシウム　42, 230
カルパイン　108, 110
カルボニル価（CV）　146

ガン　68
ガン化学療法　68
眼窩脂肪　52
乾製品　171
乾燥温度　179
乾燥法　179
缶詰　231
官能検査　79
甘味効率　122
機械乾燥　177
キチン　7, 69
キトサン　7, 63, 66, 69, 196
キニン　59
機能栄養成分　202
機能性脂質成分　140
木の芽　134
　──臭　135
QOL薬剤　76
嗅覚　83
牛血漿タンパク質　191
牛脂　10
弓状核（ARC）　19
魚骨　43, 47, 230
　──カルシウム　43
　──の軟化　230
魚肉タンパク質　185
魚肉フレーク　213
魚油　28, 48, 93, 185, 185
キンコ　127
ギンザケ　159
グリコーゲン　104
グルココルチコイド　64
グルタミン酸ナトリウム　79
クルマエビ　103
クロカジキ　202
黒はんぺん　200
クロマグロ　53
くん煙　181

くん製品　181
ゲル物性　220
コイ　49
香気成分　135
高血圧　58, 64
抗酸化剤　147
抗酸化性物質　147
抗酸化物質　181
高脂血症　12
抗腫瘍剤　68
酵素活性と機能成分　164
高速撹拌　185
高度不飽和脂肪酸　77
n-3高度不飽和脂肪酸（n-3PUFA）　139
固液分離　212
極微弱発光法　146
骨強度　44
骨粗鬆症　42, 48
コハク酸　90
common disease　15
コラーゲナーゼ　111
コラーゲン　111, 232
コリン　149
コンドロイチン硫酸　7

●サ行
魚の匂い　128
サケ　109
ざらつき　123
酸価（acid value, AV）　145
酸化臭　128
酸化評価　145
酸化防止　146
酸化防止効果　186
酸素濃度　141
サンマ　159
塩味効率　122
嗜好性　82

死後硬直　*108*
自己消化　*108*
脂質　*77, 232*
　──安定化　*186*
　──安定性　*140, 200*
　──含量　*178*
　──酸化　*140, 145, 160, 165*
　──酸化速度　*177*
　──の受容機構　*81*
　──分解酵素　*164*
シスタチン　*109*
自然発症高血圧ラット　*32*
しその香り　*135*
自動酸化　*142*
シトロネラール　*135*
シナージスト（共力）効果　*147*
脂肪　*1*
　──肝　*11*
　──合成　*1*
　──細胞　*1*
　──酸　*82*
　──分解　*2*
ジャコ天ぷら　*242*
旬　*77*
消化器障害　*72*
焼臭成分　*129*
脂溶性機能栄養成分強化調味液　*203*
脂溶性機能成分　*156*
脂溶性ビタミン　*48*
食塩　*58, 66*
　──水　*175*
食行動の代謝調節系　*18*
食行動の認知調節系　*22*
食調節物質　*16*
食品の物性　*119*
植物タンパク質　*187*
食物繊維　*61*
食用油脂　*140*

食欲　*15*
　──調節の神経回路網　*21*
　──の二重支配説　*20*
心筋梗塞　*64*
神経応答　*93*
人工消化率　*214*
浸漬技術　*202*
親水性　*223*
水産脂質　*79*
水氷貯蔵　*172*
水分活性　*178*
水溶性機能栄養成分強化調味液　*203*
水溶性タンパク質　*188, 191*
膵リパーゼ　*6*
スズキ　*159*
ストレッカー分解　*132*
スナック　*212*
すり身型素材　*185*
スルメイカ　*213*
坐り　*196, 222*
生存曲線　*37*
摂食中枢（LHA）　*17*
ゼラチン　*104, 232*
セリンプロテアーゼ　*110*
繊維構造　*210*
組織化物　*209, 220*
疎水性　*223*
ソルビトール　*191*

●タ行
タイ　*129*
タウリン　*90, 196, 213*
多価不飽和脂肪酸　*28*
多糖類　*104*
多変量解析　*166*
チーズ様組織化物　*211*
チオバルビツール酸価（TBA 値）　*146*
チミジル酸合成酵素　*69*

中間素材　185
中性脂肪　65
注入技術　205
調味　175
　——乾燥品　206
チルド　157
　——温度帯　157
DHA　28
低ナトリウム食　64
呈味効率　121
呈味成分　90, 99
Tリンパ球　71
テクスチャー　83, 108
鉄欠乏性貧血　45
鉄の代謝　45
テリーヌ　200
γ-テルピネン　135
転相点　188
天日乾燥　177
天日干し　133
凍結　159
　——温度帯　159
　——解凍後の魚油分離　191
糖尿病　4
動脈硬化　28
ドコサヘキサエン酸（DHA）　77, 95, 139, 156
トコフェロール　147
トリグリセリド　81, 172, 220
トリプシンインヒビター　110
トロ　78
トロポミオシン　101

●ナ行
軟化　109
苦味抑制効果　93
肉糊　224
肉質軟化　108
ニジマス　157

煮干し　174
煮干品　174
乳化　185
　——すり身　185, 187
　——力の改善　191
乳清アルブミン　191
乳タンパク質　187
熱可塑性　211
熱酸化　142
熱風乾燥　237
粘液胞子虫　109
脳卒中　32

●ハ行
パーシャルフリージング　157
ハイドロキシアパタイト　233
白血球数　70
白血病細胞　74
ハマチ　230
バリン　132
バルクオイル　140
汎化　90
光条件と機能成分　165
ヒスタミン　24
　——受容体H_1　25
　——神経系　24
ヒスチジン　25
ビタミンA　49
ビタミンD　49
ビタミンE　49
ヒドロキシプロリン　232
肥満　1, 11, 65
　——遺伝子　15
　——予防　6
干物　129
標準偏回帰係数　166
開き干し　174
ヒラメ　109

微粒化骨　243
ビリルビン　148
5-FU　69
ファチジルエタノールアミン　149
フィッシュカルシウム　197
フィッシュミール　179
複合型中間素材　196, 197
フクロビラメ　109
節類　181
物性増強効果　193
物性と呈味　119
プラスマローゲン　161
ブラックタイガー　103
フルオロウラシル　68
brain foods　25
プロテアーゼ　108
プロパナール　130
分子内水酸基　151
ベタイン　90
ペプチダーゼ　108, 112
ペプチド　105
ペリラアルデヒド　135
ボイル製品　206
膨化　212
保水性　193
ホスファチジルエタノールアミン　161
ホスファチジルコリン　149
ホスホリパーゼ　164
ホタテガイ　104
骨の一般成分　232
ポリアミン　148

●マ行
マアジ　237
マイクロ波加熱乾燥　237
マイワシ　157
マグロ　78
　──エキス　78
　──魚油　196
マサバ　162
マスク効果　128
マダイ　100
マトリックスメタロプロテイナーゼ　111
満腹中枢（VMH）　17
味覚　83
　──嫌悪学習　90
　──受容器　86
　──の情報　86
ミセル　144
ミネラル　42
味蕾　80, 86
みりん干し　176
メイラード反応　182
メタロプロテアーゼ　111
L-メチオニン　90
2-メチルブタナール　130
3-メチルブタナール　130
2-メチルプロパナール　130
メルルーサ　109
戻り誘発プロテイナーゼ　108

●ヤ行
薬物吸収　76
薬味　135
遊離アミノ酸　172
遊離脂肪酸　81, 164
ゆず皮　134, 136
油ちょう　234
溶融　211
抑臭効果　134

●ラ行
ラジカル　140, 147
卵白　191
リテーナかまぼこ　200
リノール酸　95

リパーゼ　3, 164	冷蔵　157
——活性　3	レシチン　8, 35
リポソーム　224	劣化脂質　139
——膜　144	レトルト処理　231
リポタンパク質　5	leptin　15
リポタンパクリパーゼ　5	——作用部位　23
流通温度　156	——受容体　22
両親媒性　223	——抵抗性　22
リン酸カルシウム　43	連鎖反応　142
リン脂質　33, 148, 161, 172, 213, 220	ロイシン　132
冷却ダイ　209	

水産食品の健康性機能
すいさんしょくひん　けんこうせいきのう

2001年3月20日　初版発行

編集者　山澤正勝・関　伸夫・奥田拓道
　　　　やまざわまさかつ　せき　のぶお　おくだひろみち
　　　　竹内昌昭・福家眞也 ©
　　　　たけうちまさあき　ふけしんや

発行者　佐 竹 久 男

発行所　　株式会社 恒星社厚生閣

〒160-0008　東京都新宿区三栄町8
TEL 03-3359-7371　FAX 03-3359-7375
http://www.vinet.or.jp/~koseisha/

印刷：興英印刷・製本：協栄製本　（定価はカバーに表示）
printed in Japan, 2001
ISBN4-7699-0938-1　C3047

好評発売中

AA, EPA, DHA
―高度不飽和脂肪酸

鹿山　光　編
A5判/244頁/本体5,000円
7699-0810-5 C3047

高齢化社会を迎え，ガン・心脳血管疾患・老人性痴呆などの予防と治療に有効であると注目を集める高度不飽和脂肪酸についての最新情報を，農学・工学・医学・薬学の新鋭研究者らにより纏められたもので，その精製分離技術・代謝と機能・免疫・ガン・炎症との関わり，脳機能への栄養の実際が述べられる。

魚・貝・海藻の栄養機能
―日本型食事のすすめ

吉中禮二　著
A5判/154頁/本体2,330円
7699-0746-X C0062

健康食品としての水産物が脚光を浴びる。本書は魚・貝・海草の栄養成分の特徴と，栄養素の消化・吸収・代謝のしくみ，タンパク質・脂質・炭水化物・ビタミン・無機質の性状と種類，生理機能，栄養価を含め，魚の旬・食い方・旨味・調理法などを解説した，日本型食事のすすめ。

食品素材の機能性創造・制御技術
新しい食品素材へのアプローチ

荒井綜一他　著
A5判/350頁/本体6,000円
7699-0905-5 C3058

我が国では急速に進む高齢化社会を迎え，国民の健康に対する願望と不安が高まる。一方，生活習慣病の増加や若年層の健康悪化など社会問題化している。本書は，農水省主導で進めるがん・骨粗鬆症・糖尿病などの発症を未然に防ぐ食品素材の開発及びその効率的生産技術の開発研究に関する最新情報である。

食品工業技術概説

鴨居郁三　監/堀内久弥・高野克己　編
A5判/350頁/本体2,800円
7699-0846-6 C1060

我が国の食品産業は製造・流通・外食産業を含めて国内総生産額50兆円を超える電気・自動車産業に匹敵する産業である。この全体像を技術の側面から把握するのに適した参考書。原料の選別・処理・製造技術・貯蔵・流通の実際を，機械・装置・物流・経済合理性など諸問題を含め多数の資料図表を配し解説。

総合脂質科学

鹿山　光　編
A5判/934頁/本体18,000円
7699-0636-6 C3043

近年は脂質の生理機能に関する多彩な研究が展開され，PAFなど生理活性因子の発見に伴い，食品・製薬・医療・界面化学など大きな広がりをみせ，その需要は質量とも大きな伸びが期待される。本書はこの脂質の最先端の学理情報を，農・医・薬・工学の関連技術者64氏により詳細に論じる。油脂の全領域の知識が本書に全てが網羅される。

恒星社厚生閣